Nacidos para ser héroes

CHRISTOPHER MCDOUGALL

Nacidos para ser héroes

Christopher McDougall fue corresponsal de guerra para Associated Press y ahora escribe para *Men's Health*. Tres veces finalista del National Magazine Award, también ha escrito para *Esquire*, *The New York Times Magazine*, *Outside*, *Men's Journal* y *The New Yorker*. Suele correr alrededor de las granjas amish que rodean su casa en Pennsylvania. Su libro *Nacidos para correr* (Vintage Español, 2011) se convirtió en un bestseller internacional.

También de Christopher McDougall

Nacidos para correr

Nacidos para ser héroes

Cómo un audaz grupo de rebeldes redescubrieron los secretos de la fuerza y la resistencia

CHRISTOPHER MCDOUGALL

Traducción de Jaime Collyer

Vintage Español
Una división de Penguin Random House LLC
Nueva York

*A mis padres, John y Jean McDougall.
Como dijo una vez Howard Hughes: «Todo lo que
he hecho y que pueda considerarse digno en algún
sentido fue posible gracias al genio de mi padre».*

La tradición suele implicar una paliza brutal.

Periodista Heywood Broun, viendo a un viejo
púgil destrozar a un joven contrincante en 1922

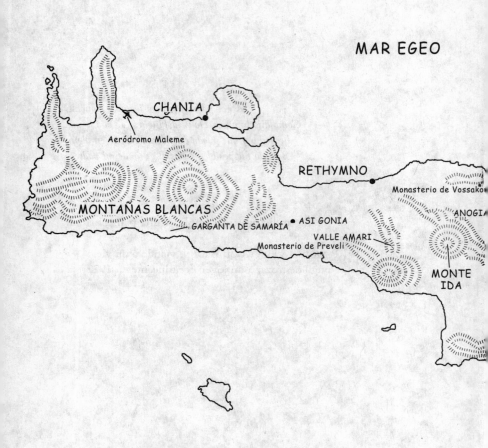

MAR EGEO

CHANIA

Aeródromo Maleme

RETHYMNO

Monasterio de Vossako

MONTAÑAS BLANCAS

ASI GONIA

ANOGIA

GARGANTA DE SAMARÍA

VALLE AMARI

Monasterio de Preveli

MONTE IDA

MAR MEDITERRÁNEO

N

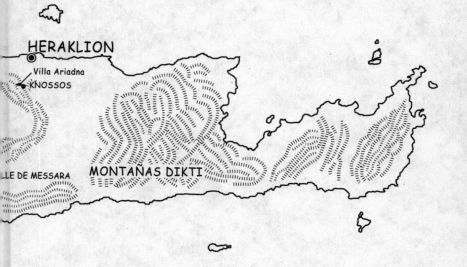

HERAKLION

Villa Ariadna

KNOSSOS

LLE DE MESSARA

MONTAÑAS DIKTI

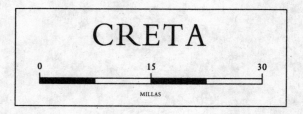

CRETA

0   15   30

MILLAS

1

Solo tienes que ponerte en la piel del Carnicero.

Supón, por unos segundos, que eres el general Friedrich-Wilhelm Müller, uno de los dos comandantes alemanes destinados a la isla griega de Creta. Hitler teme que algo terrible está a punto de ocurrir delante de tus narices, algo que podría afectar gravemente a la ofensiva germana, pero tú lo tienes todo bajo control. La isla es pequeña y tus fuerzas son enormes. Dispones, en rigor, de cien mil hombres de tropa avezados, con aviones de reconocimiento escudriñando las montañas y lanchas patrulleras vigilando las playas. Tienes a la Gestapo a tu disposición y provocas suficiente pavor en la población local como para que te hayan dado el mote de «el Carnicero». Nadie va a jugar contigo.

Entonces te despiertas, la mañana del 24 de abril de 1944, y descubres que tu *alter ego* ya no está: el general Heinrich Kreipe, que comparte el mando contigo, ha desaparecido y no hay siquiera indicios de juego sucio: no hay rastro de disparos o de derramamiento de sangre, ni signo alguno de que haya habido una escaramuza.

Más extraño aún: el general se evaporó en algún punto próximo a la capital, el rincón mejor resguardado con diferencia de la isla. Lo que sea que haya ocurrido, ha sido justo delante de los hombres del propio general. Kreipe tampoco era un soldadito de plomo, sino un tipo duro, un superviviente de la Primera Guerra Mundial condecorado con la Cruz de Hierro, un oficial que se había ganado en combate sus galones y acababa de ser transferido a Creta desde el frente ruso. Contaba con una fuerza de seguridad personal y un chófer armado, y una villa rodeada de perros de presa, alambradas y torretas con ametralladoras.

¿Dónde estaba, entonces?

Todo lo que el Carnicero sabía era esto: poco después de las nueve de la noche, Kreipe dejó el puesto de mando a su cargo y condujo hasta el centro de la ciudad. Era sábado, así que el trasiego peatonal era más denso de lo habitual. Las tropas de las guarniciones periféricas habían sido trasladadas en autobús para ver una película y las calles estaban abarrotadas de soldados. La película acababa de terminar; el Carnicero lo supo porque cientos de soldados habían visto el sedán negro con la enseña del general en el guardabarros abriéndose paso por las calles atestadas. De hecho, el conductor tuvo que hacer sonar el claxon para que se apartaran, e incluso hubo un momento en que bajó el cristal de su ventanilla para advertir en alemán: «*Generals Wagen!*». Kreipe iba a su lado, erguido en el asiento del pasajero, asintiendo y devolviendo los saludos con la cabeza. Cualquier ruta posible en un kilómetro a la redonda estaba vigilada por puestos de control. El vehículo del general pasó frente al cuartel de la Gestapo y enfiló hacia el último de esos puestos, el estrecho paso abierto en la Puerta de Canae. «*Gute Nacht*», se oyó decir al chófer del general, y el sedán se deslizó bajo la barrera alzada y abandonó la ciudad.

A primera hora de la mañana siguiente, se encontró el automóvil del general en un trozo de playa justo a las afueras de la ciudad. El oficial y su chófer ya no estaban, como tampoco los estandartes con las águilas estampadas que ornamentaban el guardabarros delantero. Alrededor del coche había una serie de extraños objetos: una novela de Agatha Christie, el envoltorio de una chocolatina Cadbury, varias colillas de cigarrillos ingleses Player's y una boina verde de las que usaban los comandos británicos. En el salpicadero del vehículo había una carta. Estaba dirigida a «las autoridades alemanas en Creta» y decía que Kreipe había sido capturado por una fuerza expedicionaria británica, que ya lo había puesto a buen recaudo fuera de la isla. La carta estaba protocolariamente sellada con cera roja y con emblemas circulares, e incluía una desenfadada posdata: «Sentimos de veras tener que dejar atrás este hermoso vehículo».

Algo no encajaba. El general debía de haber sido capturado después de abandonar la ciudad, pero su vehículo fue hallado a solo veintinueve minutos de ella, yendo por la carretera. De modo que, en ese breve lapso de tiempo, los misteriosos firmantes habían perpetrado una emboscada, desarmado y reducido a dos prisioneros, fumado un paquete de cigarrillos, compartido algunos tentempiés, perdido una boina, calentado y derretido la cera y... ¿qué más? ¿Hojeado el periódico? ¿Era esto un secuestro o unas vacaciones en familia? Además, esa franja de costa estaba profusamente iluminada por potentes reflectores antiaéreos y vigilada regularmente por aviones. ¿Por qué iba un grupo de comandos entrenados a escoger la parte más expuesta de la isla como punto de extracción del rehén? Desde esa playa en particular, el barco de rescate tendría que haberse dirigido al norte y atravesado cientos de millas por aguas infestadas de alemanes, lo que lo hubiera convertido en un pato de feria nada más despuntar el alba.

Quienquiera que hubiese hecho esto estaba empeñado en demostrar abiertamente que era británico, que estaba calmado y que tenía todo bajo control. Solo que el Carnicero no compraba esa hipótesis. Esta era la segunda guerra mundial en su haber y, hasta donde él sabía, nunca antes un general había sido secuestrado. No había precedentes de esta clase de acciones, ni tácticas para ello, así que debían de haber procedido sobre la marcha; lo cual implicaba que, tarde o temprano, meterían la pata y caerían directamente en sus manos. En rigor, ya habían cometido un grave error: el de subestimar seriamente a su adversario. Porque el Carnicero había considerado sus estratagemas y se había dado cuenta de dos cosas: que aún se encontraban en su isla, y que estaban en plena huida para ponerse a salvo.

2

Los valerosos que maten serán asesinados.
Los valerosos que no maten vivirán.

Lao-Tzu

Una mañana primaveral del año 2012, me detuve en el punto donde fue hallado el automóvil del general, preguntándome lo mismo que el Carnicero: ¿adónde diablos podían haberse dirigido?

A mis espaldas está el mar Egeo. Delante no hay más que un embrollo de zarzas hasta la altura de mi pecho, y que conducen a un acantilado. En la lejanía y dividiendo la isla en dos, cual gigantesca valla fronteriza, se yergue la escarpada sierra en que destaca el nevado monte Ida, la cumbre más alta de Grecia. La única vía de escape posible es la costa meridional, pero solo hay una forma de llegar hasta allí, y es sorteando esa cumbre de 2.400 metros de altura. La sola caminata supondría un desafío enorme, pero... ¿hacerla, además, con un prisionero rebelde a rastras y una numerosa partida de caza pisándote los talones? Imposible.

—¡Eh! —oigo de pronto, un grito desde algún punto entre las zarzas, y luego veo una mano que sale de ellas, como si quisiera parar un taxi—. Acércate.

Chris White permanece anclado en el sitio, alzando el brazo para que yo pueda localizarlo, con los ojos fijos en lo que sea que ha encontrado. De inmediato, me cuelgo la mochila a los hombros y comienzo a abrirme paso con dificultad hacia él, los arbustos me rasgan la ropa. Nadie que hoy esté vivo sabe más que Chris White de lo que sucedió con el general Kreipe, lo cual es en sí extraño: no

14

hay ninguna razón para que Chris White deba saber algo de lo que ocurrió con el general Kreipe. No es un académico ni un experto en historia militar. No habla griego ni alemán y, siendo un pacifista de toda la vida, no es aficionado a los episodios bélicos. En su vida diaria, Chris es un trabajador social a cargo del cuidado de ancianos y personas con discapacidades intelectuales en la apacible ciudad inglesa de Oxford, pero por las noches, y durante los fines de semana, se entierra bajo una pila de mapas topográficos y libros descatalogados, en un cuartito de madera detrás de su cabaña en el campo. Siguiendo la tradición de los grandes obsesivos británicos aficionados a un tema, Chris se ha pasado los últimos diez años juntando los fragmentos del gran misterio al que se enfrentó el Carnicero aquella mañana del 24 de abril de 1944: ¿cómo se hace desaparecer a un general alemán en una isla que es un enjambre de tropas alemanas?

Era cuestión de magia. Y eso era lo que fascinaba a Chris White de todo este asunto. Era una trama tan absolutamente ajena al espíritu nazi, que resultaba un desafío: en lugar de la fuerza y la brutalidad, el plan era confundir a Hitler con una estratagema desbordante de ingenuidad y finura. No habría balas, ni sangre, ni civiles de por medio. Matar al general lo hubiera convertido solo en una baja más de la guerra; no matarlo, en cambio, equivaldría a descargar un puñetazo encima de la mesa y causar una pizca de temor en los individuos que en esos momentos aterrorizaban a toda Europa. El auténtico enigma resultante lograría enloquecer a los nazis y plantaría la comezón de la duda en la mente de cada soldado: si esos fantasmas eran capaces de raptar al hombre más protegido de una isla completamente fortificada, ¿acaso había alguien de veras a salvo?

Pero raptarlo era solo el principio. El Carnicero habría de asignar todos los efectivos disponibles a la cacería, y estos eran cuantiosos. Pondría a sus tropas a peinar los bosques, perros de presa a buscar cualquier rastro, aviones de reconocimiento a zumbar sobre las montañas y fotografiar los senderos por los que brincaban las cabras, para que luego los exploradores sobre el terreno los siguieran a pie. La Gestapo ofrecería sobornos y recompensas, y activaría su red de colaboracionistas locales. El Carnicero contaba con más de un soldado por cada cuatro civiles, lo que le confería un nivel de seguridad mayor incluso que el de una prisión de máxima seguridad, y eso era precisamente en lo que se había convertido Creta: una prisión vallada por el mar. Ante todo, Creta nunca había sido una isla cualquiera, al menos a los ojos de Hitler. El Führer consideraba Creta como un punto crucial en el trasiego de tropas y suministros alemanes destinados al frente ruso, y pretendía mantenerla a resguardo como a una cámara acorazada de un banco. El menor indicio de resistencia cretense, había dicho Hitler, debía ser aplastado con *eine gewisse Brutalität* («una buena pizca de brutalidad»).

Y para que quedara claro lo que quería decir con *Brutalität*, puso la isla en manos de su guerrero soñado: el general Müller, un veterano del 17, con una Cruz de Hierro concedida por su valor extremo y cuya cualidad implacable le granjeó muy pronto el apodo de «el Carnicero de Creta». El principal asistente del Carnicero era un sargento de la Gestapo llamado Fritz Schubert, un alemán nacido en Oriente Medio, más conocido como «el Turco». Con su piel aceitunada y su gran fluidez en griego e inglés, el Turco era capaz de disfrazarse de pastor y olfatear información aquí y allá, en los cafés y plazas de los pueblos. Su truco preferido era ponerse un uniforme inglés, sacar del calabozo a un cretense condenado a muerte y ofrecerle la libertad si accedía a presentar al Turco en el entorno de su aldea como el integrante de un comando británico que había venido a colaborar con la Resistencia. «Eran muy habilidosos, acostumbrados como estaban a engañar a gente candorosa», recordaría tiempo después un superviviente cretense.

Pero en esta ocasión existía la posibilidad de que fuera el propio Carnicero el timado. Quizá si los captores se excedieron deliberadamente en dejar todos aquellos rastros en torno al vehículo del general era porque querían jugar con él y obligarle a preguntarse, en efecto, si Kreipe estaría aún en la isla. En consecuencia, desplegaría todas sus tropas en las montañas... solo para dar vueltas por ahí y descubrir de un momento a otro que las tropas aliadas estaban en las playas. Si era así, ¡bravo!: el Carnicero tenía que aplaudir su astucia.

Creta, esa isla remota y pequeñita, constituía en secreto una de las fuentes constantes de ansiedad para Hitler. «En enero de 1943 afloró el miedo a que Grecia y Creta fueran invadidas», me explicó

Antony Beevor, el historiador militar inglés cuyo padre sirvió en el área de inteligencia en tiempos de guerra. «El terror alemán más profundo era a un levantamiento cretense en la retaguardia.» Las fuerzas de Hitler comenzaban a estar dispersas y a menguar peligrosamente, al ocupar más de una docena de países, mientras libraban feroces batallas en toda Rusia y el norte de África. Una puñalada en la espalda en Creta podía ser un desastre. Fuera como fuese, el Carnicero tenía que resolver en breve este lío: cuanto más tiempo estuviese perdido el general, más débil y vulnerable se veía él mismo, a ojos de sus enemigos y también a los de sus hombres.

Así que al mediodía de esa primera mañana, elaboró un plan para atrapar a las ratas. Desde muy temprano, sus aviones arrojaron octavillas sobre Heraklion, la ciudad costera que habría de convertirse en la capital de Creta:

SI EL GENERAL NO ES LIBERADO EN UN LAPSO DE TRES DÍAS, TODAS LAS ALDEAS DEL DISTRITO DE HERAKLION SERÁN QUEMADAS HASTA LOS CIMIENTOS. LAS MÁS SEVERAS MEDIDAS DE REPRESALIA CAERÁN SOBRE LA POBLACIÓN CIVIL.

El reloj avanzaba. El Carnicero contaba con muchos y valientes soldados; lo que ahora precisaba eran civiles asustados. «Veamos cuán lejos llegan esos bandidos cuando todo el mundo en la isla se vuelva contra ellos.»

Chris White apartó las zarzas y me indicó algo. En el polvo del terreno, un débil rastro conducía a un túnel a ras de suelo que se adentraba en la maleza. No era precisamente un rastro, pero sí lo mejor que habíamos encontrado en toda la mañana.

—Pasaron por aquí —dijo Chris—. Vamos.

3

Chris tomó la delantera. Las zarzas formaban una maraña espesa a lo largo del sendero y el suelo era inestable a causa de los guijarros. La huella insistía en virajes donde no debía —dando media vuelta o desapareciendo en barrancos imprevistos—, pero Chris no cejaba de avanzar. Siempre que el sendero parecía terminar, él a su vez desaparecía entre la maraña hasta que, finalmente, la indicación de su mano me llegaba de nuevo:

—¡Eh!

«No», me decían mis entrañas, «esto está mal». ¿Para qué iba alguien a despejar un camino que de pronto se daba de bruces con una roca? ¿O se introducía en un barranco, y luego salía de él, en lugar de bordearlo? Tuve que recordarme que estábamos avanzando según la lógica de las cabras; en Creta, las cabras abren la marcha y los pastores las siguen, adaptándose al instinto del animal en el paisaje. Una vez que dejé de dudar de la lógica cabruna, reparé en lo pulido de las piedras y recordé algo más: el agua solo circula en una dirección. No importaba lo raros que fuesen los giros a que nos condenaban esos vericuetos; estábamos ganando altitud. De manera imperceptible, estábamos abriendo un hoyo, igual que un gusano, en el promontorio y hacia arriba.

—¿No te impresiona? —dijo Chris—. Es posible que, antes de que llegáramos nosotros, nadie haya caminado por este sendero desde la ocupación alemana. Es como entrar en un antiguo sepulcro.

Muy pronto, nos hallamos traqueteando a un paso constante por la senda. O, más bien, Chris traqueteaba y yo lo seguía. Él abría la marcha y avanzaba sin problemas, mientras yo me concentraba en mantener su ritmo. Soy diez años más joven que Chris y, según creía, estoy en mucha mejor forma que él, por lo que resultó humillante enfrentarme al hecho de que este funcionario de servicios sociales sesentón, que nunca hace ejercicio y que parecería más cómodo sentado en una mecedora leyendo el periódico de los domingos, pudiese avergonzarme con su resistencia y agilidad cerro arriba.

—Debe de ser algo innato —me dijo, encogiéndose de hombros.

¿Lo era? Para averiguarlo estaba yo en Creta, precisamente.

En la Antigüedad, los hombres llamaban a Creta «la Astilla», y cuando el avión en el que viajamos está a punto de aterrizar, sin que exista ningún indicio de tierra a la vista, entendemos por qué. Justo cuando parece que vamos a hundirnos en el mar, el piloto escora el avión y la isla aflora ante nuestros ojos con sus bordes de espuma, como si acabara de surgir de las profundidades. En el puerto situado detrás del aeropuerto, se yergue una lóbrega fortaleza de piedra, una reliquia veneciana del siglo XVI, que solo contribuye otro poco a la sensación de estar entrando en un túnel del tiempo, a un paso de ingresar en un mundo convocado desde el pasado.

Creta cuenta con otro apodo —«la Isla de los Héroes»— que descubrí solo por accidente. Estaba investigando acerca de Filípides, el antiguo mensajero griego que inspiró el maratón olímpico, cuando me topé con una extraña referencia a un Filípides moderno llamado George Psychoundakis, más conocido como «el Payaso». El Payaso inspiraba algo reverencial. Cuando las fuerzas de Hitler invadieron Creta, de la noche a la mañana pasó de ser un criador de ovejas a ser un correo en las montañas de la isla al servicio de la Resistencia. De algún modo, George fue capaz de sortear desafíos que asombrarían a cualquier atleta olímpico: podía escalar promontorios nevados con una mochila de treinta kilos a la espalda, correr ochenta kilómetros o más por la noche a base de una dieta famélica que solo consistía en heno hervido, y ser más astuto que un escuadrón de la muerte de la Gestapo que lo tenía acorralado. George no era siquiera un soldado entrenado; era un pastor que llevaba una vida lenta y apacible hasta el día en que los paracaidistas alemanes comenzaron a caer sobre su casa.

Hasta entonces, yo creía que los secretos de antiguos héroes como Filípides eran en parte un mito o se habían perdido para siempre, pero ahora había, según decían, un hombre normal que realizaba las mismas hazañas de hacía dos mil quinientos. Y no estaba solo en su cometido. El propio George contaba la historia de un compañero de pastoreo que había salvado él solo a una aldea llena de mujeres y niños cuando estaban a punto de ser masacrados por los alemanes. Estos habían acudido al pueblo buscando armas y sospecharon al ver que todos los hombres se habían marchado y ninguna mujer se negaba a decir nada. El comandante alemán alineó a las mujeres para su ejecución, pero justo cuando iba a dar la orden de fuego, su cabeza estalló en el aire. Un pastor llamado Costi Paterakis había corrido al rescate a través de los bosques, y llegó justo a tiempo de hacer puntería desde una distancia de cuatrocientos metros. Los demás alemanes se dispersaron para ponerse a cubierto... y quedaron al alcance de las miras telescópicas de los combatientes de la Resistencia que venían pisándole los talones a Costi.

«Aún me parece uno de los momentos más espectaculares de la guerra», decía un agente británico de la Resistencia local que salvó la vida gracias al silencio de esas valerosas mujeres. La historia es tan conmovedora que nos resulta fácil olvidar lo que verdaderamente se necesitó para que ocurriera. Costi hubo de dejar a un lado su instinto de conservación y exponer su propio cuerpo al peligro; tuvo que cubrir varios kilómetros a campo abierto y a toda velocidad, sin desfallecer; tuvo que dominar con rapidez la rabia, el pánico y la fatiga, y refrenar su corazón agitado en el momento de apuntar con firmeza su arma. No fue solo un acto de coraje: fue el triunfo del heroísmo innato y el autodominio del cuerpo.

Cuanto más he indagado en Creta durante los años de la Resistencia, más historias como esa he encontrado. ¿Hubo de veras un estudiante de secundaria peleando codo con codo con los rebeldes tras las líneas alemanas? ¿Quién fue el prisionero famélico que escapó de un campo de prisioneros de guerra y se convirtió en maestro de las represalias, llegando a ser conocido como «el León»? Y sobre todo, ¿qué ocurrió realmente cuando un puñado de inadaptados intentó sacar a hurtadillas de la isla al comandante alemán? Hasta los nazis comprendieron, al desembarcar en Creta, que habían entrado en un tipo absolutamente distinto de combate. El día que fue condenado a muerte por crímenes de guerra, el jefe del Estado Mayor de Hitler no culpó a los jueces de Nuremberg por su destino. No culpó a sus tropas por perder la guerra; ni siquiera al Führer por abandonarlo a su suerte. Echó la culpa a la Isla de los Héroes.

«La resistencia increíblemente tenaz de los griegos retrasó en dos o tres meses vitales el ataque alemán a Rusia», se lamentó el general Wilhelm Keitel poco antes de ser conducido a la horca. «De no ser por ese prolongado retraso, el resultado de la guerra hubiese sido completamente distinto ... y otros estarían hoy aquí sentados.»

Y en ningún otro punto de Grecia fue la Resistencia más ingeniosa, más diligente y duradera que en Creta. Cabe preguntarse, entonces, ¿en qué se apoyaba exactamente?

Hubo una época en que esa pregunta no habría supuesto ningún misterio. Durante buena parte de la historia de la humanidad, el arte del heroísmo no se dejaba en manos del azar; era más bien un empeño multidisciplinario centrado en la nutrición óptima, el autodominio corporal y el condicionamiento psicológico. Las destrezas del héroe eran estudiadas, practicadas y perfeccionadas, y enseguida pasaban de padres a hijos y de maestros a discípulos. El arte del heroísmo no consistía solo en ser valiente; era cuestión de ser tan competente que la valentía dejaba de ser la cuestión. No se trataba de que uno cayera por una buena causa; el objetivo era resolver el modo de no ser abatido. Aquiles y Ulises (Odiseo) y el resto de los héroes clásicos detestaban la idea de morir y se aferraban con uñas y dientes a cada segundo de vida. El gran logro de un héroe en términos de inmortalidad era ser recordado como un paladín, y los paladines no mueren absurdamente. Todo giraba en torno a la habilidad de desencadenar los tremendos recursos de fuerza, resistencia y agilidad que mucha gente no se da cuenta que posee.

Los héroes aprendían a utilizar su propia grasa corporal como combustible en vez de depender de grandes explosiones de azúcar, como hacemos casi todos hoy en día. Aproximadamente, una quinta parte de nuestro cuerpo es grasa almacenada; un cúmulo de valiosa energía calórica lista para ser quemada y suficiente para impulsar-

nos a subir y bajar una montaña sin ingerir una pizca de comida...
siempre y cuando sepamos cómo sacarle provecho. Valerse de la
grasa como combustible es un secreto que suelen olvidar los atletas
participantes en pruebas de resistencia, pero cuando en efecto lo
recuperan, los resultados son asombrosos. Mark Allen, el mayor
triatleta de la historia, dio el gran salto adelante cuando descubrió
una forma de quemar la grasa corporal en lugar de los carbohidratos.
Esto revolucionó su enfoque de la disciplina y lo condujo a seis títulos de Ironman y a terminar siempre entre los tres primeros en casi
cualquier carrera, durante toda su trayectoria, además de ser reconocido en 1997 como el «hombre en mejor forma del mundo».

Los héroes tampoco acumulan gran masa muscular; en lugar de
ello, se valen de la fuerza magra, pero muy eficaz, de la *fascia*, el poderoso tejido conjuntivo que recubre nuestro cuerpo como un gran
envoltorio de goma. Bruce Lee era un practicante regular de las artes
marciales hasta que quedó fascinado con el Wing Chun, la única
arte marcial creada por una mujer. El Wing Chun se apoya en golpes secos «fasciales» en lugar de la fuerza muscular. Lee se volvió tan
asiduo a controlar el poder de su fascia que terminó perfeccionando
un golpe de unos tres centímetros de alcance, un breve latigazo en
que el puño apenas se movía y podía hacer volar por la habitación a
un hombre que era el doble de su tamaño. El poder de la fascia es un
recurso igualitario y casi inagotable. Es la razón de que los guerreros
masái, en sus rituales de saltos, puedan brincar hasta la altura de un
hombre, y es la esencia del pancracio griego y el jiu-jitsu al estilo
brasileño, dos de las modalidades más letales de autodefensa jamás
ideadas.

Los héroes han de ser maestros de lo impredecible. Entrenan su
amígdala practicando «movimientos naturales», que solían ser el único tipo de movimientos que conocíamos. Solo para sobrevivir, los
humanos debían ser capaces de correr por el páramo sorteando por
encima o rodeando cualquier obstáculo en su camino, saltando sin
miedo y aterrizando con precisión. Al inicio de la década de 1900,
un oficial de marina francés llamado Georges Hébert se volcó en el
estudio del movimiento natural, observando la forma de jugar de los
niños —cuando correteaban, trepaban y reñían— y comenzó a apre-

ciar la importancia de la espontaneidad y la improvisación. Cuando después se evaluó a los discípulos del movimiento natural de Hébert en cuanto a su fuerza, velocidad, agilidad y resistencia, alcanzaron marcas que estaban a la par de las que obtenían los decatletas de clase mundial.

Esta es la razón por la que los griegos no esperaban a que los héroes aparecieran; ellos los forjaban. Perfeccionaban la dieta de un héroe que frena el hambre, aumenta el poderío individual y transforma la grasa corporal en combustible para la acción. Desarrollaban técnicas para controlar el miedo y las descargas de adrenalina, y aprendían a disponer de la fuerza oculta y muy notable del tejido elástico corporal, que es mucho más poderosa y efectiva que los músculos. Hace más de dos mil años se tomaron muy en serio el asunto de liberar a nuestro héroe interior. Y luego desaparecieron de escena.

O quizá no. Cuando un profesor de enseñanza secundaria de la localidad de San Antonio, en Texas, llamado Rick Riordan empezó a reflexionar acerca de los chicos problemáticos de su clase, quedó sorprendido por una idea que, en rigor, venía a ponerlo todo patas arriba: o bien los más salvajes de entre esos chicos no eran hiperactivos, o bien eran tan solo héroes fuera de contexto. Después de todo, en otra época, el mismo comportamiento que hoy en día se aplaca mediante el Ritalin y sanciones disciplinarias hubiera sido un sello de grandeza, el florecimiento temprano de un verdadero paladín. Riordan barajó esta idea, imaginando las posibilidades. ¿Qué pasaría si a los niños fuertes y asertivos se los reorientase en lugar de desalentarlos? ¿Y si hubiera para ellos un lugar, un campamento de entrenamiento al aire libre que fuese como un parque recreativo, donde pudieran dar rienda suelta a esos instintos naturales de correr, luchar, trepar, nadar y explorar? Lo llamaríamos Campamento Híbrido, fue lo que concluyó Riordan, porque eso es lo que en realidad somos: mitad animales y mitad seres superiores, a medio camino entre ambos y no muy seguros respecto a cómo equilibrarlos. Riordan se empleó en la escritura y dio origen a un personaje que es un chico problemático de un hogar disfuncional llamado Percy Jackson, quien llega a un campamento en mitad del bosque y se transforma cuando el atleta olímpico que lleva dentro se manifiesta, es pulido y reorientado.

La fantasía de Riordan, de una escuela para héroes, de hecho existe hoy en día: en pequeñas partes dispersas en todo el planeta. Las habilidades han sido fragmentadas, pero buscando un poco, uno da con todas ellas. En un parque público de Brooklyn, una antigua bailarina de ballet se precipita hacia la vegetación circundante y regresa con una bolsa de la compra repleta de los mismos superalimentos en que confiaron en su momento los antiguos griegos. En Brasil, el que fue un vendedor ambulante en las playas está reviviendo el arte olvidado del movimiento natural. Y en una cuenca polvorienta de Arizona llamada Oráculo, un genio silencioso desaparece en el desierto tras brindar sus enseñanzas a unos pocos y grandes atletas, y aunque parezca extraño, a Johnny Cash y los Red Hot Chili Peppers: es decir, el antiguo secreto de emplear la grasa corporal como combustible.

Pero el mejor de todos los laboratorios de enseñanza fue una cueva en una montaña detrás de las líneas enemigas; fue allí donde, en el transcurso de la Segunda Guerra Mundial, un puñado de pastores griegos y aficionados británicos se confabularon para hacer frente a cien mil soldados alemanes. No eran gente fuerte por naturaleza, ni estaban entrenados de modo profesional, ni eran conocidos singularmente por su coraje. Eran hombres buscados, que serían inmediatamente ejecutados si daban con ellos, pero que, apoyándose en una dieta de hambre, crecieron en su potencial. Cazados y perseguidos por una jauría, se fortalecieron. Se convirtieron en personas nacidas para ser héroes que decidieron seguir las huellas del mayor de todos, Ulises, e intentar su propia versión del caballo de Troya.

Era una misión suicida... Suicida, claro está, para cualquiera que no dominase cierto arte muy, muy antiguo.

4

Cuando Hitler tomó el poder, Churchill no apeló a su juicio sino a una de sus intuiciones más hondas ... Y eso era justo lo que necesitábamos.

C. P. SNOW
Científico y maestro del espionaje en
tiempos de guerra. Conferencia «Ciencia
y gobierno» (Harvard, 1961)

Cuatro años antes, Inglaterra parecía condenada sin remedio. Fue la realidad a la que Churchill se enfrentó al asumir el cargo de primer ministro en 1940.

«Se nos informa que herr Hitler tiene un plan para invadir las islas británicas», anunció él mismo. De hecho, en ese preciso momento el comandante de blindados Erwin Rommel hacía estragos a orillas del canal de la Mancha con su legendaria «División Fantasma», así conocida porque irrumpía en territorio enemigo a tal velocidad y de una forma tan sobrenatural —en una ocasión avanzó cerca de trescientos kilómetros en un solo día—, que se pensaba que Rommel caería sobre Londres veinticuatro horas después de un estrepitoso desembarco en las playas británicas.

Claramente, la rendición era la única esperanza para Inglaterra. Por cada avión británico, Hitler tenía tres; por cada soldado inglés, Hitler tenía dos. Las manadas de lobos submarinos (los U-Boot) y las minas magnéticas habían convertido el canal de la Mancha en una trampa mortal, dejando inutilizados nada menos que once de los cuarenta destructores de la Marina Real. Los soldados británicos tenían los ojos inyectados en sangre, pero apenas contaban con arma-

25

mento; decenas de miles habían sido ya capturados o muertos, y los supervivientes se habían desembarazado de sus armas y equipo en la huida precipitada desde el continente. Las tropas alemanas, por el contrario, eran tan disciplinadas y feroces y estaban tan eufóricas, que Hitler deseaba realmente que calmaran su ímpetu y no se dispersaran en exceso por avanzar a tanta velocidad.

«Caballeros, han visto por sí mismos la locura criminal que fue intentar defender esta ciudad», dijo el propio Hitler al recorrer los restos humeantes de Varsovia, que había sido bombardeada hasta quedar convertida en un páramo de pesadilla, sembrada de escombros y cuerpos en descomposición, mientras su alcalde era arrastrado hacia Dachau. «Solo desearía que algunos estadistas de otras naciones, que parecen deseosos de transformar Europa en una segunda Varsovia, tuviesen la posibilidad de apreciar, como han hecho ustedes, el verdadero significado de la guerra.»

Pero Churchill sí apreciaba el verdadero significado de Hitler. Durante los primeros y caóticos meses de la embestida nazi, pocos intuyeron más rápido que él, a través del humo de sus cañones y el boato del Tercer Reich, lo que anidaba en el interior del hombre que estaba detrás de toda aquella destrucción. «Si piensan que están tratando con un estadista como otros», advirtió el líder inglés al Parlamento, «o un forjador de imperios, o incluso un vulgar megalómano, están cometiendo un terrible error». La guerra no era el medio del que se servía Hitler para lograr un fin más grande; para él la guerra era en sí misma lo más grande de todo.

«El poder nazi», insistía Churchill, «deriva de su fuerza y del placer de la persecución». El miedo y el dolor eran una pasión erótica para «estos individuos siniestros». Según había comentado el propio Hitler, el día más maravilloso de su juventud fue uno de los más oscuros en la historia de la humanidad: el día que se vio «superado por un éxtasis de entusiasmo» al oír que había estallado la Primera Guerra Mundial. «En ese momento caí de rodillas y di gracias al cielo, con el corazón desbordante.» Como soldado, el cabo Hitler adoraba el escenario macabro de la primera línea de fuego; se resistió al momento de ser evacuado de las trincheras, cuando la metralla le desgarró el muslo, y en su primera noche de vuelta al frente, una vez recuperado de las heridas, estaba demasiado excitado para poder dormir y se dedicó a rondar por ahí con una linterna en la mano, ensartando ratas con su bayoneta, hasta que alguien le arrojó una bota y le conminó a que lo dejara.

«Cuando vemos la malevolencia tan original y la agresión tan ocurrente que nuestro enemigo despliega», advertía Churchill, «debemos ciertamente estar preparados para toda clase de novedosas estratagemas y toda clase de maniobras brutales y traicioneras».

De modo que Churchill mismo recurrió a una novedosa maniobra de su invención. Este era un nuevo tipo de combate, así que Churchill deseaba contar con un nuevo tipo de combatiente: fantasmas solitarios con la inventiva y la autoconfianza necesarias para poner a prueba «las leyes no escritas de la guerra», en palabras del primer ministro, y causar cualquier estrago que pudieran imaginar. El ejército británico era superado en armamento y en número, pero por esa vía quizá lograran emparejar la situación, haciendo que regimientos enteros de alemanes quedaran atados en la búsqueda de un solo hombre. O una sola mujer. O una sola mujer que, en el caso de un voluntario en particular, en realidad era un hombre. Lo que Churchill buscaba era que, cuando un soldado alemán cerrara los ojos para intentar dormir, se viera acosado —y perseguido— por sombras letales.

Para una operación semejante no podía valerse de soldados veteranos en el campo de batalla; todo aquel combatiente preparado para luchar era necesario en las trincheras. En cambio, la nueva operación ideada por Churchill comenzó a reclutar poetas, profesores, arqueólogos... A quienquiera que hubiese viajado un poco y se desenvolviera bien en países extranjeros. Dos profesores de mediana edad sintieron tal entusiasmo cuando oyeron lo que Churchill tramaba, que revirtieron su condición de objetores de conciencia y decidieron que lo mejor era pelear. Para los académicos británicos, esto era como su mundo de fantasía hecho realidad. Los clásicos eran equivalentes a sus tebeos; habían crecido leyendo las *Vidas* de Plutarco —«la Biblia de los héroes», como había dicho Emerson— y alcanzado la madurez con la mente puesta en las aventuras de Ulises y Ricardo Corazón de León, y Sigurdo el Cazador de Dragones.

Sabían bien que, en la antigua Grecia, guerras enteras podían cambiar de rumbo por la acción de uno o dos individuos extraordinarios.

Un momento... El alto mando británico quedó horrorizado. ¿De verdad pensaba Churchill enviar a estos bichos raros a enfrentarse con los más implacables asesinos del planeta? Los nazis ya habían arrasado los ejércitos de nueve naciones europeas y el contragolpe que Churchill tenía en mente era... ¿este? No son comandos, argüían los generales del primer ministro; son una calamidad.

Si sus pasaportes falsos y su ridículo acento no los delatan, los aldeanos de por allí lo harán; tan pronto como estos inadaptados sean arrojados tras las líneas enemigas, dependerán, para alimentarse y ocultarse, de la misma gente que muy probablemente los entregará a la primera ocasión. ¿Por qué motivo iba un granjero a cambiar su propia vida por la de un británico, cuando se viera con las armas de las tropas de asalto apuntándole a la cara? Los aventureros de Churchill no tendrían escapatoria si comenzaban a buscarlos, y ninguna esperanza si al final los atrapaban; en el código de guerra, si no hay un uniforme a la vista, no hay clemencia. No los conducirían en fila hasta los campos donde los visitaría la Cruz Roja, como a otros prisioneros de guerra; por el contrario, serían apaleados y torturados hasta confesar a gritos cualquier secreto que ocultaran y luego serían ejecutados allí mismo.

Pese a ello, Churchill se mostró inflexible. Pocos sabían que, en los primeros años de su vida, él mismo había sido una de esas calamidades. Difícilmente podía considerárselo de «la estirpe de la que están hechos los gladiadores», señalaba William Manchester, su biógrafo y autor de *The Last Lion*. «Enfermizo, descoordinado y debilucho, de manos blancas y frágiles como las de una niña, con un ceceo constante y un leve tartamudeo al hablar, siempre estuvo a merced de los bravucones, que lo golpeaban, escarnecían y agredían arrojándole pelotas de críquet. Tembloroso y humillado, solía ir a ocultarse en un bosque cercano.» El joven Winston estaba tan lejos de la rudeza que solo podía tolerar ropa interior de seda, e incluso en invierno tenía que dormir desnudo bajo unas sábanas que también eran de seda. «He sido maldecido con un cuerpo tan débil», se quejaba, «que a duras penas soporto las fatigas de cada día». Con el tiempo, sin embargo, Churchill se las arregló para dejar de ser un alfeñique amedrentado y convertirse en un arrojado corresponsal de guerra y oficial del ejército que llegaría a ser, al mismo tiempo, el mayor defensor de la libertad en Gran Bretaña, con un cigarro puro siempre asomado en la comisura de los labios y su aspereza de bulldog. Si él pudo hacerlo, sus pares igual de inadaptados también podrían, Churchill estaba seguro de eso.

Y sus inadaptados le creyeron..., pues algunos de ellos habían visto ya en carne y hueso a un auténtico superhéroe. Sucedía cuando miraban por la ventana y esperaban a que apareciera Thomas Edward Lawrence —vencedor de duelos a cuchillo, conquistador de malhechores, cabecilla de los bandidos del desierto— montado en su gran motocicleta Brough Superior, recorriendo con estruendo los campos de Dorset. Lawrence de Arabia era más que un ídolo para ellos; era su hoja de ruta evolutiva, una guía de la transformación que él mismo había experimentado, y que le sirvió para dejar de ser como ellos y convertirse en... él. A comienzos de la Primera Guerra Mundial, Lawrence había sido una rata de biblioteca y tan inepto como estos inadaptados lo eran ahora; como académico de Oxford, con la complexión propia de una chica preadolescente y una aversión conocida a los deportes de cierta rudeza, por no hablar de las peleas, Lawrence fue asignado, en un primer momento, a dibujar mapas y sellos postales del ejército, y estaba tan fuera de lugar en el campo de batalla que un superior lo descartó para estos menesteres, diciendo que era «un joven cretino y presuntuoso» que «lo que busca es que le den una buena paliza».

Entonces ocurrió algo. Lawrence cabalgó adentrándose en el desierto, y alguien más cabalgó para salir de su interior. El «hombrecillo de camisas de seda», como se describía a sí mismo, desapareció, y en su lugar había ahora un guerrero con turbante y una cimitarra al cinto, cicatrices de heridas de bala en el pecho y, colgado a la espalda, un rifle de infantería con muescas de las presas abatidas. Nadie esperaba que todavía estuviese vivo, no digamos ya comandando una banda de salteadores árabes. Lawrence se las había ingeniado para organizar a esos nómadas tribales y convertirlos en un pelotón de asalto montado en camellos, liderándolos en incursiones relámpago (atacar y replegarse, esa era la consigna) contra las fuerzas del Imperio otomano. El graduado de Oxford era capaz de dar un brinco y quedar a horcajadas sobre un camello a toda velocidad, arrojar cartuchos de dinamita contra el enemigo y desvanecerse en las tormentas de arena, para luego reaparecer a varios miles de kilómetros de distancia y alejarse al galope de los hierros retorcidos de otro tren recién saboteado. El mismo coronel que había pretendido doblegar la altanería de Lawrence, estaba ahora impresionado por su «valentía y aguante»; entretanto, sus enemigos le hacían un cumplido aún mayor: los turcos habían fijado una recompensa de quince mil libras esterlinas por su cabeza, vivo o muerto, que es el equivalente actual a más de medio millón de dólares.

Allí, en la tierra salvaje, Lawrence había aprendido un secreto. Había retornado en el tiempo, a un lugar en que los héroes no eran una raza aparte: solo tenían una crianza diferente. Eran tipos corrientes que habían conseguido dominar habilidades extraordinarias y descubierto que al recurrir a cierto tipo de conocimientos arcaicos, podían funcionar con notables dosis de vigor, fuerza, valor y astucia. Los griegos antiguos lo sabían; toda su cultura se sustentaba sobre la premisa de que cada uno está tocado, en alguna medida, por la divinidad. Para ser un héroe, uno debía aprender a pensar, correr, pelear y hablar —incluso a comer, dormir y gatear— como un héroe.

Sin duda, unas excelentes noticias si uno era un arqueólogo tuerto como John Pendlebury, o un joven artista sin un duro como Xan Fielding, o un poeta y playboy errante como Patrick Leigh Fermor; tres hombres cuyo destino quedaría entreverado en Creta. Posiblemente, Churchill les ofrecía, a inadaptados como ellos, una sentencia de muerte —y para muchos al final lo fue—, pero además les ofrecía una nueva forma de vida. Si Lawrence de Arabia pudo aprender el arte del heroísmo, ellos también podían.

Esta era su oportunidad.

5

El hombre apropiado en el lugar apropiado es un arma devastadora.

Lema de las Fuerzas Especiales
del Ejército de Estados Unidos

Mi versión personal de Lawrence de Arabia —la persona que me hizo ver por primera vez que el heroísmo era una habilidad, no una virtud— fue una mujer de mediana edad con grandes gafas redondas que dirigía una pequeña escuela de primaria en el área rural de Pennsylvania. El 2 de febrero de 2001, Norina Bentzel estaba en su despacho cuando un hombre armado con un machete irrumpió en el centro escolar para atacar a los niños que tenía a su cargo. Han pasado diez años desde que oí lo sucedido y solo ahora empiezo a entender la respuesta a una pregunta:

¿Por qué no escapó Norina?

¿Cómo puede una directora de escuela de cuarenta y dos años, que nunca ha participado en una pelea, hacer frente a un veterano de guerra desquiciado y ponerse a luchar con él, una lucha sin cuartel y valiéndose solo de sus manos, levantando un metro sesenta del suelo? Ya es notable que tuviera la tenacidad de encararse con él, pero el auténtico enigma es la razón por la que insistió en su empeño cuando, al poco de comenzar, se dio cuenta de que estaba condenada a perder esa batalla. Porque esa es la terrible verdad del heroísmo: las pruebas no comienzan cuando uno está preparado para ellas o cesan cuando uno está cansado. Uno no goza de tiempos muertos, precalentamientos o permisos para ir al baño. No importa que uno esté sufriendo dolor de cabeza o usando los pantalones equivocados o —como de hecho le ocurrió a Norina— vistiendo una faldita y tacones bajos en mitad de un pasillo de la escuela que a cada segundo se torna más resbaladizo con su propia sangre.

Michael Stankewicz era un profesor de Ciencias Sociales en una escuela de secundaria de Baltimore cuando comenzó a experimentar raptos de ira y paranoia después de que su tercera esposa lo abandonara. Sus violentas amenazas le granjearon el despido, el internamiento hospitalario y, eventualmente, la cárcel. Una vez quedó libre, cogió un machete y condujo hasta el colegio en el que sus hijastros habían asistido tiempo atrás: la Escuela Básica de North Hopewell-Winterstown, situada en el apacible condado rural de York (Pennsylvania). Justo antes de la hora de comer, Norina Bentzel miró casualmente por la ventana y vio a alguien colándose en el colegio por la puerta principal, detrás de una madre con sus dos hijos pequeños. Cuando fue a ver de quién se trataba, descubrió a un extraño escudriñando hacia el interior del jardín de infancia.

—Señor, disculpe —le dijo—. ¿Puedo ayudarle? ¿Busca a alguien?

Stankewicz se dio la vuelta de sopetón, de pronto extrajo el machete del bolsillo de su pierna izquierda y lanzó un corte a la garganta a Norina; falló por un pelo y solo logró cortar la identificación que colgaba de su cuello. Por la mente de Norina cruzó al instante un pensamiento desolador, extrañamente articulado: «No hay nadie alrededor que pueda ayudarme». Estaba sola ante esa situación. Lo que hiciera en los siguientes, breves, segundos determinaría quién saldría con vida del colegio.

Norina podría haber gritado y huido. Podría haberse hecho un ovillo y rogar misericordia, o haber arremetido contra Stankewicz para sujetarle la muñeca; sin embargo, en lugar de eso, cruzó los brazos delante de su cara haciendo una X y retrocedió alejándose de él. Stankewicz siguió dando machetazos a destajo, pero Norina se movía al compás de las embestidas, sin apartar nunca la vista de él o permitirle que acortara la distancia que los separaba y la tirara al suelo. Norina condujo a Stankewicz por el pasillo lejos de las aulas y en dirección a su oficina, donde se las arregló para colarse dentro, echar el cerrojo a la puerta y presionar la alarma que dejaba encerrados a los niños en el aula, todo ello con su mano llena de heridas y empapada en sangre.

Lo hizo un segundo demasiado tarde. Justo en ese momento, algunos de los niños estaban saliendo de clase cuando sonó la alarma y Stankewicz fue tras ellos. Enseguida le hizo un tajo a la maestra en el brazo, a una niña le cortó la coleta del pelo y a un chico le rompió el brazo. Los críos corrieron hacia la oficina, donde Norina se enfrentó una vez más a Stankewicz. El machete impactó con fuerza en sus manos, seccionándole dos dedos. Norina parecía estar acabada, de manera que el agresor dio media vuelta en busca de nuevas víctimas... y ese fue el momento en que Norina brincó hacia delante, envolviéndolo en un abrazo de oso, colgándose de su espalda con las últimas fuerzas que le quedaban, al tiempo que el agresor lanzaba golpes a diestro y siniestro y arremetía y...

Clinc.

El hombre soltó el machete. La enfermera del colegio lo recogió y corrió a ocultarlo en una sala. Stankewicz se tambaleó hacia el escritorio, con Norina aún aferrada a él por detrás. Muy pronto les llegó el ruido de sirenas y sonoros pasos aproximándose. Norina había perdido casi la mitad de su sangre, pero la trasladaron a toda prisa al hospital, justo a tiempo para salvarle la vida. Stankewicz se rindió.

Las palabras «suerte» y «coraje» fueron mencionadas con frecuencia en los días que siguieron al ataque, solo que, de todos los factores involucrados, la suerte y el coraje eran los menos significativos. El coraje lo mete a uno en líos, no necesariamente lo ayuda a salir de ellos. Y a menos que el sujeto resbale y caiga, no hay nada de afortunado en el hecho de enfrentarse a un hombre que se aproxima armado con un machete. Norina Bentzel sobrevivió, ante todo, porque tomó una serie de decisiones de manera instantánea y sometida a una presión extraordinaria, y su índice de éxito fue lo que marcó la diferencia entre la vida y la muerte.

Al cruzarse de brazos y retroceder, adoptó de manera instintiva exactamente la misma postura recomendada en el pancracio, el antiguo arte griego de la lucha sin reglas, incorporado más adelante en la Segunda Guerra Mundial por los «Mellizos Celestiales», Bill Sykes y William Fairbairn, cuya técnica de combate cuerpo a cuerpo aún la utilizan en las Fuerzas Especiales. Norina no se tambaleó frenéticamente o huyó a un callejón sin salida, sino que maniobró hacia atrás con un objetivo claro. Si hubiese permitido que su adrenalina alcanzara el nivel crítico, habría quemado toda su energía al instante y quedado indefensa. En cambio, fue Stankewicz quien se quedó sin gasolina, permitiendo que Norina esperara su oportunidad y lo redujera.

En términos de fuerza, contundencia y salvajismo, el agresor de Norina la superaba abrumadoramente. Así, en vez de entrar en una pugna de músculo contra músculo, dio con una solución mejor. Se apoyó en su fascia, el tejido conjuntivo fibroso que encapsula nuestros cuerpos bajo la piel. La parte superior del cuerpo cuenta con un cinturón de fascia, o aponeurosis, que recubre el pecho desde una mano hasta la otra. Al rodear por detrás a Stankewicz con sus brazos, Norina cerró la brecha en la fascia, se transformó en un lazo humano, envolviendo los brazos de Stankewicz como si fuera un grueso cable de goma y neutralizando sus fuerzas.

Pero para que todo eso ocurriera, Norina hubo de dominar primero su amígdala cerebelosa, la porción condicionante del miedo en el cerebro. La amígdala accede a nuestra memoria de largo plazo en busca de algo que hayamos hecho en el pasado y que se parezca a lo que estamos a punto de hacer en el presente. Si logra dar con algo que encaje, estamos en condiciones de proseguir: nuestra musculatura se relaja, el ritmo cardíaco se estabiliza, nuestras dudas se desvanecen. Pero si la amígdala no halla evidencia de que, pongamos por caso, hayamos descendido alguna vez de un árbol muy alto, ella misma gestionará ante el sistema nervioso el cese de la operación. La amígdala es lo que hace que la gente se queme hasta morir en vez de saltar a la escalera de los bomberos, o se ahogue por no dejar de atenazar por el cuello al socorrista. También es lo que hace que montar en bicicleta sea tan difícil cuando tenemos cinco años, pero tan fácil cuando ya tenemos diez; una vez aprendido, nuestra amígdala reconoce el comportamiento y da el visto bueno. Nuestra amígdala no razona, solo reacciona. No se la puede engañar, solo entrenar.

En la mayoría de nosotros, no importa lo fuertes o valerosos que seamos, que alguien nos atacara con un machete conseguiría sobrepasar a nuestra amígdala y dejarnos paralizados. El genio de Norina consistió en encontrar una estrategia que casase con sus habilidades: no era una luchadora, pero sí una «abrazadora». Rodear con sus brazos a alguien era un movimiento tan familiar para ella que su sistema sensorial no puso objeción. Norina aplicó ese abrazo tras experimentar una intuición: si no podía dominar la furia de Stankewicz, quizá pudiera calmarla.

—Puse mis brazos a su alrededor —le dijo a Michael Stankewicz desde el estrado de testigos el día que él fue sentenciado—. Para consolarlo.

Stankewicz la miró fijamente. Luego musitó en voz baja: «Gracias», y fue conducido a la prisión para cumplir una condena de 264 años.

Así pues, ¿cómo se prepara uno para el ataque de un maníaco armado con un machete?

La pregunta me parece estúpida, y hasta indecente, cuando la escucho salir de mi boca, dadas las circunstancias. En estos momentos estoy en la escuela de Norina y apenas ha transcurrido un año desde el incidente. Pero en privado Norina se ha estado preguntando lo mismo.

—Hablemos fuera —me sugiere.

Es una mujer afable y muy cordial, y le gustan tanto los niños que, después de diecisiete años como educadora, aún disfruta de sus ratos libres viendo a los chicos corretear en los recreos. Sus brazos lucen cubiertos de cicatrices en forma de rayos. Después de cuatro intervenciones quirúrgicas reconstructivas, sus manos han recobrado en buena parte sus funciones, pero ella ya no las percibe como sus manos: las siente tan frías y entumecidas todo el tiempo, que incluso esta tarde tibia de otoño las mantiene dentro del mitón de lana.

Aunque ahora sí puede volver a ir de la mano de su esposo y sus hijos y tocar el saxo alto en las reuniones de la Penn State Blue Band, y despeinar afectuosamente a los chicos de la escuela que acuden en tropel a donde estamos nada más vernos en el patio.

Aunque suene extraño, me dice de entrada, ella siente que estaba preparada para lo de aquel día. Y tuvo que ser así. Se comportó de manera tranquila, racional, fuerte. No entró en pánico ni se dispuso a morir; en lugar de eso, consideró sus opciones y planeó su siguiente movimiento. Sus reacciones no se debieron al azar; fueron naturales y deliberadas. Tan deliberadas, de hecho, que se sentía como «guiada desde arriba». Pero en términos prácticos, esa guía procedía de su interior: sabía lo que debía hacer y su cuerpo supo cómo hacerlo.

—Si quieres llamarme heroína porque protegí a estos niños como si fueran mi tesoro, lo acepto, pero eso es lo que hago todos los días —me confiesa, y su reflexión me parece de sumo interés.

¿Se mantuvo serena porque toda su vida fue profesora, entrenada para mantenerse fría cuando la presión aumenta? ¿Fue capaz de sostener el contacto visual con su agresor porque está habituada a chavales que cojen berrinches y a padres exaltados? ¿Fue una coincidencia que sus manos adoptaran la misma posición que ha practicado durante décadas como saxofonista y que, por lo mismo, tuviese la cualidad de desviar los tajos y de defenderse con ambos brazos?

Solo hay que pasar unos pocos minutos con ella en ese patio de escuela donde juegan los niños para entender por qué estaba dispuesta a pelear hasta la muerte por ellos. Lo que aún es incomprensible —al menos para Norina— es la razón por la que ganó.

—Lo que me parece fascinante es lo raro que resulta hoy, incluso para un héroe, entender su propio heroísmo —dice Earl Babbie, doctor y profesor emérito de Ciencias del Comportamiento en la Chapman University de Orange County, cuya investigación está enfocada precisamente en lo heroico—. Te apuesto que no encontrarás un solo ejemplo de una persona que diga: «Sí, yo soy un héroe». Hace pocos años, el secuestrador de un avión apuntó con su arma a uno de los pasajeros. El sobrecargo se interpuso entre el arma y el pasajero y dijo: «Antes tendrás que matarme a mí». Más tarde, el propio sobrecargo aclaró: «No, no, no soy ningún héroe»... Y yo mismo pensé: «¡Dios mío, si eso no es heroísmo, entonces ¿qué lo es?». —Y añade—: No creo que sea modestia. Es, creo yo, pura y simple perplejidad.

Babbie cuenta con un experimento soñado que le encantaría llevar a cabo:

—Quisiera que fuese posible entrevistar a los héroes el día antes de que arriesguen sus vidas por otra persona —me cuenta—. Apuesto a que no darás con ninguno que te diga, con seguridad, lo que haría o dejaría de hacer en una situación en que peligra su vida.

De hecho, sería exactamente al contrario; Babbie ha descubierto que el arte del heroísmo lleva tanto tiempo descuidado que a la mayoría de la gente le incomoda hablar de ello. Él mismo disfruta leyendo el juramento y la ley del *boy-scout* en sus clases y observar cómo sus alumnos se retuercen en sus asientos cuando se llega a esa parte de ser «digno de confianza, leal, servicial y fraternal».

—La virtud no es algo muy digno de respeto en nuestros días, y hemos comprobado la suficiente hipocresía entre los llamados líderes morales como para que cuestionemos hoy lo que nos indican que hagamos —insiste—. Pero a un nivel más profundo, aún idolatramos el tipo de comportamiento heroico que decimos es ajeno a nosotros y seguimos escenificando los impulsos heroicos que decimos no tener.

Incluso a Charles Darwin conseguían dejarlo perplejo los héroes. La mayor aportación de Darwin a la ciencia fue la de simplificar toda la vida y reducirla a puras matemáticas: nuestra única meta sobre la Tierra es multiplicarnos. Todo lo que hacemos, cada instinto que nos gobierna, es un impulso evolutivo a hacer bebés y dejar a nuestro paso tantas copias de nosotros como nos sea posible. Desde esta perspectiva, el heroísmo no tiene sentido. ¿Por qué arriesgarse a morir por alguien cuando no hay garantías de una contraprestación biológica? Morir por tus propios hijos es un gesto inteligente. ¿Morir por tus rivales? Un suicidio genético.

Porque no importa cuántos héroes viriles y saludables criemos;

bastará con un único bastardo egoísta armado de un flagrante impulso sexual para barrer con toda nuestra descendencia. Los vástagos de ese bastardo egoísta florecerán y se multiplicarán, mientras que los hijos de «papá héroe» seguirán eventualmente el ejemplo de su padre y se sacrificarán hasta provocar su extinción. «Con suma frecuencia», concluía Darwin, «quien esté dispuesto a sacrificar su vida, como lo ha estado más de un salvaje, en lugar de traicionar a sus camaradas, no dejará descendencia que herede su noble naturaleza».

Pero si la selección natural elimina el heroísmo innato, ¿cuál es la razón de que aún subsista?

Andrew Carnegie estaba tan desconcertado al respecto como el propio Darwin. El barón del acero del siglo XIX amasó su fortuna amparado en su habilidad de leer la naturaleza humana, pero el heroísmo era una faceta de la personalidad que le resultaba imposible discernir. Cuando a los trece años llegó a Estados Unidos procedente de Escocia, Carnegie era un chico inmigrante sin un céntimo y con una educación escasa, que tuvo la suerte de empezar a trabajar en una compañía del ferrocarril, pero su habilidad de superar a los más implacables tiburones de su época —incluido ese devorador de hombres notable que era J. P. Morgan— contribuyó a acelerar su ascenso a la cima de la industria del acero. Carnegie anhelaba tener dinero, así que trabajó duro y jugó bien sus cartas. No fue preciso ningún vudú para ello. Pero ¿cómo se explica el caso de alguien que se esfuerza aún más duramente, y arriesga todavía más, a cambio de nada?

Al propio Carnegie le intrigaban tanto los héroes, que comenzó a cazarlos. En 1904 creó el Fondo Carnegie para Héroes, que era tanto una herramienta de investigación como una recompensa. Hasta hoy, solo son candidatos a él los altruistas puros, no los bomberos o los agentes de policía o los padres que rescatan a sus propios hijos. Cada año, el Fondo recoge historias de actos heroicos en todo el país, catalogándolos por sexo, lugar de origen, edad e incidencia, y asignándoles una cantidad de dinero a los propios héroes así detectados o a sus familiares supervivientes. Muy pronto, Carnegie oyó hablar de Thelma McNee, la adolescente que saltó desde el tejado de su vivienda al edificio vecino, que estaba en llamas, para rescatar a dos niños atrapados en su interior. Otra propuesta que llegó al Fondo fue la de Wava Campredon, una mujer de setenta años, residente en Nuevo México, que sufrió terribles heridas por enfrentarse a dos perros salvajes con el azadón de su patio para salvar a su vecino. O la de Mary Black, un ama de casa de veinticinco años, de Oregón, que a pesar de «las cuatro faldas que solía vestir», no fueron suficiente estorbo para nadar en dos ocasiones a través de un río desbordado y rescatar a una pareja de hermanas que estaban a punto de ahogarse.

¿Acaso había algún patrón actuando en todos estos casos? Carnegie no fue capaz de inferir si lo que estaba presenciando era un modelo de conducta que podía reproducirse, o solo un feliz encadenamiento de accidentes en que la persona correcta aparecía en el momento correcto, a veces con un azadón en su mano. Porque si era capaz de reducir el heroísmo a una fórmula —a un arte—, entonces, ¡Dios nos libre!, pasaría a la historia como uno de los grandes pacificadores y su nombre sería pronunciado con la misma veneración que el de Jesucristo. Una vez que todos se convirtieran en bienhechores, ¿quién quedaría sin ser defendido? Cada aula dispondría de su propia heroína, a la manera de Norina Bentzel, cada hogar contaría con una Thelma McNee, cada margen del río tendría una Mary Black al acecho. Carnegie tenía la reputación de ser un gran aficionado a las peleas, pero era en realidad un pacifista y consideraba la violencia una suerte de enfermedad que alguien —quizá él mismo— en algún momento podría curar.

Con todo, al final se dio por vencido. Es cierto que siguió premiando a los héroes, aunque nunca llegó a entenderlos. «No espero estimular o crear el heroísmo con este Fondo», explicó, «sabedor de que el acto heroico es algo impulsivo».

Impulsivo. Ese fue el gran error de Carnegie.

Carnegie y Darwin eran hombres de ciencia, pero se aproximaron al problema como poetas. Sacrificio... Traición... Noble... Impulsivo... Estos son juicios de intenciones, no una descripción de comportamientos. Carnegie y Darwin divagaban en torno a los pensamientos y sentimientos involucrados —el porqué— cuando tendrían que haberse centrado en la acción en sí, en los fríos y duros hechos del cómo. Los detectives no abren un caso ocupándose del motivo, una cebolla de infinitas capas que uno se puede pasar la vida pelando y, aun así, no concluir en nada. Primero hay que fijar lo que alguien hizo y entonces, quizá, descubriremos por qué lo hizo.

Así fue como los antiguos griegos abordaron el asunto. Situaban a los héroes en el centro de su teología, la cual, a pesar de sus muchas historias de luchas entre los dioses y de conversiones mágicas, se eleva como la más pragmática entre las religiones del mundo. En lugar de reverenciar a los santos y sus milagros, los griegos veneraban a los que resolvían los problemas y las recetas concretas para ello. Entendían la diferencia entre el heroísmo y el impulso, e idearon una sencilla prueba para diferenciarlos que constaba de dos partes:

1. ¿Lo harías de nuevo?
2. ¿Podrías?

Hércules no tenía una «labor», tenía doce, más una multiplicidad de mini-labores simultáneas. La lista de cosas pendientes de Ulises era despiadada: no solo ideó una forma de ganar la guerra de Troya, sino que también siguió batallando después, en su camino de regreso a Ítaca, encargándose de sortear, vencer y superar tifones, guerreros, hechiceras, un cíclope, los poderes del mundo subterráneo y los encantos de una diosa del sexo. Atalanta, una de las escasas heroínas del mundo griego, demostró a los muchachos que era capaz de golpear a un par de centauros degenerados, derrotar a un luchador legendario, ayudar a Jasón a recobrar el vellocino de oro y cazar al monstruoso jabalí de Caledonia. Perseo, que era «ducho en toda clase de cosas, desde el oficio de pescador hasta el uso de la espada», tuvo que idear un plan genial para cortarle la cabeza a Medusa sin que esta lo convirtiera en piedra, y a continuación rescatar a una princesa encadenada y desnuda de las fauces de un monstruo marino.

Afortunadamente, apareció un hombre que pudo transformar todo ese alocado drama en un código de conducta firme y claro: Plutarco, el gran árbitro griego de los asuntos heroicos. Plutarco estaba fascinado por el heroísmo, igual que los científicos nucleares lo están por el uranio; lo percibía como un fantástico supercombustible natural, poderoso y abundante y que solo esperaba a ser enjaezado. Plutarco se pasó la vida analizando a los héroes y arrojó su red en múltiples direcciones: creía que incluso la fantasía hundía sus raíces en experiencias de la vida real, así que estudió las historias reales y los cuentos inventados, la historia de Roma y los mitos griegos. Por la época en que finalmente estuvo en posición de escribir su épica *Vidas paralelas*, lo había oído ya todo, nada podía impresionarlo; incluso los héroes más queridos eran escarnecidos por Plutarco si se salían de la fila.

Reconstruyó las vidas de Alejandro Magno y Julio César; expuso las limitaciones de Pericles —un estratega brillante que, no obstante, condujo a los atenienses a la guerra del Peloponeso— y el carácter fatalmente defectuoso de Pirro, el «tonto iluso» que sufrió pérdidas terribles cada vez que su imaginación lograba aventajar a su poder. Plutarco admiraba a Rómulo, el fundador de Roma amamantado por una loba, por mantenerse fiel a su nacimiento humilde y ser bondadoso con sus ochocientas amantes. Como contrapartida, fustigaba a Teseo, que derrotó al Minotauro en su laberinto; solo porque mates monstruos y doblegues tiranos, eso no te da patente de corso para cometer crímenes sexuales. «Las faltas cometidas con la violación de mujeres no admiten ninguna excusa plausible en el caso de Teseo», lo reprendía Plutarco. «Cabe sospechar que tales cosas eran hechas por mor de la avidez y la lujuria.»

Plutarco hizo una labor tan notable que *Vidas paralelas* se convirtió en el manual para héroes de la historia moderna. «Ha sido como mi consciencia», comentó Enrique IV de Francia, «y me ha susurrado al oído muchas buenas sugerencias y máximas para regir mi conducta y el gobierno de mis asuntos». Abraham Lincoln era uno más de sus devotos lectores, como también Teddy Roosevelt, George Patton y John Quincy Adams. Cuando Inglaterra estaba en plena reconstrucción después de la Primera Guerra Mundial, la biblia de los héroes fue su guía. «Las *Vidas* de Plutarco forjaron el ideal heroico de la era isabelina», reconoció C. S. Lewis.

Y lo que Plutarco enseñaba era que los héroes se conmueven. El auténtico heroísmo, como lo entendían los antiguos, no es cuestión de fuerza o audacia, o incluso de coraje. Es un tema de compasión.

Cuando los griegos crearon el ideal heroico, no escogieron un término que significara «muere en el intento» o «masacra a los malos». El término fue ἥρως (o hērōs), «bienhechor». Los héroes no son perfectos; con un dios y un ser mortal como progenitores, oscilan perpetuamente entre dos destinos. Lo que los lleva a la grandeza es un compinche, una conexión humana que sirve para abrir la espita de la que aflora el potencial de la compasión. La empatía, pensaban los griegos, era un manantial de fuerza, no de debilidad; cuanto más se reconociera uno en los otros y conectara con su aflicción, mayor sería la resistencia, la sabiduría, la destreza y la determinación a las que podría echar mano.

El casi indestructible Aquiles contaba con su fiel amigo Patroclo. Ulises libró su mayor batalla con dos leales pastores flanqueándolo. Hasta Superman, que de ningún modo era humano, mantenía siempre cerca a Jimmy Olsen. Hércules tenía a su hermano gemelo y su sobrino que lo adoraba, y cuando las cosas se ponían feas, su mejor amigo Teseo siempre estaba cerca. Y, por supuesto, el sesudo niño detective Leroy «Enciclopedia» Brown contaba con la fortachona Sally Kimball. Un compinche es la forma que tiene el héroe de mirar en su alma, de extraer fuerza de su lado más «débil», no del más fuerte. Debe recordar que, aun cuando comparte la sangre con un dios, sigue siendo humano en su corazón. No es un Titán que se trague entero un bebé solo por capricho, o un dios que nunca vaya a perecer. Tiene la posibilidad de quedar inmortalizado en los recuerdos e historias de los agradecidos y los inspirados.

Hasta tal punto debe velar por lo que es humano, que eso hace aflorar en él lo que es divino.

Uno puede vivir esperando que un impulso o «naturaleza noble» cree espontáneamente esas destrezas heroicas, o seguir el ejemplo de los espartanos, que fueron directamente a la fuente: Creta. El fundador de Esparta, Licurgo, viajó a la isla a embeberse de las ideas que por allí circulaban y quedó tan impresionado que, a escondidas, se trajo consigo a un cretense disfrazado pretendiendo que era un poeta, aunque en secreto Licurgo se apoyaba en él, convirtiéndole en el legislador más influyente de Esparta. El código social de Esparta «es, en buena medida, una copia del cretense», señala Aristóteles en su *Política*, y el espíritu que lo define pasaría a ser la base en que se cimienta tanto la teología griega como la democracia occidental: la noción de que los ciudadanos corrientes debieran estar siempre listos para realizar acciones extraordinarias.

Los mitos griegos son en realidad una misma parábola acerca del desempeño, una y otra vez; son escaparates para que los débiles se valgan del arte del heroísmo a la hora de lidiar con los peligros. ¿Necesitas domesticar a un toro salvaje? Espera a que se beba una pócima, y entonces agárrale por los cuernos y doblégalo. ¿Se te ha ordenado limpiar un establo apestoso? Inúndalo. ¿Enfrentado a un toro gigantesco, un perro infernal de tres cabezas o un león con una piel impenetrable? Sitúate detrás de ellos y estrangúlalos. Estas técnicas no eran solo invenciones míticas; algunas eran tan concretas que hasta hoy se las emplea en el arte de la lucha griega del pancracio. Si alguna vez estás ante un sujeto que podría arrancarte la cabeza, sigue la lección de Ulises: «Ulises sabía una treta o dos», señala Homero en la *Ilíada*. «Pateó a Áyax con dureza detrás de la rodilla y lo hizo caer hacia atrás, arrojándose sobre su pecho.»

Porque, según lo veían los griegos, uno tiene dos opciones: puede esperar a que una Norina Bentzel acuda al rescate cuando tus hijos están en peligro, o puede uno mismo garantizar ese rescate. Los individuos temerarios no son la respuesta; los centros de rehabilitación de lesiones de la columna están llenos de individuos temerarios. La falta de temor tampoco ayuda realmente: cuando nuestro automóvil se estropea, no esperamos a que el mecánico nos diga: «Nunca he hecho esto antes, pero estoy dispuesto a morir en el intento». Lo que queremos oír es: «Descuida, esta es mi especialidad». El heroísmo no es una misteriosa virtud interior, creían los griegos; es una colección de destrezas que todo hombre y toda mujer pueden dominar para convertirse, si no hay más remedio, en «bienhechores».

Y durante mucho tiempo todos fueron buenísimos en lo suyo. Durante siglos, el arte del heroísmo floreció; pero al declinar el Imperio griego, también lo hizo su influencia, que acabó encerrada en sí misma y desapareció...

Hasta que el último lugar donde el arte de ser un héroe siguió incólume fueron las agrestes montañas de Grecia, adonde un pelotón de individuos rechazados por el ejército británico llegó, durante la Segunda Guerra Mundial, para recibir un curso acelerado en sabiduría originaria del pasado.

6

Hasta hoy, decíamos que los griegos pelean como héroes. De ahora en adelante, tendremos que decir que los héroes pelean como los griegos.

WINSTON CHURCHILL, 1941

En secreto, Hitler estaba lidiando con un problema personal. Se hallaba a un paso de arriesgarlo todo en la Operación Barbarroja, su plan maestro para conquistar la Unión Soviética. Si erraba en los cálculos, Alemania quedaría condenada, pero si jugaba bien sus cartas y conseguía poner de rodillas al oso ruso, ningún poder sobre la Tierra podría ya desafiarlo.

Una vez que Alemania lograra el control de los campos petrolíferos de Rusia, más todas esas granjas soviéticas, y los tanques y los soldados del Ejército Rojo, el Tercer Reich tendría la fuerza de combate más grande, rápida y mejor equipada que el mundo hubiera visto hasta entonces. ¡Chúpate esa, Norteamérica! Franklin D. Roosevelt tendría que tragar mucha saliva antes de acudir en ayuda de Gran Bretaña. Hitler no pretendía invadir necesariamente Estados Unidos —de momento se conformaría con toda la Europa continental—, pero si se le presionaba, podía convertir la vida en Estados Unidos en algo feo, una vida de privaciones. Sus amigos en Sudamérica estaban ya a la espera; Brasil y Argentina eran desde ya profascistas, y subir a bordo a México era solo cuestión de prometerle la devolución de California, Nuevo México y Arizona y de atenuar la presión económica estadounidense. La Marina Imperial japonesa y los submarinos alemanes estrangularían los convoyes norteamericanos, mientras que los bombarderos Amerika, de largo alcance, aún en fase de prueba pero muy prometedores, podrían descargar una tormenta de fuego sobre Washington y regresar a Munich sin tener que recargar combustible.

Para ello, Hitler debía moverse con rapidez. Rusia es, como aprendió dolorosamente Napoleón, una ratonera que se abre un breve instante cada verano antes de cerrarse de golpe sobre nuestro cuello. En 1812, Bonaparte marchó a Rusia con casi medio millón de soldados y dominando la mayor parte de Europa; volvió a casa con diez mil esqueletos supervivientes y muy pronto perdió su propio país. Rusia es demasiado vasta y fría y está demasiado poblada de hombres combativos como para arriesgarse a cualquier error de cálculo. Si se tiene suerte, uno dispone de una ventana de cuatro meses: hay que atravesarla tan pronto como la nieve empieza a derretirse a principios de la primavera y tomar el control antes de la *rasputitsa*, el lodazal propio de la estación otoñal. Una vez empiezan las lluvias de la *rasputitsa*, los caminos de Rusia se diluyen en cenagales de lodo que se tragan las ruedas de los vehículos de transporte. No fueron las balas lo que derrotó a Napoleón; su condena vino cuando la trampa para ratones se cerró y sus desfallecidos soldados comenzaron a morir de frío, fatiga y hambre.

Hitler conocía los riesgos, pero le gustaba el desafío. Alemania contaba con el mejor ejército de Europa, mientras que Stalin había hecho una labor espectacular a la hora de convertir al Ejército Rojo en, tal vez, el peor por entonces. El jerarca ruso siempre decía, inquieto, que cualquier general suficientemente bueno como para defender el país, también lo era para tomarlo por asalto, así que se dedicó a ejecutar a los mejores oficiales rusos y sustituirlos por lacayos. Las tropas bajo su mando eran con frecuencia pobres campesinos que nunca habían agarrado un rifle en su vida. Los cañones eran escasos y estaban obsoletos, y las unidades que tenían la fortuna de contar con artillería en condiciones carecían de obuses para sus prácticas de tiro.

Así, la noche del 13 de noviembre, Hitler tomó, él solo, su decisión. Había llegado la hora de volverse invencible. Le escocía que Inglaterra aún estuviera en pie, tras cuatro meses de bombardeos infernales, pero no importaba: más adelante volvería para liquidarla.

«Las fuerzas armadas alemanas deben estar preparadas, incluso antes de que concluya la guerra contra Inglaterra, para derrotar a la Unión Soviética en una campaña muy veloz», anunció Hitler a sus generales. Escogió el nombre de *Barbarossa* (Barbarroja) en honor al fanfarrón emperador germano del siglo XII que, según la leyenda, aún dormía en una cueva de Bavaria, atendido por cuervos y a la espera de la llamada a restaurar la gloria ancestral de Alemania.

Hitler decidió que Barbarroja se lanzaría el 15 de mayo de 1941. Para Navidad, las esvásticas estarían ondeando sobre Londres y Moscú. Estados Unidos no tendría siquiera la posibilidad de reaccionar. La guerra habría concluido. Era algo a prueba de tontos.

PASO 1: CONQUISTAR CRETA

«El dominio del Mediterráneo oriental dependía de Creta», dijo el general Franz Halder, uno de los principales estrategas de Hitler. Siendo la isla más grande de Grecia, Creta era el escenario perfecto para la arremetida de Alemania hacia el Este. Pero eso condujo a Hitler a un embrollo, puesto que Mussolini ya había procedido a espaldas del Führer e intentado quedarse con Grecia para él. «Si hay alguna dificultad para batir a los griegos», había alardeado el Duce, «renunciaré a ser italiano». Y le aseguró a Hitler que «Grecia será nuestra en diciembre. Considérelo un regalo navideño».

Sin embargo, Grecia se convirtió en un baño de sangre.

Los civiles griegos huyeron a las montañas para unirse a las tropas regulares y todos juntos se las ingeniaron para embotellar a los italianos en los angostos pasos elevados. Desde ultramar, Creta envió a las tropas de montaña de su 5.ª División. Los cretenses podían vivir de lo que la isla ofrecía, corretear por las noches a través de los acantilados y matar igual de fácil con un cuchillo que con un arma de fuego. En vez de alcanzar una victoria fulminante, los italianos se descubrieron luchando para mantener sus posiciones mientras los espectros cretenses los liquidaban desde los peñascos. Vestidos con ropas andrajosas, llevando sus rifles al hombro como maleantes dedicados al pastoreo, bromeando y de buen ánimo a pesar de la nieve y el frío mortal, los cretenses se convirtieron muy pronto en la punta de lanza del ataque griego. En una batalla, un regimiento cretense era superado en una proporción de diez a uno, y aun así se las arreglaba para repeler a una división italiana completa.

Hitler se espantó al observar los acontecimientos desde lejos. ¿Atacar Grecia a través de las montañas..., en plena estación lluviosa? ¿Con el invierno a punto de llegar? Si el barro no ha detenido ya a los italianos, espera a que lleguen las nieves. Justo cuando el Tercer Reich dejaba al mundo pasmado con su poderío, pensaba un Hitler furibundo, la chapuza de Mussolini «asestaba un duro golpe a la creencia en nuestra imbatibilidad». La Navidad vino y se fue, y en lugar de marchar sobre Atenas, los italianos se replegaron hacia Albania. Alemania tendría ahora que entrar en escena y arreglar el embrollo, aunque solo fuera para salvar la cara y vengar esta desgracia.

Hitler se tomó su tiempo. No pensaba cometer el error de Mussolini y hacer el loco con lo del clima. Prefirió dejar a griegos e italianos atrapados en la nieve de las montañas durante el peor invierno en medio siglo. Ni siquiera se molestó en intentar detener a las tropas británicas enviadas en auxilio de Grecia. Esperó hasta que el clima se volvió más cálido, el 6 de abril, y entonces echó un vistazo al futuro de Rusia.

«Cuando ves cientos de bombarderos caer en picado sobre tu cabeza y tú ni siquiera puedes enviar de vuelta a los muy canallas, eso sí es enervante, querida mía», le escribió un cabo australiano a su esposa, desde Grecia, tras la invasión alemana. «Hace que el hombre más fuerte se sienta como un niño de pecho.» Los vehículos blindados alemanes irrumpían en los pasos de montaña, mientras los aviones de la Luftwaffe ametrallaban y bombardeaban a discreción todo lo que se movía. Los griegos se atrincheraban con valentía (con tanta, que después de que una guarnición se quedara al fin sin municiones, los alemanes se pusieron espontáneamente de pie y saludaron a sus enemigos), pero la prolongada guerra invernal los había dejado exhaustos. Muy pronto, fueron obligados a rendirse, mientras unos cincuenta mil soldados de la Commonwealth se peleaban por embarcar en los barcos que escaparían de Grecia, arrojando sus armas igual que habían hecho en Dunkerque.

En solo veinticuatro días, Hitler acabó de pasar la fregona por Grecia y capturó al mismo tiempo Yugoslavia. Dejándose un bocado para el final: Creta.

Esto iba a requerir de cierta finura. Gracias a las chapuzas de Mussolini, toda la aventura griega había retrasado la Operación Barbarroja, pero irrumpir frontalmente contra Creta podía ser un problema. Si Hitler invadía con una gran fuerza terrestre, comprometería tropas que supuestamente debían estar ya rumbo a Rusia. Aunque si lo hacía con pocos recursos, esos montañeses podían ocasionarle los mismos dolores de cabeza que a Mussolini. Hitler reunió a sus generales y les expuso su dilema.

«Ese no es ningún dilema», argumentó el general Kurt Student, comandante del XI Cuerpo de Élite Aerotransportado. «Es la oportunidad de toda una vida.» De la vida de Student, cuando menos. El mencionado general había nacido en la miseria y trepado con uñas y dientes en el escalafón militar, aceptando destinos que muy presumiblemente acabarían matándolo. Comenzó como soldado en las trincheras de la Primera Guerra Mundial, luego recibió entrenamiento de piloto y se ofreció como voluntario en misiones suicidas para librar reñidos combates aéreos sobre el frente ruso. Se convirtió en leyenda por haber derribado un aeroplano francés notoriamente huidizo; tras esto, le adosó con tornillos una ametralladora alemana en la proa y regresó con él al combate. Siendo uno de los pocos aviadores alemanes que sobrevivieron a la guerra, fue reclutado por una asociación clandestina que, en violación del Tratado de Versalles, estaba reconstruyendo en secreto la fuerza aérea alemana. La sorpresa y el miedo que llegaban por el aire eran la mayor arma germana, Student estaba persuadido de eso, y decidió probarlo en su propia piel magullada. Aunque tenía cincuenta años al comenzar la Segunda Guerra Mundial y nunca había aprendido a saltar en paracaídas, dirigió personalmente la invasión de Holanda y cruzó en hidroavión por entre la metralla para llegar a su puesto de mando. Fue herido accidentalmente en la frente por uno de sus propios soldados, pero ni siquiera eso lo detuvo; cuando Hitler se impacientó por lo que sucedía en Creta, Student ya se había recuperado y estaba lo suficientemente fuerte como para dar un paso al frente y aportar una solución espectacular.

Creta era la oportunidad de Hitler para lanzar la mayor invasión aerotransportada de la historia. Además, así podría asombrar al mundo con la innovación más reciente y aterradora del Tercer Reich: un ejército volante. Ningún ejército había intentado nunca copar un blanco tan extenso arrojándose desde el aire, saliendo de entre las nubes, sin apoyo de tropas de infantería o refuerzos por mar. Los aviones Junker alemanes eran suficientemente poderosos como para remolcar planeadores, en los que era posible trasladar una fuerza compuesta por diez regimientos de comandos. Se los soltaba en el aire y se volvían silenciosos; se los hacía surgir desde el sol cegador y se volvían invisibles. Era la última modalidad de ataque por sorpresa: una fuerza de combate que podía aparecer de súbito justo encima de tu cabeza —dondequiera que fuese, a la hora que fuese—, sin previo aviso.

Hitler escuchó atentamente... y dijo que no. ¿Dejar que tantos hombres oscilaran en el aire sobre el fuego enemigo? Demasiado arriesgado.

Pero no estaban hablando de hombres, insistió Student; estaban hablando de los *Fallschirmjäger*, un cuerpo de paracaidistas de élite conocido como «Cazadores desde el Cielo». Solo para optar a ser uno de ellos tenías que ser extraordinariamente feroz, duro, ingenioso y atlético, e incluso si así fuera, dos de cada tres candidatos fracasaban en el intento. Para ganarte la enseña del águila cayendo en picado, debías sortear un campo de obstáculos bajo fuego real, saltar de noche sobre los bosques, disparar con precisión un subfusil ametrallador mientras descendías a 55 kilómetros por hora, sobrevivir durante días con solo las vituallas contenidas en los cuarenta y siete bolsillos de tu traje de paracaidista, y ser capaz de desarmar a un enemigo solo con tus manos y empleando su arma contra él mismo. Los Cazadores podían tocar el suelo de día o en la oscuridad, e iniciar la lucha antes de que ningún enemigo perplejo pudiera reaccionar. Una fuerza de solo ochenta *Fallschirmjäger* había forzado la rendición de quinientos soldados belgas. Además, los Cazadores se amparaban en una de las armas secretas de los nazis: antes de saltar,

50

se les administraba píldoras de Pervitin, una versión temprana del «cristal» (metanfetamina).

Hitler empezó a dejarse convencer. A pesar de sus recelos, adoraba los excesos wagnerianos del plan de Student: nada de estruendosos tanques o los habituales soldados de infantería; solo una oleada tras otra de los más fieros comandos de Alemania lloviendo del cielo como demonios apocalípticos. No era solo una estrategia bélica, sino una maldición bíblica. A Hitler, la faceta teatral de todo aquel asunto le resultó tan seductora que insistió en que participara en la operación Max Schmeling, el campeón de los pesos pesados que había noqueado a Joe Louis. Tener a una celebridad como Max Schmeling saltando de un avión tras las líneas enemigas era una iniciativa insólita, pero servía nítidamente a dos propósitos.

El primero era de carácter privado: ajustaba una cuenta personal entre el Führer y el famoso púgil, quien rehusó a unirse al Partido Nazi y, según se rumoreaba, había salvado la vida de los dos hijos de su preparador judío ocultándolos en su habitación de hotel para luego trasladarlos en secreto a Estados Unidos, sanos y salvos. Y el segundo propósito, más en lo público, añadía otra imagen escalofriante a la galería del terror nazi. Una foto del coloso germano en el momento de estampar sus botas en la tierra polvorienta de Creta enviaría al mundo un mensaje inequívoco: ahí vienen nuestros gigantes y no hay forma de detenerlos. Para un Tercer Reich tan embelesado con las calaveras, los estandartes rojos como la sangre y el simbolismo tan puro y arrasador de la cruz gamada, con sus dos fragmentos interconectados y representativos —en opinión de Hitler— de «la lucha en pos de la victoria del hombre ario», la visión del gigantón boxeador alemán dando zancadas sobre la Antigüedad clásica era irresistible. Creta era el lugar de nacimiento del mundo moderno, el origen de cada logro mayor de la civilización. Hitler demostraría que era capaz de hacerse con él en cuestión de horas.

Además, ¿no era ya hora de que, para variar, los nazis fuesen recibidos como héroes en algún lugar? De hecho, las tropas alemanas no estaban invadiendo Creta, señaló el general Student; estaban «liberándola». Los aislados cretenses estaban tan hartos de que los gobernase el rey griego, que Hitler acabaría siendo su ídolo en cuanto vieran que la llegada de sus tropas implicaba el final de la monarquía. De hecho, Student sabía de buena fuente que un movimiento clandestino supersecreto de cretenses rebeldes estaba ansioso por acoger a sus nuevos amigos alemanes y ya había elaborado una contraseña. Supuestamente, los paracaidistas debían decir en voz alta: *Top Dog!* («Jefe»), a lo que los cretenses clandestinos debían responder: *Big Buck!* («Cabronazo»), dando paso a la celebración.

Hitler se ablandó. Llamó al plan de Student «Operación Mercurio», en honor al dios romano del hurto y veloz como el rayo, y estableció la fecha de su lanzamiento para el 20 de mayo. Habían sido necesarios veinticuatro días para capturar la parte continental de Grecia; Hitler apenas permitiría veinticuatro horas para Creta.

Un día. Y a continuación, vendría Rusia.

El 20 de mayo de 1941 amaneció resplandeciente, por lo que el coronel Howard Kippenberger, de la décima brigada neozelandesa, cogió su plato de gachas y salió al exterior a disfrutar del sol asomando sobre el Egeo. «Qué raro», pensó al situarse debajo de un árbol. «¿Qué le ha pasado al sol?» Un minuto antes no había una sola nube en el cielo; ahora, de pronto, estaba envuelto en sombras. «Espera un momento...» Entonces estiró y dobló el cuello mirando hacia arriba, pasmado.

Sobre su cabeza, planeadores alemanes volaban silenciosamente en formación, tantos que oscurecían los cielos. Kippenberger quiso tomar su fusil, pero lo había dejado en su habitación. Nunca había visto algo semejante. Debía de haber centenares de comandos dentro de esos planeadores. A lo lejos se veía un mar de aviones de transporte de tropas, con oleadas de *Fallschirmjäger*, los paracaidistas de élite, saltando de las compuertas abiertas.

«¡Todo el mundo a las armas!», gritó Kippenberger, rogando para que en esos momentos no hubiera demasiados de sus soldados chapoteando desnudos en las aguas del Egeo. Para cuando al fin tuvo su fusil entre las manos, los alemanes estaban ya en tierra y se arrastraban para tomar posiciones. Las balas astillaban los olivos: los francotiradores ya se habían emplazado, con la mira apuntando a la casita que servía de cuartel general al propio Kippenberger. En lo alto, el cielo lucía tan lleno de hombres y máquinas que un soldado perplejo sintió que estaba asistiendo a la ocupación marciana de la Tierra que describía H. G. Wells en su *Guerra de los mundos*.

Muchos hombres de Kippenberger eran mecánicos y conductores, no soldados habituados a estar en primera línea de fuego, y respondían disparando de forma desesperada e imprecisa, mientras Kippenberger corría a la cima de una colina cercana para tener una perspectiva más clara de la magnitud del lío en que se encontraban.

Y resultó ser de una magnitud considerable.

En lo relativo a las tropas, Creta era una isla donde se agrupaban los náufragos. Prácticamente todos los soldados que allí había eran refugiados de la batalla que se había librado en la Grecia continental: una mezcolanza de australianos, neozelandeses, británicos y griegos. Como se les había ordenado, habían arrojado su armamento pesado antes de subir a los transbordadores con destino a Creta, donde se habían agazapado a esperar una de dos: o bien la llegada de refuerzos masivos, o bien una retirada veloz. Cualquier otra opción sería una masacre. Uno de los batallones ni siquiera tenía botas; su barco había sido torpedeado cuando viajaba rumbo a Creta, así que habían arrojado sus fusiles y zapatos para salvarse a nado.

«Las fuerzas a mi cargo son completamente inadecuadas para hacer frente al ataque que se prevé», concluyó el general de brigada Bernard Freyberg, de Nueva Zelanda, tras llegar a Creta para asumir el mando. ¿De verdad esperaba alguien que Freyberg defendiera una de las islas estratégicamente más relevantes del Mediterráneo con, como indicó él mismo, «tiradores que han perdido sus armas, zapadores que han perdido sus herramientas y chóferes de "autoescuela" sin sus respectivos vehículos»? El oficial no estaba muy seguro de lo que Hitler tenía en mente, pero bastaría con una fracción de la potencia de fuego que ya había desplegado en el continente para que los británicos las pasasen canutas.

Viniendo de un tipo aguerrido como Freyberg, su funesto augurio había que tomarlo muy en serio. Churchill adoraba a Freyberg, y lo apodaba «la Salamandra» por el mito de que las salamandras surgen del fuego. Freyberg había dejado Nueva Zelanda en su juventud para unirse a los rebeldes de Pancho Villa en México, tan ávido de acción, que había cruzado el globo de punta a punta para involucrarse en una guerra que solo entendía oscuramente, peleada en una lengua que él no hablaba. Al estallar la Primera Guerra Mundial, el joven Freyberg participó en una serie de carreras de natación en Los Ángeles y ganó suficiente dinero en premios como para pagarse el pasaje a Inglaterra. Allí se alistó y rápidamente estableció su propio récord al participar desnudo en una misión suicida: al objeto de distraer a las fuerzas turcas durante la invasión de Galípoli, untó su cuerpo de grasa, se sumergió desde una barcaza de transporte de tropas y nadó tres kilómetros a través del golfo de Saros, un mar que calaba los huesos, para encender bengalas de distracción en una playa tras las líneas enemigas. A los veintiocho años se convirtió en el general más joven de Inglaterra y fue herido en tantas ocasiones que una de las diversiones que Churchill gustaba de incluir en sus fiestas privadas era la de que Freyberg se quitara la camisa para que el resto de los invitados contaran sus veintisiete cicatrices de guerra.

Pero incluso para la Salamandra, Creta era demasiado..., o más bien demasiado poco. Freyberg debió de contar al menos con algunas tropas locales que conocieran el terreno, pero le habían despojado incluso de esa ínfima ventaja: la división cretense estaba aún bloqueada en el continente.

Estimulados por la droga, los Cazadores estaban ya en tierra y moviéndose a toda prisa, liberados de sus arneses y abriendo las cajas de embalaje llenas de armas que caían a tierra en las inmediaciones. En cosa de pocos minutos, los *Fallschirmjäger* estaban mejor equipados que los británicos. Además de motocicletas y equipo quirúrgico, los embalajes también incluían cañones de campaña especialmente diseñados y con suficiente poder de fuego como para abrir boquetes en un tanque. Rápidamente, los alemanes se agruparon en formación de ataque y comenzaron a avanzar, cortando las líneas telefónicas de los cuarteles británicos a medida que se desplazaban.

«Pero un momento...» Desde su posición en el cerro, Kippenberger advirtió que un escuadrón germano iba en la dirección equivocada. En lugar de avanzar, retrocedían. De pronto estaban corriendo, desplomándose, dando alaridos... y siendo perseguidos por el 8.º Regimiento griego.

Kippenberger no daba crédito a lo que veían sus ojos. Cuando vio por primera vez, en la misma escaramuza, a los hombres del 8.º Regimiento, sus dientes rechinaron; le parecieron tan peligrosamente expuestos, que consideró «un crimen dejar esas tropas en esa posición». Pero ¡míralas ahora! Superadas en armamento y en número, improvisaron una defensa manteniendo sus posiciones y una ofensiva a modo de guerrilla (atacar y replegarse), volviendo el elemento sorpresa de nuevo a su favor. Los griegos solo tenían rifles que se usan en la vendimia y un puñado de balas cada uno, pero era todo cuanto necesitaban. Tan pronto como sus disparos consiguieron repeler a los alemanes, corrieron hacia los paracaidistas agónicos, les arrebataron sus armas y cargaron otra vez.

Y pasó mucho tiempo hasta que el 8.º Regimiento no fue superado en número. Una turba de aldeanos armados con palos y hachas corrió a unírseles. Un granjero improvisó una bayoneta sujetando un cuchillo al cañón de su rifle; otro viejo cretense empleó su bastón para aporrear hasta la muerte a dos paracaidistas que se habían enredado en sus arneses y caído en su patio trasero. Un cura llamado Stylianos Frantzeskakis, el padre Frantzeskakis, hizo sonar las campanas de su iglesia convocando a los parroquianos, luego cogió el rifle de caza de su tío y lideró a su congregación en el combate. Un chaval adolescente lo siguió detrás enarbolando una antigua espada turca tan larga que arrastraba la punta por el suelo. «Mi madre me envió», le dijo el chico al padre Frantzeskakis. Un monje se metió en la pelea con un rifle en una mano y un hacha al cinto; más tarde, el mismo hombre santo que enarbolaba el hacha reapareció con un subfusil ametrallador, después de que presumiblemente matara a su dueño alemán.

Un asombrado oficial británico llamado Michael Forrester se sorprendió a la cabeza de «una contraofensiva extraña», como él mismo la calificó. Forrester había quedado aislado de su unidad y se mezcló tambaleante con una tropa de soldados griegos carentes de líder y sometida al fuego de un pelotón germano. De espaldas al mar, los griegos estaban atrapados. Forrester decidió asumir el mando, pese a que la única palabra en griego que conocía era *Aeria!* («¡Al ataque!»). ¿Y qué tal resultaría si les daba breves órdenes mediante un silbato de metal? Por supuesto, por qué no. Forrester se apresuró a enseñar a su nueva tropa un código de señales: un toque de silbato quería decir permanecer donde estaban; dos, que se movieran... Seguidamente, caló su bayoneta dispuesto a romper el cerco alemán en un asalto a vida o muerte.

«Decidí que había llegado la hora de la acción y alerté a mis fuerzas con mi silbato», contaría tiempo después el propio Forrester. «No habíamos llegado muy lejos cuando me di cuenta de que habíamos sido reforzados sustancialmente por un número considerable de habitantes de Creta —hombres y mujeres— armados con viejas escopetas, herramientas de jardinería, garrotes, palos de escoba, algunos con cuchillos de cocina envueltos con correas en un extremo.» Con Forrester haciendo sonar de manera estridente su silbato, la turba arremetió por fin. Los alemanes arrojaron al suelo sus armas y alzaron los brazos.

En su puesto de mando en Atenas, el general Kurt Student tenía informes por radio minuto a minuto de lo que estaba ocurriendo. Allí desenfundó su pistola de la cartuchera. «Esperé con la pistola permanentemente junto a mí», reveló, «listo para usarla conmigo mismo si ocurría lo peor».

7

Francia cayó en cinco días. ¿Cómo puede ser que Creta aún resista?

ADOLF HITLER,
mensaje al general Kurt Student

Demasiado tarde, el general Student estaba descubriendo que en Creta los héroes no son una casualidad.

Durante más de mil años, en los hechos como en la fábula, la isla ha sido un campo de batalla entre los tiranos y quienes se rebelan contra ellos, entre dioses y monstruos. Creta fue el lugar de nacimiento de Zeus, el hogar del Minotauro, la plataforma de lanzamiento de Dédalo e Ícaro, y la tierra natal de individuos toscos y astutos que, durante generaciones, rehusaron a inclinarse ante los señores de la guerra venidos de Turquía o Venecia. De esos mitos y batallas emergieron no solo el ideal heroico sino también los medios para alcanzarlo: una ciencia popular de la mente y el cuerpo que es arcaica, está viva y es muy enseñable.

«Son buenos arqueros, todos con sus propios arcos y flechas, una espada y una daga, de largos cabellos y botas de caña alta, y una camisa muy viril...», señalaba un comerciante británico en el decenio de 1500, intimidado por los festivales y las peleas que presenciaba en el lugar. «Y beben vino más allá de toda medida.»

Jack Smith-Hughes conoció de primera mano el arte cretense del heroísmo durante la invasión alemana y eso lo mantuvo con vida hasta mucho después del momento en que debería haber muerto. Era un individuo de mejillas rosadas y con una pizca de barriga, lo cual no es sorprendente, visto que su mayor contribución durante buena parte de la guerra fue gestionar una panadería de campaña y proveer de pan a las tropas del frente. Jack no quería perder sus camiones de aprovisionamiento por culpa de una emboscada enemiga, así que decidió rediseñar la ruta a través del agua..., y fue entonces, cuando despachaba un bote entero de alimentos para las tropas situadas más arriba y por la costa, que se sorprendió estando de pie junto al comandante aliado.

El general Freyberg había recibido el aviso de que un destacamento australiano estaba bajo fuego enemigo y con la radio inutilizada, así que les había enviado un mensajero en bote para ordenarles la retirada. Y en lugar de pasar a otros asuntos urgentes, Freyberg comenzó a pasearse con impaciencia frente al litoral. Era como si la lucha que se libraba, febrilmente, en otros puntos de la isla se hubiera desvanecido y la única cosa que le importara fuese un pequeño grupo de australianos rodeados. El panadero, por su parte, no estaba muy seguro de lo que debía hacer y también se descubrió paseándose por el embarcadero junto a su atribulado comandante. ¿Estaba Freyberg desmoronándose bajo la presión que vivía? Era un individuo famoso por haber mantenido la cabeza fría en Galípoli y en el Somme, dos de los baños de sangre más horrendos de la Primera Guerra Mundial. Con todo, ahora que parecía estar a un paso de una victoria asombrosa, se lo veía distraído y derrotado de antemano.

«A fin de cuentas, estamos para vencer a los mejores soldados de Hitler», pensó Jack. «¿O no...?»

Las indefensas tropas de Freyberg se habían comportado magníficamente una vez superado el impacto del ataque aéreo. Muchos de los neozelandeses eran jóvenes campesinos y su confianza aumentó al darse cuenta de que esta era la clase de lucha en la que se sentían a gusto. Un Cazador cayendo del cielo no era muy distinto a un jabalí saliendo de entre la vegetación, en su tierra natal de Kaikoura, de manera que la compañía motorizada de Kippenberger rápidamente ajustó sus disparos a la velocidad de caída de los paracaidistas, de cuatro metros por segundo, apuntándoles a los pies para que las balas impactaran mortalmente en el pecho.

Su tasa de aciertos fue tan alta que un batallón de *Fallschirmjäger* se convenció de que habían caído en una madriguera de supersoldados. «Fue particularmente llamativo que un buen número de nuestras bajas muriera de un tiro en la cabeza», informaría un sargento mayor de los *Fallschirmjäger*. «El fuego controlado y la disciplina del enemigo nos llevó a pensar que nos enfrentábamos a una fuerza especializada de francotiradores de élite.» Dos de los neozelandeses sostuvieron todo el flanco occidental de una colina por sus propios medios... durante seis días.

La primavera en Creta es tórrida y reseca, y los uniformes alemanes eran de lana, por lo cual no pasó mucho tiempo antes de que los pastores cretenses desaparecieran de la batalla, refugiándose detrás de empinados muros de piedra desde los cuales apuntaban su mira telescópica a los manantiales de agua fresca. «La única poza en la que podíamos conseguir agua», recordaría después el paracaidista Sebastian Krug, «estaba bajo fuego enemigo todo el tiempo». Los neozelandeses captaron la idea y realizaron emboscadas por su cuenta, manteniéndose a la espera cerca de los bultos con provisiones arrojados desde los aviones para los paracaidistas sobre el terreno. Desde los olivares surgía de vez en cuando el mismo grito, una y otra vez:

—¡Le di al cabrón!

«Esto no es una guerra. Es un rito suicida.» Mucho después de la medianoche, el general Student seguía en su escritorio del puesto de mando, aplastando un cigarrillo tras otro en el cenicero que ya se desbordaba, mientras leía los despachos desde el frente de batalla. Su pistola Luger seguía estando cerca de su mano.

Era el responsable de que los mejores combatientes del Tercer Reich estuvieran siendo masacrados por pastores y cazadores de jabalís. Más de la mitad de los diez mil efectivos que componían la fuerza invasora de Student habían muerto o estaban heridos, o bien habían sido capturados. Muchos de los restantes estaban perdidos u ocultos para salvar sus vidas. Los tres hermanos Blücher, de la mítica familia de militares cuyo patriarca guió al ejército prusiano contra Napoleón, estaban muertos. La operación para hacer la foto a Max Schmeling casi logró acabar con él: después de cruzar en paracaídas el fuego de ametralladora, perdió el conocimiento tras caer a tierra con dureza y herirse la espalda; luego se ocultó hasta el anochecer y finalmente reptó de vuelta a su unidad. Si había alguna salida para este fiasco, Student no la veía.

Entonces algo atrajo su atención. Entre las malas noticias, una sola cosa hubiera sido incluso peor. ¿Por qué motivo los británicos aún no habían hecho saltar por los aires Maleme, ese pequeño campo de aterrizaje en la costa noroeste de Creta? Era lo primero que Student hubiera hecho de haberle tocado a él defender Creta: llenar Maleme de dinamita y dejarlo reducido a un cráter lunar justo un segundo después de ver el primer paracaídas abriéndose sobre él.

Creta es básicamente un rectángulo, con dos campos de aterrizaje de buenas dimensiones a lo largo de su litoral septentrional. Si uno controla estos dos campos, tiene el dominio de la isla. Gracias a la Marina Real, los británicos podían llegar a la isla por mar y salir de ella por la misma vía, pero los alemanes no eran igual de fuertes en las aguas. Sin un sitio donde aterrizar sus aviones, los Cazadores quedarían irremediablemente atrapados en Creta.

El aeródromo estaba bien defendido en Heraklion, en el centro de la isla, pero Maleme, al oeste, era otra historia. Allí era donde Student había asestado su mayor golpe, sembrando Maleme de un enjambre de cincuenta planeadores repletos de los regimientos de comandos y tres compañías de *Fallschirmjäger*. Fue una operación horripilante: tanto los planeadores como los paracaidistas cayeron justo en medio de una granizada de fuego antiaéreo incendiario que desgarraba por igual la carne de los soldados y la seda de los paracaídas. Para cuando los supervivientes tocaban tierra, los árboles de alrededor estaban llenos de los cuerpos de sus camaradas. «Por todas partes se veían *Fallschirmjäger* muertos o heridos, aún colgando de sus paracaídas», explicó Helmut Wenzel, uno de ellos, en su diario. «Había sido una carnicería y uno podía oír los gritos y las voces de los heridos y los moribundos.»

Fue entonces cuando los Cazadores mostraron la madera de la que estaban hechos. Reagrupándose y avanzando a través de esa pesadilla de hombres gimiendo, atacando solo con pistolas y granadas, se las arreglaron para coger sus armas pesadas de las cajas de provisiones. Wenzel, con dos graves heridas en su cuerpo y solo una pistola, se alzó tambaleante y se les unió. Una parte del grupo se dirigió a una cota que miraba desde arriba el aeródromo, mientras la otra cargaba contra las baterías antiaéreas. Al atardecer, los alemanes habían reducido la artillería y capturado la colina, pero a un coste brutal: sus oficiales estaban muertos, su munición era escasa y solo quedaban vivos cincuenta y siete hombres. La mayoría estaban tan maltrechos y débiles que apenas si podían tenerse en pie. Y se prepararon todos para morir. No tenían esperanza alguna de rechazar la contraofensiva aliada, que estaba a punto de producirse colina arriba.

Solo que... esa contraofensiva nunca llegó.

Los comandantes aliados en Creta estaban tan seguros de su derrota final, que no se dieron cuenta de que en realidad ya habían ganado. Sin Maleme, los alemanes no tenían ninguna línea vital de conexión con el continente. Era solo cuestión de días —horas incluso— para que los invasores se quedaran sin comida ni balas. Pero con las líneas telefónicas caídas y las radios fallando, con los oficiales aliados en la retaguardia sin poder contactar con sus tropas en la primera línea, las suposiciones primaron sobre los actos. Cuando el coronel que defendía Maleme no vio los refuerzos que requería, asumió que el cuartel general deseaba que se replegara; cuando el cuartel general supo que el coronel se estaba retirando, asumió que Meleme era una causa perdida y desvió los refuerzos.

Y uno no derrotaba a Kurt Student dándole otra oportunidad.

Antes de que amaneciera el Día 2, los aviones de transporte de tropas alemanes alzaban el vuelo uno tras otro y rugiendo hacia Maleme. Student había decidido «jugárselo todo a una carta». Encomendó un último asalto a su 5.ª División de Montaña y las últimas reservas de sus *Fallschirmjäger*; debían apostar todo o nada contra el aeródromo.

Solo había unas pocas tropas neozelandesas aún en posición de rechazar el ataque, en el extremo oriental de la pista, cuando oyeron aproximarse al primer Junker. Y siguieron disparando, acribillando el avión con sus balas cuando este descendía justo lo necesario para arrojar cuarenta soldados de la División de Montaña y luego desaparecer hacia el Mediterráneo. Los neozelandeses cambiaron de objetivo y concentraron el fuego en los alemanes que se apresuraban a buscar refugio, abatiendo a muchos de ellos antes de que dieran un paso por la pista; sin embargo, unos cuantos alcanzaron las trincheras y comenzaron a devolver el fuego, cubriendo de ese modo a los siguientes Junkers en el momento en que frenaban estruendosos sobre la pista. Cada vez más alemanes aterrizaban y ponían cuerpo a tierra, arrastrándose hacia los barrancos cercanos mientras se aproximaba un tercer avión, y luego un cuarto...

Los neozelandeses no salían de su asombro. Diez minutos antes, estaban en una posición favorable para aguantar a un enemigo exhausto, esperando órdenes de acabar con él o marcharse sin más. Y ahora, repentinamente, estaban agotando sus últimas municiones, disparando sin esperanza contra un enemigo que se duplicaba, se triplicaba, a cada minuto que pasaba. El tiempo jugaba aún a su favor, pero no sería por mucho rato. Tenían que atacar de inmediato y acabar el trabajo que debían haber concluido el día anterior. Tenían que asaltar la colina antes de que aterrizaran allí más tropas alemanas y se hicieran fuertes en su avance sobre el aeródromo. Era su única oportunidad.

Así que calaron las bayonetas y distribuyeron las granadas. Y entonces recibieron una orden desde la retaguardia: «Retirada».

De vuelta en el cuartel general, Freyberg seguía convencido de que la «verdadera» invasión vendría por mar. ¿Y todos esos aviones y paracaidistas? Eran solo una treta para atraer a las tropas aliadas hacia los cerros y que dejaran desprotegidas las costas. «Absolutamente acertado», convino el brigadier James Hargest. Igual que Freyberg, el viejo y fornido brigadier era un superviviente de la Gran Guerra y pensaba que aún estaba peleando en ella. Hargest se pasó todo el viaje en barco desde la Grecia continental hasta Creta leyendo *Guerra y paz*, y su idea clave se inspiraba en la de los viejos rusos. «En la guerra», predicaba él mismo, «el aguante y la resistencia son más importantes que cualquier dosis de habilidad estratégica». La clave en el caso de Creta, le decía a Freyberg en tono apremiante, eran la cautela y mantener la línea de la costa.

Esto último puede explicar por qué, días más tarde y mucho después de haber desaprovechado una oportunidad de oro, Freyberg seguía paseándose frente al litoral junto a un perplejo panadero, atentos ambos a una Armada adversaria que nunca apareció.

«Eran hombres valientes, pero ya no temerarios», se lamentaba después Antony Beevor, el historiador militar británico, que escribió el relato definitivo de la invasión. «La batalla de Creta, un acontecimiento revolucionario en el arte de la guerra, habría de convertirse en un combate en que las reacciones rápidas, el pensamiento claro y las decisiones implacables serían decisivos.» Freyberg aún tenía hundidas sus botas en el lodo del Somme, mientras que Student —tan febrilmente ingenioso que fue capaz de usar piezas alemanas para reconstruir un aeroplano francés derribado y hacerlo volar al instante para regresar a la acción— no tenía interés alguno en volver a pelear una guerra que su país ya había perdido una vez.

Aun así, hubo un momento en que el pasado pudo haber prevalecido, en que las tácticas de trinchera podrían haber sofocado y doblegado a los alemanes. Y fue, precisamente, el momento que Freyberg escogió para replegarse. «Un solo pelotón, incluso una sola ametralladora Bren que hubiera permanecido en su puesto en el aeródromo», concluye Beevor, «podría haber cambiado el curso de toda la batalla».

Al dispersarse las tropas alemanas desde Maleme, Jack Smith-Hughes se vio luchando, sin aviso previo, por ir un paso por delante de sus amigos y dos pasos por delante de sus enemigos. La Marina Real no podía arriesgar demasiados barcos en otro Dunkerque, por lo que todo aquel que no alcanzase con la rapidez suficiente el flanco sur de Creta no se podría ir. «¡Las órdenes son que cada uno se las arregle con lo que tenga!», gritaba un sargento. A su vez, miles de soldados aliados escalaban frenéticamente las Montañas Blancas, enredados en un paso con tendencia a derrumbarse que bordeaba «la pared casi vertical de la montaña por un lado y un abismo de varios centenares de metros por el otro», como recordaría el soldado de infantería británico Edward Frederic Telling. «Y todo sin luz.»

Jack Smith-Hughes tenía los pies doloridos y mucha hambre cuando llegó cojeando al puerto de Sfakiá, y quedó ciertamente sorprendido cuando se le anunció que no tenía que ponerse de inmediato a la fila. Habría más evacuaciones planificadas para el día siguiente, le prometió un oficial antes de saltar él mismo a un esquife; sin embargo, a la mañana siguiente, Jack Smith-Hughes tenía que vérselas con el cañón de un fusil alemán apuntándole. Junto a miles de soldados aliados abandonados en Creta, Jack fue obligado a punta de fusil a dar media vuelta, cojeando, a través de las montañas que acababa de cruzar. Cuando el portón de la prisión se cerró tras él, supo que solo tenía dos opciones: podía escapar y que le pegaran un tiro, o permanecer detrás de las alambradas y desgastarse poco a poco. En esos momentos, muchos hombres a su alrededor estaban muriendo a causa de las heridas y las enfermedades que padecían.

Bueno, mejor un tiro rápido que una muerte lenta, pensó Jack. Y una noche siguió a un prisionero cretense a través de la alambrada, escapando junto a él hacia los cerros. Antes de que los centinelas pudieran seguirles el rastro, los aldeanos dieron con ellos y los sacaron de la circulación. Ocultaron a Jack y le dieron comida, una dieta reconstituyente de los aldeanos cretenses que consistía en verduras silvestres, un pan negro tan duro que debía mojarlo en vino antes de masticarlo y *fasolakia me katsiki* (un guiso de judías y cabrito).

Sin embargo, aún estaba demasiado débil como para seguir escondido en las montañas, así que sus nuevos amigos idearon un plan B: convertir al británico rubito y gordinflón en un cretense. Los aldeanos lo rebautizaron como Yanni y lo instruyeron en las peculiaridades de su dialecto. Por ejemplo, le enseñaron la palabra para «adulto»: en Creta, a un adulto se lo conoce como *dromeus*, o «corredor». Para ser considerado un verdadero cretense, era preciso tener la fuerza y la habilidad suficientes para correr en ayuda de alguien. Hasta ese momento, los jóvenes cretenses eran solo *apodromos* («no del todo corredores») y el rito en el que pasaban a ser adultos se celebraba con la fiesta de la *dromaia* (la «carrera»).

Poco a poco, Jack recobró sus fuerzas. Según sus estándares, al menos; mantener el paso de un *dromeo* viejo era cosa muy distinta. Jack fue puesto bajo la protección de un cretense cincuentón, calvo y de ojos azules, tan jubiloso y difícil de matar que los británicos lo llamaban, en clave, «Beowulf». Una vez, Beowulf recibió un tiro entre los pulmones, pero «no sufrió ningún efecto visible». Él guiaba a Jack a nuevos escondrijos, adelantándose con él a las partidas de alemanes que lo buscaban y sometiéndolo a la experiencia demoledora para su ego de tener que seguir a un viejo cretense por las montañas. En lugar de apurarse por la situación, los lugareños parecían venirse arriba, se balanceaban de roca en roca durante horas, con una elasticidad extraña y que parecía no costarles ningún esfuerzo. Y no ocurría solo con los hombres; las mujeres cretenses podían acarrear bultos aún más pesados, cubrir distancias aún más largas, guiarse a través de la nieve y la oscuridad y mantenerse con una dieta que tomaban del terreno a medida que se desplazaban.

La fuerza no era la explicación; más bien parecía que los cretenses se sustentaban en algo más, un arte marcial de dominio de la energía. Bajo cualquier forma de presión, física o psicológica, parecían volverse más flexibles. Cerca del escondite de Jack, por ejemplo, un quinceañero que había hecho explotar un avión alemán adosando un trapo en llamas al tanque de combustible, se entregó cuando los alemanes amenazaron con asesinar a su familia. A George Vernadakis lo golpearon y lo dejaron sin comer; luego lo arrastraron desnudo a la plaza del pueblo para ser ejecutado. Aturdido y débil, pidió un último deseo: ¿podía, por favor, remojarse los labios con un vaso de vino y cantar una canción de despedida? Le llevaron el vino y le desataron las manos. El chico se bebió el vino y salió pitando, veloz como una flecha, desnudo, pasando de una vereda a otra de la aldea. No solo consiguió escapar, sino que continuó peleando; la siguiente vez que su familia lo vio, vestía con un uniforme de la fuerza aérea.

Después de cinco meses ocultándose, a Jack le presentaron a George Psychoundakis, un joven pastor de cabellos rebeldes y ojos traviesos. George creía conocer una forma de sacar al soldado de la isla y llevarlo a Egipto, un lugar más seguro. Era arriesgado, pero si él estaba dispuesto a confiar en el cretense, podían intentarlo. Jack se imaginó que se desplazarían sin ser vistos por los campos hasta encontrarse con algún pescador patriota en una ensenada oculta. En cambio, se sorprendió convertido en la principal atracción de un bizarro desfile. Los dos hombres fueron escoltados por quince pastores armados y, cada vez que pasaban por una aldea, más y más rebeldes entusiastas se apresuraban a unírseles.

«Dondequiera que íbamos, los aldeanos, viéndonos armados, casi estallaban de alegría», recordaría más tarde George. «Todos pensaban que algo importante se preparaba e iban en busca de sus armas para seguirnos. Nosotros los calmábamos y les decíamos que ya se les avisaría cuando llegara el momento.»

Pese a estar medio incitando a la insurrección, Jack y su cuadrilla se las arreglaron para dar esquinazo a las patrullas alemanas y llegar hasta el monasterio de Preveli, un santuario de piedra situado en un acantilado, atendido desde la Edad Media por los monjes que allí residían. Pocas semanas atrás, los monjes estaban en mitad de la misa cuando el comandante de un submarino británico, con un arito dorado de pirata en la oreja, entró repentinamente por la puerta. Había estado acechando las costas en busca de soldados varados, y cuando vio un mensaje de SOS titilando desde una farola cercana al monasterio, acudió personalmente a la playa para verificarlo. La noticia se difundió a toda prisa por la red de espionaje cretense: todo británico en fuga que pudiera llegar (rápido) hasta Preveli tendría la posibilidad de escapar.

Pocas noches después, Jack Smith-Hughes fue conducido en una balsa neumática hasta el submarino. Viéndolo desde la playa estaban George Psychoundakis y otros descendientes de los primeros héroes que hubo sobre la Tierra, con la esperanza de que Jack y otros británicos que se atrevieran a unírseles, regresaran.

8

Éramos unos absolutos aficionados, cien por cien, y no podría haber sido de otro modo.

BASIL DAVIDSON,
miembro del escuadrón para
la «guerra sucia» de Churchill

«Espera un poco... ¿George todavía está vivo?»

Chris White colgó el auricular, aturdido. Era el verano de 2004 y acababa de recibir una llamada telefónica de una amiga cuyo hijo era periodista en Grecia. Su hijo había ido a Creta en busca de supervivientes de la Segunda Guerra Mundial, le contó a Chris, y allí entre las aldeas rurales había llegado hasta el mismísimo y viejo correo de la Resistencia, aun deambulando por las altas cadenas montañosas.

Dios santo. ¿Cómo era posible? Las pocas probabilidades de supervivencia en el escuadrón abocado a la «guerra sucia» eran impactantes. La mitad de los reclutas fueron capturados o asesinados solo en el primer año, y de todos los encargos que cumplían, ninguno era más arriesgado que el de George Psychoundakis. Otros miembros de la Resistencia pasaban ocultos buena parte del tiempo, pero los correos vivían en la zona de riesgo, zigzagueando entre las patrullas enemigas cuando llevaban documentos que eran la garantía de una sentencia de muerte en caso de que los descubrieran. Los correos eran un blanco especialmente valioso para la Gestapo, la cual sabía que rara vez llevaban armas y podían conducirla directamente a casi cualquier escondrijo guerrillero. Otros dos pastores del valle de George se convirtieron en correos con él; muy pronto fueron capturados, torturados y fusilados. «La labor de un correo en tiempos de guerra, en el movimiento de Resistencia, era la más fatigosa y una de las más consabidamente arriesgadas», explicaba Patrick Leigh Fermor, que se apoyaba en todos ellos cuando estuvo destinado en Creta formando parte del escuadrón de «guerra sucia».

De manera que George se las había ingeniado para sortear, no un baño de sangre, sino dos: primero escapando de una cacería implacable durante cuatro años y luego en la perversa guerra civil que sufrió Grecia inmediatamente después de la ocupación alemana. A partir de entonces, y con cada nueva década, algún «asesino» nuevo —el hambre, la sequía, una epidemia— ha barrido las gentes de toda la isla, pero George sobrevivió a todos ellos, sin mencionar el peligro constante de una *vendetta* que también caracteriza la vida en Creta. (Incluso Patrick Leigh Fermor, cuyas audaces acciones en tiempos de guerra lo convirtieron en uno de los hijos adoptivos más queridos de Creta, quedó sorprendido de saber que había escapado por un pelo a la mira telescópica de un francotirador después de que el sobrino de un amigo griego jurara que llevaría a cabo una sangrienta venganza contra él por una muerte accidental.)

Para Chris White, la noticia de que George había sobrevivido no podía haber llegado en mejor momento, pues había descubierto que cuanto más sabía de la vida de George, mejor se sentía consigo mismo.

Chris vivía en Oxford y, aunque la ciudad, con su antigua universidad y sus acogedoras casitas de campo, era decididamente tranquila, atraía una cifra infrecuente de vagabundos. Chris trabajaba con los inestables y los deprimidos, y la desesperanza con la que lidiaba cada día había comenzado a invadirlo a él.

—La novedad habitual de cualquier lunes o fin de semana era que alguien con quien habías estado trabajando acababa de morir —me explica ahora—. Le decía «¡hola!» a mi secretaria, y ella respondía «¡hola, Chris!» y enseguida me enumeraba los que ambos denominábamos «incidentes»: las personas que se habían suicidado o que habían intentado matar a alguien del personal.

A los cincuenta y seis años, llevaba ocho trabajando en los servicios de salud mental en Oxford. Vivía en una casa de campo encantadora, justo en las afueras de la localidad, con su esposa y sus chicos gemelos de ocho años. Tenía un grupo de amigos con los que hacía expediciones náuticas y mantenía una gran amistad con su hijo de veintidós años, fruto de una relación anterior, más una cabañita de madera que se había construido para guardar sus libros y cartas de navegación, y desde luego, su música. Era un individuo de trato muy fácil y un amante de la diversión, por eso se sintió tan perplejo cuando comenzó a atravesar lo que parecía un período oscuro en su vida. Necesitaba darle un giro y resolvió hacer cambios, empezando por una receta de antidepresivos y al menos cuatro meses de baja laboral.

Durante la baja se concentró en una historia singular que había oído por primera vez unos años antes. Una amiga ya mayor le había pedido que podara algunos de sus árboles, y en agradecimiento le regaló un libro sobre las extrañas aventuras de Patrick Leigh Fermor, conocido por todo el mundo como «Paddy». Paddy era la clase de aventurero que a Chris más le gustaba: galante, con vocación literaria, medio tarambana y muy alegre. Enseguida indagó más acerca de él y supo del chiflado plan de Paddy de secuestrar a un general alemán.

—Siempre he sido un hombre con proyectos, no me canso de indagar cosas —me aclara.

La épica historia de Paddy era justo el tipo de relato que podía entusiasmarlo para profundizar en él. La excepcional aventura era en sí un enigma, pero lo que verdaderamente lo enganchó de ella fue la gentileza surrealista asociada al asunto.

«Era el complot más cordial y menos sangriento que jamás haya visto en la historia militar de la humanidad», consideró maravillado. En medio de la carnicería y la crueldad imperantes en aquellos tiempos, «todos los participantes en la operación se esforzaron por ser valerosos pero a la vez cordiales, buenos diplomáticos». Así que no pudo evitar sentir un pellizco familiar con todo aquel asunto. Las escasas y joviales probabilidades de Paddy y su complot le recordaron su propia labor, ese desafío de ayudar a gente que él sabía que estaba destinada a la ruina. Cuando estás condenado al fracaso, ¿cómo evitas lo de vivir en la desesperanza y la duda? Pues viviendo, no dudando.

Vivir y no dudar había sido siempre la estrella que guiaba los pasos de Chris. Cuando estaba en su primer año en la Universidad de Durham, en la década de los setenta, escribió una historia relacionada con la psiquiatría para la revista del centro, con lo que consiguió un puesto estable entre los colaboradores y la credibilidad necesaria para hacer algo que él mismo sintió como una petición ridícula: contactó a Harold Evans, editor del prestigioso *Sunday Times*, y le preguntó si tendría algunas historias que no hubiera utilizado antes. ¿Algo que Chris pudiera imprimir en el *Palatinate* de la Universidad de Durham?

«Nos llegó por acuse de recibo un artículo enorme, listo para imprimir», me contó Chris. «El *Times* estaba investigando la talidomida —una droga prescrita para las náuseas matinales, más adelante asociada a terribles deformidades de nacimiento—, pero los fabricantes de la misma habían golpeado a Evans con otro requerimiento judicial, así que ahora tenía este gran artículo que no podía publicar en el *Times* y, por ello, podía dárselo a nuestra humilde revista universitaria.» Fue un golpe brillante y el pase a la gloria para Chris; ese artículo garantizaba que sería nombrado el próximo editor de *Palatinate* y que muy probablemente encontraría un jugoso puesto de periodista cuando se graduara. Naturalmente, para él todo eso significó que era tiempo de dejarlo. No concebía la idea de pasar el resto de su vida detrás de una máquina de escribir; siempre se había imaginado a sí mismo en movimiento, deambulando por ahí como un sanador mental ambulante. Así que le dio la espalda a la escritura y obtuvo su máster en Psicología. Cuando estaba cerca de obtener su doctorado, se subió de nuevo a otro barco: esta vez, la investigación para su tesis lo había llevado hasta Miami, donde se topó con una muestra tan bizarra de alteraciones mentales en las calles que decidió parar de estudiar y comenzar a ayudar a la gente.

Ese fue su patrón el resto de su vida: si el camino fácil lo conducía a un escritorio, él le daba la espalda y encontraba otro camino que seguir. Le gustaba pisar el terreno, yendo de un hogar a otro cada día para trabajar con pacientes de cierta edad y no precisamente estables. En sus vacaciones, llevaba a la que entonces era su novia a un balneario de la costa, pero la persuadía de que se olvidaran de la playa y que era mejor que lo acompañara en una travesía tierra adentro, que acababa siendo una excursión a pie de una semana. Sus compañeros de navegación podían contar con él siempre que se requería un segundo de a bordo para viajar a donde fuera, incluida una excursión náutica al frío polar de los países escandinavos. Cuando viajé a Oxford para conocerlo, bajé del tren esperando primero un almuerzo, después que me enseñara sus mapas y, en tercer lugar, una ronda de cervezas; en cambio, me vi trotando detrás suyo en una caminata espontánea, y a marcha forzada, de cuatro horas que incluyó campanarios, pubs subterráneos y un tramo lleno de barro por el patio trasero de su vecino. Es lo que suele ocurrir si uno dice que es su primera vez en la ciudad.

La inclinación natural de Chris a «moverse», todo el tiempo y por cualquier motivo, lo ha convertido en una suerte de erudito del movimiento natural. Uno jamás lo ve calentar (¿repeticiones?, ¿una rutina? Olvídalo), a pesar de lo cual jamás deja de «calentar». Su cerebro en permanente ebullición no le permite sentarse, de manera que él se limita a fluir por detrás; sus distracciones lideran la marcha y su cuerpo deduce cómo seguir. Igual que Paddy, la inteligencia y la curiosidad de Chris ha hecho del movimiento su estado natural y, al mismo tiempo, su forma de hacer las cosas con intensidad y relajarse fácilmente. Por eso, cuando al fin se incorporó al sistema con un puesto de gerente, el ascenso trajo consigo una serie de cambios inesperados en su vida, que no siempre fueron bienvenidos.

Afortunadamente, Creta aguardaba en el horizonte.

Cuando su amiga le telefoneó con la novedad de que George aún estaba vivo, el enfoque de Chris cambió de manera abrupta. Hasta ese momento, había estado lidiando con la Historia; en un instante, había pasado de ser un relato a ser una historia viva y en proceso. ¿Cuántos supervivientes más estaban de vuelta en aquellas colinas? ¿Qué sabían ellos que Paddy nunca habría revelado?

Porque, tratándose de un plan de secuestro, Paddy había guardado un extraño silencio. Había estado cerca de ejecutar a la perfección uno de los golpes más osados de la guerra, pero, aun cuando ya no había peligro alguno para hablar de ello, el exhibicionista aficionado a contar historias toda la noche se mostraba renuente a compartir esta en particular. Quizá fuera por el hombre que había matado. Quizá por el otro que no pudo salvar. Algo lo mantuvo en silencio; incluso después de que otros dieran su versión, Paddy se fue a la tumba con la suya.

Pero mientras Creta sí estuviese viva y llena de testigos y pruebas, Chris podía hacer algo más que simplemente meterse en la cabeza de Paddy: podía ponerse en sus botas. Rastreando sus movimientos, tenía aún la posibilidad de rastrear, a su vez, a gente que lo había visto todo. Primero se puso en contacto con Tim Todd, antiguo detective de la policía de Oxford, que había pasado a ser Mycroft Holmes, el hermano de Sherlock Holmes, entre los entusiastas del espionaje *amateur* en Creta. Como el hermano menos astuto y menos activo de Sherlock, el cerebro de Tim llegaba más lejos que sus piernas; conocía a antiguos prisioneros de guerra huidos que vivían en Nueva Zelanda y a las hijas de soldados muertos en Australia. Obtenía copias de documentos militares tan pronto como eran desclasificados y fotografías de otros que se suponía que no debían abandonar los archivos. Se hizo amigo del griego Stelios Jackson, algo así como un sabueso de los libros que podía dar con lo que fuese que estuviera impreso o descatalogado, y de Artemis Cooper y Antony Beevor, que juntos saben más que nadie que esté aún vivo acerca de la Resistencia cretense. Tim Todd es un investigador apasionado y lleno de recursos, pero desgraciadamente su salud no anda bien y no puede hacer su labor sobre el terreno.

Chris, en cambio, sí. Transformó su cabaña del patio trasero en un puesto de mando, el lugar en que —entre las fotos en blanco y negro, los recuerdos apilados de la Segunda Guerra Mundial y las copias ampliadas de mapas de la Wehrmacht— nos conocimos ese invierno de 2011. No hay una historia oficial de lo que los agentes británicos se proponían hacer exactamente en Creta, pero hay un Chris White. Chris se ha convertido en un detective aficionado excepcional, y, para resolver los prolongados misterios de la trama ideada por Paddy, sabía exactamente lo que debíamos hacer a continuación:

Ir a la escena del crimen.

A los pocos meses, Chris y su hermano Pete estaban esperándome en una playa de guijarros al sur de Creta.

—Bienvenido al país de los bandoleros —dijo Chris en cuanto me desembaracé de la mochila empapada en sudor y miré a mis espaldas, hacia el laberinto de cerros que acababa de cruzar.

Él y Pete habían llegado una semana antes, visto que, hablando con franqueza, no estaban seguros de que pudieran confiar en mí. Odiaban la idea de convertir por accidente los escondrijos secretos de la Resistencia en atracciones turísticas, así que, hasta que no me evaluaran bien, serían cautos en lo que compartieran conmigo. Además, deseaban rastrear algunos sitios por su cuenta y a solas, por eso les concedí una ventaja de una semana antes de coger un vuelo a Creta y ponerme al día.

Desde Heraklion, traqueteé en autobús por las montañas hasta el final de la línea y allí alquilé una habitación para pasar la noche, encima de una taberna de pueblo. Al alba inicié la caminata, con el sol a mis espaldas, y me dirigí al oeste bordeando el litoral. Un sendero utilizado por los pastores escalaba los promontorios hasta una altura considerable respecto a la playa, en ocasiones pasaba por barrancos de piedras y enseguida volvía hacia el mar. Al atardecer, ya no tenía piernas y me preguntaba si sería capaz de encontrar una vía de salida antes de que oscureciera cuando, de repente, me vi a un paso del vacío: al fondo lejano de un abismo, había una pequeña ensenada que no había visto —no hasta que estuve justo sobre ella— y un sendero lleno de baches y recovecos descendía hasta una solitaria casa de huéspedes donde se alojaban Chris y Pete después de llegar a pie la noche anterior.

—Estás viendo algo que Paddy nunca vio —me dijo Chris a modo de saludo, después de que a duras penas llegara yo reptando hasta abajo—. El caso es que solo podía venir aquí de noche, guiado por los pastores.

Era un buen sitio para que los submarinos británicos emergieran a la superficie sin ser vistos y los agentes británicos se desvanecieran en la oscuridad una vez hubieran alcanzado la costa.

Los proscritos y los rebeldes se han ocultado en estos parajes siempre que ha habido alguien del que ocultarse, para irrumpir luego desde la arboleda en rebeliones que consistían en morder y huir, dirigidas contra los bravucones que durante siglos habían llegado por mar dispuestos a apropiarse de la Astilla. La maraña espinosa y los abruptos acantilados generan espacios suficientes, en el laberinto de la costa meridional, para ocultar a un Minotauro, especialmente cuando el manto habitual de niebla se adentra en los montes. Hasta

George se ha visto aquí en problemas, como cuando la niebla descendió abruptamente y le hizo creer que caminaba hacia abajo por un cerro conocido, hasta que se sorprendió a apenas centímetros del desastre. «Me pasé toda la noche intentando salir de ese precipicio infausto», rezongaba luego.

Chris no tuvo oportunidad de conocer a George; poco antes de viajar por primera vez a la isla, el correo cretense murió, en 2006, a los ochenta y cinco años, pero él y Pete le rindieron un homenaje viniendo a visitar su hogar de toda la vida, la aldea tan pequeñita y tan desafiante, ubicada a unos kilómetros de donde estábamos hacia el norte, bautizada como Asi Gonia. El nombre significa en árabe «la inconquistable» y se lo pusieron los turcos, como un honor inesperado, durante su ocupación de Creta por espacio de dos siglos. La única vía natural de acceso a Asi Gonia es a través de una angosta quebrada y los antepasados de George la defendían con una tozudez tal, que el gran Imperio otomano terminó aceptando que el pequeño avispero no merecía la pena y dejó prácticamente a su aire a los habitantes de Asi Gonia.

—Algunos de los viejos puentes turcos aún están en pie —me indicó Chris—. ¿Sabes de aquel que una vez salvó a George?

—Claro.

Fue una de las aventuras más aterradoras de cuantas vivió George. Un traidor había dado su nombre a la Gestapo, así que una mañana, antes del amanecer, fueron a buscarle. George dormía habitualmente en una cueva, jamás bajo techo, pero se había torcido el tobillo y, solo en esa ocasión, había decidido descansar por la noche en casa de sus padres. La Gestapo lo prendió antes de que pudiera alcanzar la puerta, pero visto que el clan contaba con varios George Psychoundakis, todos los hombres de la aldea fueron conducidos a la iglesia, donde el informador —embozado en un chubasquero, con el rostro cubierto— esperaba para señalar con el dedo al escurridizo correo cretense.

«Yo iba adelante», recordaría posteriormente George, «y les susurré a mis padres y hermanos, y a mis hermanas: "Haced que os tropezáis en la fila, y los que vengan más atrás que aminoren el paso"». La hilera se amontonó en la retaguardia, lo que permitió a George adelantarse como por casualidad unos treinta y cinco metros. Y tan pronto como el camino giraba, saltó a un arroyo cercano y se escapó, utilizando los arbustos para cubrir su fuga y el agua para enmascarar su olor. Los otros Psychoundakis fueron interrogados y, al final, liberados, mientras George huía para salvar la vida, escurriéndose hacia arriba y luego hacia abajo por la montaña, con el tobillo dolorido, deseoso de dar con un pasillo en mitad del cerco que habían preparado los alemanes. Tres días después, sin comer ni dormir, estuvo a punto de meterse en un callejón sin salida: justo cuando se disponía a cruzar un puente de piedra, escuchó a una partida de búsqueda aproximándose desde el extremo opuesto. En lugar de correr para ocultarse, George se colgó del puente y avanzó en completo silencio en la dirección opuesta a la de las botas alemanas cuando pasaron sobre su cabeza. Al llegar al extremo opuesto, reptó fuera del puente y huyó en dirección a los bosques.

—Lo encontramos —me dijo Chris.

Encontraron... ¿qué? ¿«El puente de George»? En mi interior experimenté un aguijonazo mezcla de envidia y admiración. George nunca especificó dónde estaba el puente en cuestión o cómo se llamaba; para él solo era otro escondite a su alcance en caso de apuro. Pete y Chris unieron los puntos de referencia en el relato de George y enseguida recorrieron a pie de aldea en aldea, de un café a otro, preguntando a todo el que pudiera ayudarles a localizar algunos de esos hitos. Poco a poco, fueron conectando los elementos en la ruta de huida tan sinuosa de George, hasta que los dos hermanos se encontraron a orillas de un arroyo mirando un puente hecho de piedras muy antiguas. «Lo celebramos por todo lo alto», decía Chris. «Lo cruzamos dando brincos de alegría.»

Era un premio a la sagacidad, más impresionante incluso porque ninguno de los dos habla el griego. Pete es el encargado de los Furzey Gardens, al sur de Inglaterra, donde entrena a adultos discapacitados para que cuiden las casitas de hadas, los burritos en miniatura y los panales artesanales. Es un hombre de cuarenta y cuatro años de edad y tiene el aire atractivo y encanecido de un cantante folk en la madurez, lo cual resulta apropiado, dada su afición a tocar distraídamente el ukelele y danzas escocesas con la guitarra. Entre los dos, los hermanos White han llegado a dominar casi cualquier talento humano imaginable, excepto el de los idiomas. Por lo mismo, sus esperanzas de comunicarse en Creta dependían de una carta de presentación que Chris bosquejó en inglés y un amigo de Oxford les tradujo al griego: «Somos historiadores y estamos investigando el tema de la Resistencia», comenzaba la carta. «Tenemos la esperanza de dar con las cavernas que usaron en esta zona los combatientes por la libertad», etcétera.

«¿Historiadores?» La verdad es que éramos unos completos aficionados..., y para seguir las huellas de George y Paddy no podría haber sido de otro modo.

A la mañana siguiente sorprendí a Chris mirándome los pies. Se le veía preocupado y supe por qué.

Estábamos en el punto donde comenzó todo, la playa donde Paddy y otros agentes que lo acompañaron en la hazaña chapotearon hasta tocar tierra por primera vez. Allí donde pudieron sentir el aroma de la isla antes de haberla visto, esa esencia a almizcle del tomillo silvestre, llegando bastante más lejos del punto en que rompían las olas. Paddy se arrojó de la balsa antes de llegar a la playa y, para cuando puso pie en tierra firme, estaba en problemas. El terreno de la Astilla es de los más duros de toda Europa y no es únicamente a causa de las terribles escaladas, que abundan; bajo una capa de arena y al fondo de la misma acechan láminas de roca afilada que pueden rasgar el cuero como haría una piraña. Unos pocos metros caminando por entre las olas rompientes fueron suficientes para destrozar las botas de Paddy, por lo cual hubo de pasar su primera semana en Creta oculto en una cueva, hasta encontrar un calzado más resistente. Gastó esas botas nuevas en unas pocas semanas y siguió destrozando otros pares de botas a razón de uno al mes.

—¿Vas bien con esas botas? —me preguntó Chris en un tono que sugería claramente que no.

—Hay esta idea de que... —comencé a explicarme, pero al final lo mejor fue callar.

Chris y Pete llevaban unas botas de montaña muy usadas; las mías eran superlivianas, de suela delgada, diseñadas como mucho para la arena del desierto. Desde que supe cuán a menudo destrozaba Paddy sus botas en las rocas, me pregunté por qué sería que los cretenses se las arreglaban tanto mejor que él. Quizá la diferencia no estuviese en el calzado; quizá fueran los pies. En lugar de depender del cuero, los cretenses se apoyaban en su destreza.

Los soldados están entrenados para marchar, pero George era libre de recurrir a una forma más antigua de moverse, hoy conocida como Parkour, o carrera libre. Los corredores libres no caminan a través del paisaje; revolotean sobre él, rebotando a lo largo de una senda que fluye de manera fija, a saltos, haciendo acrobacias, tratando al planeta Tierra más como una plataforma de despegue que como un punto de aterrizaje. Xan Fielding, uno de los camaradas de Patrick Leigh Fermor en Creta, se topó justo con esa clase de movimiento ingrávido cuando se afanaba por mantener el paso de un cretense bastante más viejo que él y de mayor complexión. Un hombre que «iba delicadamente de una piedra a otra, balanceando su cuerpo con cada paso, igual que un flotador en la orilla de la playa». El viejo y fornido Stavros era tan elástico que parecía liviano como una pluma, y a Xan le parecía, además, un poquito sádico. «Me siento mucho mejor subiendo», le explicó él mismo a Xan en el momento de meter una marcha más, cuando la pendiente se hizo más pronunciada y empezó a ir incluso más rápido. Xan resistió treinta minutos. «Después de media hora de carrera desquiciante y de golpearme contra el monte y tambalearme en la tierra suelta», rezongaría más adelante, «insistí en que parásemos a fumar un cigarrillo».

Stavros estaba utilizando la misma técnica que un médico de Boston había visto hacía más de cien años, cuando sirvió de voluntario durante la revolución griega. Samuel Gridley Howe estaba habituado a observar a las tropas norteamericanas correr a marchas forzadas en rítmica formación. Los griegos, en cambio, iban siempre revoloteando por todo el lugar. «Un soldado griego», comentaba Howe, «marchará, o más bien saltará, todo el día por entre las rocas, no esperando más alimento que una galleta y unas pocas aceitunas, y por la noche se tumbará feliz en el suelo, con una piedra plana como almohada».

Espera un poco. ¿Saltando todo el día, solo con unas pocas aceitunas y una cebolla...? Matemáticamente hablando, ¿cómo es posible eso? Las calorías ingeridas con una dieta semejante no logran compensar, en modo alguno, el gasto energético. George Psychoundakis a veces viajaba de una cueva a otra durante doce horas al día con una dieta de hambre, pese a lo cual su mente seguía estando muy despierta, sus músculos fuertes y su resistencia inquebrantable. Durante una de sus aventuras, su único alimento fue sopa de heno hecha tras hervir una y otra vez, hasta en siete ocasiones, el forraje robado a los animales para quitarle las toxinas. Aun así, con ese magro brebaje carente de calorías, subió al día siguiente una cumbre que hubiera suscitado cierta prevención en un corredor acostumbrado a la aventura.

La única explicación era, creo yo, la de la carrera libre. Los griegos obtenían combustible gratis y protección extra para sus piernas apoyándose en un paso antiguo y elástico que parecía un juego pero que era muy efectivo. La primera vez que presencié una carrera libre fue en casa, en Pennsylvania, cuando estaba haciendo cola en un supermercado y de pronto vi pasar por la ventana dos cuerpos flotando. Esos chicos debían de ir a poco menos de dos metros por el aire, volando uno detrás del otro como si acabaran de impulsarlos desde una catapulta. Al poco, reaparecieron fuera de las puertas de cristal, esta vez oscilando sobre las barandillas de la rampa para minusválidos. Para cuando llegué a la caja registradora, los había visto sortear y brincar, hacer equilibrios de toda índole y retorcerse en infinidad de movimientos sobre esas barras pintadas de verde. Me apresuré a salir fuera a ver si los pillaba, pero entonces descubrí que no tenían ninguna prisa.

—Empiezas a practicar el Parkour —me dijo uno— y noches enteras desaparecen como por arte de magia en tu vida.

Podía creerlo. Por lo que había visto a través del cristal, la carrera libre era todo menos libre; parecía infinitamente divertida, pero a la vez demasiado aparatosa. Todos esos brincos y acrobacias parecían demasiado complicados como para permitir cualquier tipo de flujo, como les ocurre a los *skaters*, que suelen sostenerse en el aire haciendo piruetas y más piruetas con su monopatín y nunca llegan a depositarlo en sus cuatro ruedas. Pero era una impresión errónea, estaba cometiendo un error de principiante, me explicaron mis nuevos amigos del supermercado. No puedes juzgar el Parkour con tus ojos; tienes que juzgarlo con el cuerpo. Una vez has aprendido los movimientos básicos, el mundo a tu alrededor cambia. Ya no ves más «cosas»; ves movimiento. Tomemos, por ejemplo, ese callejón al otro lado de la calle, dijo uno. ¿Qué hay en él?

Veamos. Un contenedor; unas cuantas botellas rotas; dos coches; una pared de cemento con una reja en la parte superior.

Para «ti». Para nosotros, en cambio, hay un pasadizo donde caben justo los gatos, dos juguetes de goma Kong, una pértiga y un trampolín de saltos.

Todo cuanto debía hacer —fue lo que me prometieron esos chicos— era aprender unas reglas básicas de Parkour y vería el mundo de la misma forma que ellos. Vería ante mí, por ejemplo, un sendero retorcido de cabras en una isla mediterránea, y los árboles caídos y los pedruscos pasarían de ser un obstáculo en el camino a una plataforma para darse impulso. Circularía por el sendero igual que el agua circula por un lecho del río. Y así conseguiría aguantar un día entero con solo unas aceitunas y una cebolla.

Ese era, cuando menos, el plan. Parecía uno bastante bueno, así que me inicié en el Parkour y lo seguí desde ese aparcamiento en Pennsylvania hasta un complejo residencial en Londres, donde una madre soltera y fuera de forma se estaba convirtiendo en una de las mejoras instructoras de la disciplina. Pero una vez en Creta, me pareció más astuto reservármelo para mí durante un rato. No quería que Chris y Pete pensaran que estaba a punto de meterme en algo de lo que no podría salir... Aunque, al mirar los tres la nieve acumulada en lo alto de los barrancos, yo mismo empecé a sentir algo similar. La teoría iba al encuentro de la montaña.

Nos pusimos la mochila a la espalda y partimos detrás de Chris por las piedras resbaladizas de la playa, esa playa de arenas negras.

—Qué duro es este terreno —comentó Pete—. ¿Ves esas plantas todas cubiertas de espinas? Es porque las cabras se lo comen todo. Solo sobreviven las más espinosas.

9

«Si traigo mi ejército a vuestras tierras, destruiré vuestras granjas, asesinaré a vuestro pueblo y arrasaré vuestra ciudad», dijo Filipo II de Macedonia a los espartanos. Y estos respondieron al caudillo: «Si es que lo traes».

Al llegar el panadero Jack Smith-Hughes a Egipto tras haber escapado de Grecia, a nadie le importó mucho lo que ocurriera con sus botas. A su encuentro vinieron un par de individuos muy misteriosos provenientes de Londres, que estaban interesados en dos cosas: los idiomas y el talento disponible, y que hacían preguntas como: ¿serán capaces los cretenses de guardar un secreto?, ¿eran solo unos salvajes armados de mosquetones o podían integrar una fuerza de combate seria? En otras palabras, ¿podía Jack confiarles su vida?

Esto se debía a que en Londres, en ese preciso instante y en una casita de Baker Street sin nombre ni número, se organizaba una fuerza de combate con un nuevo estilo. A nivel oficial, era el SOE (Special Operatives Executive, o «Brigada de Operativos Especiales»), pero era más conocida por su nombre en clave: «la Firma». Corría el rumor de que la Firma estaba autorizada a llevar a cabo operaciones siniestras como asesinatos, secuestros, robo de cajas fuertes, atentados con coches bomba e intrigas del tipo «sexo a cambio de secretos». Existían rumores de que la Firma ya había desplegado falsas prostitutas francesas en un prostíbulo del ejército alemán con condones embebidos en químicos que corroían el tejido humano.

Los oficiales británicos no eran, después de todo, ajenos a las acciones furtivas; habían aprendido, con la amarga experiencia de tener que contabilizar sus bajas, cuán efectivas podían llegar a ser las operaciones encubiertas. Durante siglos, los hombres del rey habían sufrido emboscadas de los rebeldes escoceses, disparos de francotiradores en la guerra de Independencia americana, las incursiones de los jinetes bóer, castraciones y decapitaciones por parte de los clanes tribales pashtún, sabotajes de los bandoleros birmanos en la selva y los asombrosos camuflajes urbanos empleados por el IRA. Gran Bretaña era la mayor fuerza imperial sobre la Tierra, pero incluso los gigantes son vulnerables cuando se enfrentan a unos aficionados sigilosos y que conocen el terreno, o que ignoran las reglas. Era una lección a la que había sobrevivido un joven oficial de la caballería llamado Winston Churchill apenas cuarenta años antes. La fuerza colonial británica «puede ir donde sea y hacer lo que quiera», se dio cuenta el joven Churchill al escapar a todo galope para salvar su vida de los incisivos tiradores pashtún, «salvo capturar al enemigo».

Ahora —finalmente— Churchill estaba dispuesto a tomar prestadas sus tácticas a los enemigos clandestinos de Gran Bretaña y desplegar un escuadrón de esos tipos que jugaban sucio en la guerra.

Y Churchill tuvo suerte. Se topó con dos oficiales británicos a los que les gustaba tanto la idea de un escuadrón que jugara sucio, que lo organizaron antes de que él mismo pusiera manos a la obra. Colin Gubbins y Jo Holland habían sido amigos durante más de veinte años, desde que se conocieron siendo jóvenes oficiales en Irlanda, neutralizando los disparos de los francotiradores del IRA liderados por Michael Collins en los tejados. Nada te hace apreciar más la labor de un maestro que la posibilidad de que ese profesor te pegue un tiro, de manera que Gubbins y Holland se convirtieron en unos estudiantes entusiastas del enfoque que tenía «Mick» Collins sobre una contienda inspirada en métodos nada ortodoxos.

Lo que hacía del IRA una fuerza tan escurridiza era un truco muy evidente que Michael Collins tomó prestado de *El hombre que fue jueves*, la clásica novela de espionaje de G. K. Chesterton sobre una secta de anarquistas adictos a las bombas. «Si dabas la impresión de no estar ocultándote», escribió Chesterton, «nadie salía a cazarte». Así, Mick enseñó a sus combatientes a atraer más atención sobre ellos mismos, no menos; cuanto más visibles fueran, menos probable sería que los buscaran e interrogaran. El propio Mick era el enemigo público número uno en Dublín, pese a lo cual se paseaba en bicicleta por toda la ciudad vestido con un traje gris muy llamativo y en una «antigua bicicleta cuya cadena», como apunta el experto en lucha guerrillera Max Boot, «chirriaba como la de un fantasma en un castillo medieval».

Para Gubbins y Holland, el líder del IRA fue al mismo tiempo un mentor y un adversario. «Olvidaos de la expresión "métodos sucios"», resolvió Gubbins. «Lo que hacen los así llamados "métodos sucios" es ayudarte a matar más rápidamente.» Y estaban los dos tan excitados con las posibilidades que les brindaban las tácticas irregulares, que ya se habían pasado varios años leyendo sobre los guerreros apaches y los revolucionarios rusos antes de que Churchill les encomendara, al inicio de la guerra, la tarea de crear un escuadrón que jugase sucio.

Cada bando guerrillero, descubrieron Gubbins y Holland, se apoyaba en un arma sumamente barata, siempre la misma y diabólicamente efectiva: la duda. Crea suficiente incertidumbre en tu enemigo y podrás paralizarlo. Los oficiales quedarán congelados cuando deban atacar; los soldados se acobardarán cuando deban disparar. «Infligir daño y muerte en el enemigo y escapar indemne tiene un efecto enervante y deprimente», se dio cuenta Gubbins. «El objetivo debe ser golpear fuerte y desaparecer antes de que el enemigo pueda contraatacar.»

Vale, eso está muy bien cuando eres un comanche deslizándose sigilosamente por su bosque natal, entrenado desde su nacimiento para acechar en silencio. Pero ¿cómo —y aquí era donde los generales de Churchill olfateaban el desastre—, cómo hace un caballero londinense vestido de tweed para lograr lo mismo en alguna aldea de los Balcanes...?

Gubbins sabía exactamente por dónde empezar. Tan pronto como fue convocado para liderar la nueva fuerza soñada por Churchill, se abocó a una cacería de individuos inadaptados. No necesitaba veteranos de guerra ni tipos duros; quienquiera que tuviese el aspecto de ser alguien autosuficiente era una presa tentadora para los cazadores de espías de la Gestapo. Siempre que un candidato prometía «volarle la cabeza al primer alemán que vea», era inmediatamente descartado. «No queremos este tipo de héroes», explicaba un entrenador de los que jugaban sucio. «Queremos que vivan para llevar a cabo muchas acciones.»

No, la clase de gente que Gubbins quería... bueno, no era fácil definirla. «Yo la llamo de una Categoría X, porque no hay una definición clara de ella», explicaba Geoffrey Household, un vendedor ambulante de tinta que se convirtió en uno de los primeros agentes de Gubbins y que se inspiró en sus propias experiencias para escribir *Rogue Male* (*Animal acorralado*), el clásico thriller sobre un caballero inglés que da esquinazo a sus perseguidores nazis valiéndose solo de su ingenio y, en un caso de apuro, de un gato muerto.

La Categoría X no era cosa de riqueza, títulos de nobleza o poder. «Somos una oligarquía con sus jerarquías siempre abiertas al talento», escribe Household en *Animal acorralado*. Era algo invisible, detectable solo por instinto. «¿Quién pertenece a la Categoría X?», continúa. «No lo sé hasta que hablo con ese alguien y entonces lo sé de inmediato. No es, creo, una cuestión de acento, sino más bien de la voz suave.»

¿La voz suave? Sí, claro: el tono de alguien que, cuando se le pide que haga algo y muera por ello, esté seguramente interesado en saber la razón. Geoffrey Household y su generación eran lo suficientemente jóvenes como para haber escapado de las trincheras de la última guerra, pero lo suficientemente mayores como para apreciar el terror y la carnicería que sobrevienen cuando los países arrojan a millones de cuerpos armados con bayonetas unos contra los otros. Para este nuevo tipo de guerra —y también de guerrero— ya no habría cargas de la brigada ligera directas a las fauces de la muerte. La Categoría X era para que uno sirviera hasta las últimas consecuencias, pero no para que se suicidara. Si lo que se pretendía era disponer de sus cuerpos, su cerebro venía incluido y formaba parte del trato.

Gubbins sabía que intentar transformar a estos intelectuales escépticos, y de voz suave, en agentes fríos como un témpano iba a ser difícil, más cuando no le cabía esperar demasiada ayuda del ejército. «En el ejército británico siempre hemos combatido solo de manera decente», respondió arrugando la nariz un molesto general, en respuesta al anhelo de Gubbins de que se les enseñara a «matar silenciosamente». Cuando la Firma hizo sondeos para captar a Edward Shackleton, un teniente de la fuerza aérea (e hijo de Ernest Shackleton, el legendario explorador de la región antártica), este preguntó al comandante de su escuadrón de qué iba todo eso. «No te metas ahí», le advirtió el comandante. «No son el tipo de gente con el que uno deba mezclarse.»

Así que Gubbins decidió pasar por alto al ejército y, en su lugar, recurrió a los servicios de la llamada «ramera del Oriente», Shangai, donde los guerreros del inframundo más sucios de todo el planeta combatían, de hecho, en la ciudad más peligrosa de todo el planeta. En la década de 1930, Shangai estaba regida por la ley de la selva y las criaturas habitantes de esa selva, especializadas en las apuestas, la trata de esclavas sexuales, el narcotráfico y la guerra de bandas. Siendo el puerto más ajetreado de Asia, bullía de tantos adictos, piratas y estafadores de muelle, que en 1936 podía financiar tranquilamente a unos cien mil criminales. Incluso el nombre de la ciudad significaba problemas: si cometías el error de «enshaigarte», bien podías despertar con una fuerte jaqueca y una sorpresa incluso peor, a menudo a varios kilómetros mar adentro, convertido en mano de obra esclava en un carguero mercante. Un jefe criminal alardeaba de haber alimentado al tigre que tenía de mascota con una muchacha que le traía problemas; otro lidiaba con sus adversarios cortándoles los tendones de brazos y piernas y dejándolos vivos, pero desamparados, en mitad del tráfico de la ciudad.

En esta locura se adentraron Bill Sykes y William Fairbairn, los Mellizos Celestiales. Fairbairn fue, originalmente, un infante de la Marina Real que llegó al lugar en 1907, en respuesta a una convocatoria por todo el mundo para reclutar nuevos miembros en la desbordada policía de Shangai. Su regalo de bienvenida fue una paliza tan salvaje que tuvieron que trasladarlo al hospital en la parte trasera de un *rickshaw*: mientras estaba patrullando a pie los muelles, una banda de matones lo aporreó y pateó en el suelo hasta casi matarlo. En su prolongada convalecencia, Fairbairn reconsideró tristemente que nada del entrenamiento que había recibido hasta ese momento —ni como boxeador, ni como soldado en primera línea del frente— le servía de algo en el caos feroz de una pelea callejera de verdad. De modo que, cuando volvió a estar en pie, se sumergió en las artes de una auténtica reyerta en los bajos fondos. Para ello, empezó por convertirse en discípulo del «profesor Okada», un experto en jiu-jitsu que entrenaba al servicio de seguridad del emperador japonés, y se transformó gradualmente en un individuo tan diestro con el cuchillo y tan buen tirador que sus innovaciones se utilizan todavía hoy, medio siglo después, en las Fuerzas Especiales.

El giro de Fairbairn fue tan dramático que fue escogido para liderar la Brigada Antimotines de Shangai, y en sus treinta años en los muelles, sobrevivió a más de seiscientas peleas, incluida la vez en que la bala de un matón chino le quemó el rostro y le chamuscó las cejas. Su compinche favorito era Bill Sykes, un señor menudo y cordial que daba la impresión de que habría estado mucho más feliz con una pipa en los labios y una parejita de nietos correteando entre sus piernas. Sykes era una auténtica rareza en Shangai, en parte porque su verdadero nombre era Eric A. Schwabe, pero sobre todo por ser un auténtico aficionado en una ciudad de bandidos profesionales. Sykes insistía en que no era más que un agente de ventas al que le gustaba juntarse con los «polis» y que solo utilizaba un nombre falso porque el verdadero tenía una resonancia demasiado germánica. Tal vez. Pero las murmuraciones de un servicio de espionaje son difíciles de desmentir cuando vas por la vida con un alias y el talento de matar a un hombre de un pinchazo solo con una hoja de periódico. («Solo hay que doblarla diagonalmente hasta que quede bien apretada y terminada en punta», decía él mismo encogiéndose de hombros, «luego la incrustas justo debajo del mentón. Simple, en realidad».)

Cuando estalló la Segunda Guerra Mundial, Sykes y Fairbairn tenían cerca de sesenta años y ambos lucían el pelo cano, y su antigua vista, tan certera en el momento de disparar, requería ahora de gafas. Con todo, Gubbins quería que su primera generación de reclutas para el juego sucio viera a la vieja escuela en acción, así que invitó a Sykes y a Fairbairn a un campo de entrenamiento organizado en una hacienda escondida en las Tierras Altas de Escocia. «Nos condujeron hasta el salón de la casona, donde repentinamente aparecieron, en lo alto de las escaleras, dos tiernos caballeros de cierta edad», recordaba R. F. «Henry» Hall, uno de los reclutas. Estos vieron con perplejidad cómo sus mentores de ese día se tambaleaban y caían «rodando, rodando hacia abajo por las escaleras...», y enseguida volvían a ponerse de pie y prestos para el combate, cada uno con una daga en su mano izquierda y una pistola del calibre 45 en la otra. Los «dos tiernos caballeros de cierta edad» habían tomado la delantera en una estancia repleta de aspirantes a agentes secretos. Pumpum-pum... Les hubiera bastado con apretar unas pocas veces el gatillo y el lugar hubiera quedado sembrado de cadáveres.

«Una experiencia demoledora para todos nosotros», admitía Hall.

Los Mellizos Celestiales, así llamados por su piadosa actitud de no hacer una demostración de cómo seccionar los testículos de un hombre al tiempo que apretaban su barbilla con el tacón de una bota, se pusieron manos a la obra. Demostraron treinta y seis maneras de noquear con la mano abierta a alguien y dejarlo tieso, así como trucos muy certeros para convertir los elementos de oficina en armas. «Un clip sujetapapeles, por ejemplo», decía Henry Hall. «Puedes golpear a alguien con él en un lateral del cuello, en la cabeza o la nariz, debajo de la nariz... Puedes golpearlo incluso en sus partes íntimas, en el plexo solar...»

Los Mellizos incluso crearon sus propias armas: el «cuchillo de comando Fairbairn-Sykes», delgado como un carámbano, que penetra en el corazón de un hombre y vuelve a salir de él con la precisión de una aguja hipodérmica, y el «rompetroncos» con forma de espada, un elemento rescatado de la Edad del Bronce que puede destrozarte las costillas y abrirte en canal hasta la ingle. «Íbamos a ser gángsteres», comentó Robert Sheppard, uno de los nuevos reclutas del juego sucio, «pero, a ser posible, comportándonos como caballeros».

10

Es la destreza por encima del exhibicionismo.

Dr. Thomas Amberry,
pedicuro de setenta y un años, retirado y con sobrepeso,
explicando la razón por la que encesta 2.750 tiros libres
seguidos y ningún jugador de la NBA puede hacer lo mismo.

Los Mellizos habían terminado por aceptar una verdad terrible: por lo que respecta a los medios naturales de ataque y defensa, somos los más enclenques dentro del reino animal. Los humanos no tenemos colmillos o garras o venenos que inocular. No somos fuertes, ni rápidos, ni podemos ver de noche, ni destrozar con nuestras mandíbulas. Somos, para nuestra suerte, verdaderamente débiles..., lo que nos hace letales.

La mejor forma de aprender acerca del poder que conlleva la debilidad —la misma clase de poder que permitió a la directora de escuela Norina Bentzel superar a un desquiciado armado con un machete— consiste en quedarse en ropa interior delante de un montón de extraños. Al menos eso fue lo que descubrí en Tempe, Arizona, donde me convertí en sujeto de prueba de expertos en salud física de todo el país, allí reunidos para recibir las enseñanzas de Thomas Myers, investigador pionero en el tema del tejido conjuntivo en los humanos y autor de un texto que marcó un hito al respecto: *Anatomy Trains* («Trenes anatómicos»).

—Tú solo relájate —me dice Myers cuando me desnudo para ser analizado—. Y quédate de pie, con naturalidad.

Este bien pudiera ser el consejo más inútil que le puedan dar a uno cuyos pantalones se hallan en el extremo opuesto de la habitación. Yo echo hacia atrás los hombros y enderezo la espalda, intentando dar la impresión de que la postura militar es mi postura cotidiana. Unos treinta estudiantes, incluyendo a un entrenador de los Arizona Diamondbacks, el equipo de béisbol profesional, se apelotonan delante de mí en un semicírculo y comienzan a tomar notas en sus portapapeles.

—Andria —dice Myers unos minutos después—. ¿Te importaría?

Una mujer joven y atlética deja a un lado su portapapeles, se desnuda hasta quedarse solo con el sujetador y las bragas y se coloca a mi lado frente al grupo.

—Cabeza: giro anterior —indica una de las estudiantes de Myers. Y verifica algo en sus notas—. Con una inclinación posterior.

Andria hace sobresalir su cuello como una tortuga, y luego alza el mentón.

—Hombros: inclinación anterior —añade James Ready, el entrenador de los Diamondbacks.

Andria encorva la espalda como si la hubieran golpeado en la barriga.

El grupo sigue dando instrucciones hasta que alguien grita:

—¡Quieta!

—¡Perfecta! —exclama otra de las estudiantes de Myers y se vuelve hacia mí—: Ese eres tú.

Miro a Andria.

—¿Ese soy... yo?

—Exactamente ese —conviene Ready.

Joder. Uno de los hombros de Andria está caído, sus caderas se ven descentradas y su cabeza, adelantada y baja como la de un gorila. ¿Ese soy yo? Le ordené a mi cuerpo que se irguiera en posición de firmes como un marine, pero al verme ahora reflejado en el cuerpo y la mueca de dolor de Andria, una cosa me queda clara: algo más poderoso que la mente y el músculo le está diciendo a mi cuerpo lo que debe hacer. Esa fuerza misteriosa, explica Tom Myers, es el tirón irrefrenable del tejido elástico.

Cuando se trata de fuerza bruta, el músculo es solo un socio minoritario. La verdadera central de energía es nuestra *fascia profunda*, el tejido elástico que envuelve nuestros órganos y músculos. Hasta fecha reciente, la fascia o aponeurosis era vista como algo no más importante que la película viscosa que recubre una pechuga de pollo. En 1999, el propio Myers estaba de asistente en la disección de un cadáver cuando quedó intrigado por «la sustancia viscosa y elástica bajo la piel», como él la describe. Los anatomistas con los que trabajaba en ese momento cortaban a través de esa película, buscando tener una visión adecuada y sin obstáculos de la musculatura que había debajo. Pero la fascia estaba en todas partes y pasar a través de ella no siempre era fácil. En algunos puntos era firme como el neumático de un coche.

«Puede que esto sea algo más que un envoltorio de chorizo», pensó Myers, y tenía una forma de comprobarlo.

«Todo cuanto debía hacer era usar mi escalpelo en sentido longitudinal», recuerda. En vez de cortar a través de la membrana viscosa, cortó a lo largo de ella, liberándola con delicadeza de la piel y el hueso. Para cuando hubo terminado, tenía ante sí una manga corporal entera, parecida a un traje isotérmico (el de los buzos y surfistas) de un grosor irregular. Myers quedó intrigado al ver que el traje de tejido no era simplemente una lámina, sino más bien un entramado de fibras y cables, un sistema infinito de transmisión de fuerzas. Amplificada en el microscopio, el entramado de la fascia era tan denso, que parecía tener la resistencia de las mallas que se utilizan contra las tormentas.

La técnica revolucionaria de Myers reveló otra sorpresa: por dentro, nuestro cuerpo está modelado igual que el ADN. La fascia conecta músculo con músculo, formando dos espirales de los pies a la frente, que se enroscan la una en la otra como las cintas de una doble hélice. Y esto ¿qué quería decir? Que nuestro cuerpo está ensamblado como el complejo instrumento de un arquero. El tejido superelástico une nuestro pie izquierdo con la cadera derecha, y la cadera derecha con el hombro izquierdo, y es mucho más duro que cualquier músculo.

«Piensa en una escalera que se enrollara sobre sí misma», explica

Myers. La línea espiral de fascia recubre con su rejilla nuestro abdomen, cae sobre las caderas y hacia abajo por las espinillas y hasta nuestro pie, donde rodea el arco del pie como un estribo. Así, la próxima vez que veamos al jugador de baloncesto LeBron James despegar del suelo y volar en el aire para machacar la canasta, observémoslo con los ojos de Tom Myers. Mientras todo el mundo se centra en la pelota que va sujeta en la mano estirada de LeBron, Myers está muy atento al modo en que su brazo no estirado se extiende bastante detrás de su cuerpo, a cómo la punta de la zapatilla de su pierna adelantada apunta hacia arriba, y la forma en que los dedos de su mano libre se estiran y abren. Considerados uno a uno, son solo detalles. Pero, en conjunto, son elementos que quedan fusionados en un mismo acto explosivo, todos tan decisivamente interconectados como lo están la mecha, la espoleta y la pólvora.

Pero un momento. La parte de los dedos... Entiendo de qué forma mejoran —quizá— el equilibrio, pero... ¿el salto vertical?

«Absolutamente», dice Steve Maxwell. Y puede probarlo con el pequeño artilugio que guarda en su bolsillo. Steve es un antiguo campeón mundial de jiu-jitsu al estilo brasileño y ahora es entrenador de resistencia y salud física, especializado en recuperar innovaciones perdidas en la memoria.

«La gente de otra época sabía lo que implicaba la fascia mucho antes de que nosotros hubiéramos oído siquiera hablar de ella», explica. «Siempre irás sobre seguro si te remontas hacia atrás, a los hombres fuertes de antaño, a una época anterior a los años cincuenta. Solo tienes que fijarte en los viejos gimnasios con sus mazas de gimnasia y sus balones medicinales. ¿Qué objetivo tienen todos esos objetos si no es el equilibrio, ampliar el rango de movimientos, la fluidez, valerse de la acción y la reacción elásticas...?»

El mismo Steve parece salido de un póster clásico de boxeo. Tiene más de cincuenta años, pero todavía conserva la complexión de un púgil que boxea sin guantes; todo él es una amenaza en movimiento, sin desperdiciar ni un gramo de masa corporal. Si un millonario excéntrico anduviera a la caza de seres humanos para que hicieran deporte en una isla desierta, uno apostaría por que Steve escaparía de allí. Cada mañana, incluso en los inviernos más helados, comienza el día con la antigua tradición hindú de los luchadores, que consiste en salir desnudo al exterior y meterse en un bidón de veinte litros de agua helada. Cuando era una estrella de la lucha libre en la West Chester University, sentía tal reverencia por los ancestros de su disciplina que, en cierta ocasión, escenificó unos Juegos Olímpicos al viejo estilo, y además completos, incluyendo ceremoniales con los participantes desnudos. De todas formas, logró graduarse y siguió adelante para fundar Maxercise, un gimnasio en Filadelfia que pasó a ser uno de los centros de entrenamiento físico más respetados del país para los luchadores de las artes marciales mixtas. Incluso el clan Gracie, la dinastía brasileña dominadora de *Ultimate Fighting* («pelea total»), envía a las jóvenes promesas a Maxercise para que se pongan en forma.

Algo que Steve busca todo el tiempo es la energía derivada de la acción-reacción elástica, porque para los luchadores no hay margen de error. Puedes ser el He-Man más fuerte de todos en el cuadrilátero, pero si te quedas sin gasolina antes que tu oponente, estás jodido. Es la razón por la que auténticas moles humanas como el boxeador Sonny Liston, la leyenda de los pesos pesados, pasaba el mismo tiempo saltando a la cuerda que dándole al saco de boxeo.

«El salto, el vigor, los brincos... son todos energía libre que proviene de la fascia, no de los músculos», explica Steve. Obtén ese vigor de la forma correcta y podrás dar vueltas y vueltas encaramado al palo saltador (*pogo-stick*) sin casi gastar fuerza muscular. Liston pesaba poco más de 110 kilos y era suficientemente fuerte como para ganar tres de cada cuatro peleas profesionales dejando fuera de combate al rival, pero también aprendió a mover sus pies con tanto ritmo como una adolescente, con frecuencia siguiendo *Night Train* de James Brown.

—La fuerza es una habilidad —dice Steve—. En la Antigüedad, cada aldea celta solía tener su «piedra de la virilidad». No pasabas a la edad adulta hasta que no eras capaz de mover esa piedra, pero no era cosa de fuerza bruta; la fuerza consistía en saber cómo emplear todas las herramientas que hay en tu cuerpo. Mira, esto te va a tirar de espaldas...

Steve hurga en su bolsillo y extrae una goma elástica.

—Ponte esto alrededor de los dedos de una mano, en el extremo, cerca de las uñas. Ahora abre los dedos tanto como puedas. Esfuérzate de verdad, al máximo. Bien. Ciérralos y ábrelos otra vez.

Es una tarea tan fácil que empiezo a sentir cierto arrobo, y en ese momento Steve hace su gran revelación:

—Sería estúpido arrojar una flecha con la mano, ¿no es así? —dice—. Mejor usar tu musculatura para estirar hacia atrás la cuerda elástica y hacer que ella haga el trabajo.

Entonces me indica que deje la goma, me eche al suelo apoyado en las manos y comience a hacer flexiones, pero en lugar de bajar con mi pecho hasta el suelo y luego tirar hacia arriba con los brazos, debo hacer lo contrario: debo estirar los dedos tanto como lo estaban con la goma, pegar con fuerza las palmas al suelo y «tirar» de mi cuerpo hacia abajo. Cuando lo hago, hasta yo me sorprendo al comprobar que mis codos se estiran casi sin esfuerzo.

—¿Lo ves? —dice Steve—. Comprimiste el resorte al bajar y él solo te impulsa hacia arriba.

Lo intento de nuevo y siento como si fuera lanzado hacia arriba por una tostadora de pan. No estoy muy seguro de cómo funciona esto —ni siquiera estoy muy seguro de que Steve lo sepa—, pero han sido las veinte flexiones más fáciles de toda mi vida.

—¿Qué pasaría si todo lo que creemos saber de los músculos estuviera equivocado? —concluye Tom Myers—. ¿De verdad habría seiscientos músculos o solo uno?

Bruce Lee decía siempre que su mejor golpe se originaba en el dedo gordo de su pie; ahora parece que no estaba de guasa. Lee podía alcanzar con el puño, a un dedo de distancia, a un hombre de 120 kilos y, con el impacto más leve, hacerlo volar por los aires. El dedo gordo del pie izquierdo dispara el movimiento de la cadera derecha; la cadera derecha tira hacia atrás el hombro izquierdo; el hombro izquierdo catapulta el puño derecho, y toda esa fuerza surge como una ligera ola en el mar hasta que —¡yaaaa!— estalla y cae lejos de donde partió. Los practicantes de artes marciales denominan al golpe de Lee «el *ging* a larga distancia»: la fuerza que viene de lejos.

—A mucha gente le sigue pareciendo que la preparación física es una cuestión de levantar pesas para desarrollar una masa determinada —dice Myers—, pero ¿para qué te prepara todo eso? Yo diría que esto —presiona una tecla en su ordenador y despliega una diapositiva— es un ser humano con un cuerpo mucho más que el de un culturista.

En la pantalla ha aparecido la fotografía de un bebé rodando sobre su espalda, bebiendo de una botella que sostiene entre sus pies y sus manos. Como Bruce Lee, el pequeño ha empleado la fascia para solucionar un problema que sus músculos no pueden resolver.

—Estás en forma si puedes adaptarte a las demandas de tu entorno con facilidad e imaginación —concluye Myers.

Nuestra mente se rebela contra esta idea —¿un bebé más preparado físicamente que un culturista?—, pero en 2007 no era, ni mucho menos, la propuesta más disonante sobre la fascia. La tecnología de la imagen se había puesto al día con el escalpelo de Myers, y el doctor Robert Schleip, jefe del Proyecto de Investigación de la Fascia en la Universidad de Ulm, en Alemania, había descubierto algo notable: nuestra fascia no se limita a recibir órdenes; también las da.

El doctor Schleip lleva el cabello sujeto en una coleta y es un académico entusiasta del jazz y tan distinto a Steve Maxwell como quepa imaginar, salvo por una cosa: también se guarda sus mejores trucos en el bolsillo. Cuando me encuentro con él por primera vez en el auditorio docente de una clínica londinense donde ha venido a presentar la más reciente investigación con respecto a la fascia, hurga en un bolsillo de su chaqueta en busca de un gran manojo de llaves y del bolsillo opuesto saca un resorte. Engancha el aro del llavero al extremo del resorte y lo hace oscilar en el aire, arriba y abajo, sin esfuerzo, indefinidamente..., hasta que lo dobla una mínima fracción en su sitio y el llavero se vuelve loco, se zangolotea en todas direcciones hasta que poco a poco el movimiento se hace más lento y se detiene.

—Ritmo y postura —explica Schleip—. Nuestro cuerpo actúa de igual modo. Cuando estamos alineados, el tejido elástico almacena esa energía y la replica. Cuando estamos desequilibrados, ella se bloquea. Para la salud, para la fuerza, esto tiene serias consecuencias.

Schleip fue uno de los pioneros en idear la forma de insertar sensores de ultrasonido en la fascia viva, a partir de lo cual descubrió algo sorprendente: terminaciones nerviosas. Se dio cuenta de que nuestra fascia es más que un racimo de frágiles bandas elásticas; es, en rigor, una intrincada red de puestos avanzados de observación y retroalimentación, todos abocados a reunir información de entrada proveniente de todo nuestro cuerpo y retransmitirla de vuelta al cerebro. La fascia es tan rica en información sensorial de acceso como lo son nuestra lengua y nuestros ojos; incluso puede que más, dado que está siempre recibiendo información de todas partes.

—La fascia reacciona y recuerda —dice Schleip.

Cada movimiento que hacemos es un experimento físico; si el experimento funciona —si, pongamos por caso, encestamos la pelota de baloncesto saltando y sacando la lengua—, este se convierte en un hábito. Todos esos hábitos quedan fijados como posturas. Con el tiempo, la postura se vuelve estructural.

—El tejido conjuntivo es el perro San Bernardo del cuerpo: es lento y leal —explica Schleip—. Una vez está configurado en una posición, permanecerá allí.

Esta es la razón por la que podemos reconocer a un amigo desde lejos incluso antes de haber visto su rostro. El biólogo de Harvard Francisco Varela gustaba de llamar a la fascia el «órgano de la forma», puesto que genera en nosotros una postura corporal equivalente a la huella digital; intenta enderezar los hombros o cambiar el modo de caminar y muy pronto notarás que no solo estás desequilibrado, sino también sumido en la incertidumbre emocional. La fascia sabe dónde está uno en el mundo; está saturada de sensores posturales que contribuyen a nuestra sensación de equilibrio y nutren directamente de esas orientaciones al rincón de nuestro cerebro que condiciona el miedo: la amígdala. Cualquier movimiento que se ha insertado en la fascia resulta suave, gratificante, eficiente; intenta desaprenderlo, como te lo advertiría cualquier entrenador de béisbol que enseña a batear, o una profesora de ballet, y te verás inmerso en una batalla secreta. Los nuevos movimientos, sin importar cuán necesarios o lógicos sean, simplemente los percibimos como equivocados.

—¿No es este un fallo evolutivo terrible? —pregunto. Los seres humanos son extremadamente adaptables, ¿por qué la fascia no lo es?

Porque eso nos hubiera matado, responde Schleip. Durante la mayor parte de nuestra existencia como especie, lo que nos mantuvo vivos fue la consistencia. Antes de que tuviéramos arcos o lanzas, dependíamos de todo ese tejido elástico en nuestras piernas, además del enfriamiento superior que nos aportan las glándulas sudoríparas y el cuerpo carente de pelo, para perseguir a otros animales hasta matarlos. Éramos capaces de perseguir al antílope a través de la sabana africana durante horas seguidas, hasta que la presa se recalentaba y colapsaba. En ese tipo de lucha por la supervivencia no hay lugar para las vacilaciones; o bien encontrabas la zancada más eficaz y seguías con ella, o morías.

Hasta que, por supuesto, transformamos nuestro débil poder en un arma aún más letal.

—Cierra los ojos —me pide Joe Darrah mientras desliza un hacha de guerra (*tomahawk*) en mi mano—. Mantenlos cerrados. No pienses. Solo lánzala.

Joe es un antiguo artista de circo y experto en el arte de lanzar cuchillos. En el sótano de su casa, en los suburbios de Filadelfia, tiene viejas hojas de aserradero que está puliendo para transformar en cuchillos arrojadizos de competición, y en su patio delantero cuenta con media docena de láminas de tronco cortadas y atornilladas a una mesa vieja, situada a una distancia tan corta del columpio de su vecino que resulta inquietante. Joe se inició en este arte de lanzar cuchillos cuando estaba en el jardín de infancia y su padre, un ranger del Cuerpo de Ejército Aerotransportado de Estados Unidos, puso en su mano un cuchillo de comando y le enseñó a jugar a la pata de pollo.* Cuando alcanzó la adolescencia, era tan bueno con el cuchillo que llegó a ser un profesional y logró que un circo ambu-

---

* Consiste en colocar la mano bocabajo sobre una mesa, con los dedos separados, y con la otra se clava la punta del cuchillo en el hueco que queda entre los dedos, lo más rápido posible. *(N. del t.)*

lante lo contratara para su espectáculo, tirando alrededor del cuerpo de chicas guapísimas. Hoy, a sus cincuenta años, ha sido siete veces campeón mundial de lanzamiento de cuchillos y de *tomahawks*, y además tiene una precisión letal con la cerbatana, el látigo y el *atlatl*, un antiguo artilugio para arrojar una lanza.

Afortunadamente, hoy vive en uno de los barrios residenciales más agradables situado a las afueras de Filadelfia, a juzgar por el hecho de que a ninguno de sus vecinos de Berwyn, Pennsylvania, parece importarle mucho que Joe practique en su patio delantero con objetos puntiagudos y templados a alta temperatura y se pase las tardes arrojándolos por encima de sus coches. Ni siquiera los desquicia cuando afina su destreza con blancos humanos: junto a la antigua puerta con los troncos atornillados, hay un escudo con la silueta de un cuerpo humano, hecho en casa, que Joe serró de otra antigua puerta y luego cubrió con un cristal a prueba de balas. Joe les pide a sus amigos que se coloquen tras esa puerta y presionen su rostro contra el cristal; y es que, cuando se mira directamente a los ojos de tu diana, eso supone un nivel de autocontrol completamente distinto.

Joe me pasa un *tomahawk*, retrocede y me mira. Yo me tomo mi tiempo y repaso sus indicaciones. Pie izquierdo adelantado, la postura relajada, el movimiento fluido y ondulante; a continuación, dar un toque a las llaves de mi coche en el bolsillo derecho para asegurarme de que estoy derecho, y...

¡Clanc!

El *tomahawk* golpea el borde del blanco, y cae al suelo. Joe me pasa otro. Pie izquierdo adelantado...

¡Clanc!

—¿Qué estoy haciendo mal? —pregunto.

—Aquí entra el asunto del zen —responde Joe—. Estás intentando controlar el lanzamiento, y no lo estás consiguiendo.

Es en este punto cuando me sugiere arrojar el *tomahawk* con los ojos cerrados.

Pues muy bien. Me restriego los ojos, me doy ánimos y me dejo llevar.

¡Toc!

Mi *tomahawk* ha quedado enterrado en el tronco a pocos centímetros del naipe que antes habíamos colocado.

—Guau, eso es...

Antes de que pueda yo terminar la frase, Joe gira sobre sus talones y... ¡toc!, ¡toc!, ¡toc!, entierra tres *tomahawks* en tres blancos distintos. Uno de ellos corta la carta por la mitad.

Luego sonríe.

—Tienes que entrar en ti mismo y dejar que el ritmo fluya. Una vez logras eso, puedes hacer toda clase de cosas insólitas.

«Los humanos somos increíbles tiradores. Somos únicos entre las demás especies en nuestra habilidad para lanzar proyectiles a alta velocidad y con increíble precisión.»

Es lo que afirma el doctor Neil Roach, de la Universidad George Washington, principal autor de un estudio realizado en 2013 que aborda el misterio de por qué, de todos los primates sobre el planeta, somos el único capaz de matar a una presa arrojándole algo.

No es por nuestros músculos. Los chimpancés son atletas extraordinarios y, proporcionalmente, mucho más fuertes que nosotros, pero a pesar de que son nuestros primos más cercanos en términos genéticos, son un desastre arrojando cosas. Uno puede entrenar a un chimpancé para que lance objetos, pero la máxima velocidad que podrá alcanzar es de unos 30 kilómetros por hora. Para un jugador de béisbol de las ligas menores, esto es una broma; los chicos de doce años pueden arrojar la bola al triple de esa velocidad, y con mucha mayor precisión. Jennie Finch, la estrella de sóftbol, suele alcanzar de forma habitual los 110 kilómetros por hora, y eso con la mano bajo la altura del hombro.

Así pues, ¿qué es lo que nosotros tenemos y el chimpancé no? Un hombro repleto de una «membrana elástica»: la fascia, los ligamentos y los tendones. Echar el brazo hacia atrás equivale a estirar una honda. «Cuando esta energía se libera, potencia la rotación extremadamente rápida del segmento que sigue al antebrazo, que es el movimiento más veloz de los que genera el cuerpo humano: ¡hasta nueve mil grados [de rotación] por segundo en los lanzadores profesionales!»

Un gesto arrojadizo rápido no es solo un esfuerzo muscular, sino un desencadenamiento en tres fases de una fuerza elástica:

Paso adelante con el pie contrario al de la mano que lanza.
Rotación de las caderas, y después de los hombros.
Y *latigazo* de las articulaciones del brazo, la muñeca y la mano.

No siempre estuvimos equipados con estos obuses, es lo que añade Roach. Hace unos dos millones de años, nuestros ancestros desarrollaron unos pocos cambios estructurales decisivos que modificaron nuestra condición de trepadores y carroñeros y nos transformaron en catapultas vivientes: nuestra cintura se hizo un poco más ancha, nuestros hombros un poco más bajos, nuestras muñecas más flexibles y la parte superior de nuestros brazos un poco más rotatoria. Una vez le cogimos el punto a nuestro débil poder y aprendimos a sacar punta a un palo, nos volvimos no solo la criatura más letal del planeta, sino también la más astuta. Cuanto mejor arrojábamos algo, más inteligentes nos volvíamos.

«Esta habilidad de lanzar cualquier objeto con fuerza fue decisiva para la intensificación de la cacería», explica Roach. «El éxito en la caza permitió a nuestros ancestros hacerse carnívoros a jornada parcial, comer más carnes ricas en calorías y grasas, mejorando ostensiblemente la calidad de su dieta. Este cambio dietético condujo a tremendas modificaciones en la biología de nuestros ancestros, permitiéndoles desarrollar cuerpos más grandes y cerebros más grandes, y tener más hijos.»

El cerebro más grande condujo a una nueva destreza, de un carácter al mismo tiempo revolucionario, y que habría de convertirse en el fundamento de todos los logros humanos: aprendimos a apuntar no solo hacia donde se encontraba la comida, sino también hacia donde «no» estaba. Los kudús y los conejos corretean en un alocado zigzag, lo cual implica que un cazador ha de procesar mentalmente la secuencia temporal y la distancia de tres cuerpos distintos desplazándose en el espacio —el suyo, el de su presa y el de su arma— para calcular el punto exacto en que la lanza habrá de clavarse en la presa. O el punto exacto en que los fusiles aliados habrán de hacer puntería en el cuerpo del paracaidista alemán, en Creta.

«Ese tipo de pensamiento secuencial requiere de un intelecto de orden superior», concluye William H. Calvin, doctor y profesor de Neurobiología en la Universidad de Washington, y especialista en la evolución del cerebro humano. Está hablando específicamente de la imaginación: la habilidad de proyectarnos al futuro, de vislumbrar posibilidades, de pensar en abstracto. Por eso, Calvin postula que el lenguaje, la literatura, la medicina y hasta el amor están todos conectados a nuestra antigua habilidad de acertarle a una liebre a veinte pasos.

«Lanzar algo es encontrar un orden en el caos», dice Calvin. «Cuanto más capaz seas de pensar secuencialmente, más ideas podrás concatenar. Puedes añadir palabras a tu léxico, combinar nociones no relacionadas, planear el futuro y llevar un registro de tus amistades.»

Pero, un momento: ¿no eran el pensamiento secuencial y la combinación de ideas la clase de vacilaciones para las que no tenemos tiempo cuando estamos luchando por nuestra supervivencia? Exactamente; y es la razón por la que mejoré lanzando *tomahawks* con una venda en los ojos. En las funciones primarias, la educación y la ejecución no se mezclan. Nuestro cerebro procesa el movimiento, pero nuestro cuerpo lo ejecuta. De modo que, una vez insertado un movimiento en nuestra fascia, es mejor dejarle paso. Es una reacción... y tiene memoria.

11

Las cosas que haces regresan a ti, como si supieran el camino de vuelta.

RODGERS Y HART
Where or When («Dónde o cuándo»)

Los *tomahawks* y las lanzas no fueron las armas escogidas por la Firma, pero, para nuestra suerte, el débil poder que nos caracteriza funciona igual de bien con un dedo que con un cuchillo. Cuando los Mellizos Celestiales iniciaron el entrenamiento de la primera generación de sucios embaucadores reunida por Churchill, Bill Fairbairn les mostró cómo se hacía.

Para ello, sacó su pistola y la cogió como... en fin, como un cretino. Ni siquiera la apuntó a ningún lado. Todo el mundo sabe que para eso es preciso estirar juntos los brazos y sostener firmemente el arma con ambas manos, enfocando la mira en la punta del cañón, pero Fairbairn se limitó a quedarse allí parado, con las rodillas flexionadas y a punto de desplomarse. Agarraba la pistola como si quisiera destrozarla en su puño y apenas la alzó a la altura de su cintura. No parecía en absoluto un tirador experto o un poli veterano. Más bien parecía un anciano desorientado que se había encontrado de pronto con una pistola en su bolsillo, sin tener ni idea de cómo había llegado hasta allí.

«Ahora, así es como se gana un tiroteo», dijo.

Están locos si piensan que no sentirán terror cuando se enfrenten a un hombre que intente matarlos, les explicó a sus pupilos, pero eso está bien; los seres humanos son excepcionales cuando se trata de

hacer del terror un arma. Solo deben apoyarse en su habilidad innata de apuntar instintivamente. Fairbairn creía que lo de «apuntar por
instinto» era lo que hizo a los pistoleros del Lejano Oeste tan letales,
y de hecho uno de sus discípulos fue al Oeste para averiguarlo. Rex
Applegate era un teniente del ejército estadounidense con unas cre-
denciales nada comunes; siendo niño en Yoncalla, una localidad de
Oregón, había lanzado ladrillos al aire que servían de dianas a su tío,
un artista del espectáculo con pistolas. «Esa gente no utilizaba la mira
en muchos de sus disparos», explicaba Applegate, pese a lo cual, al
unirse al ejército, comprobó que los hombres de otra época, como
su tío, eran mejores tiradores que sus instructores. Exploradores de
la vieja frontera como Wild Bill Hickok tenían armas más pesadas y
ningún entrenamiento formal, pero su habilidad al desenfundar era
asombrosa.

«Wild Bill era un auténtico pistolero del Oeste, que en realidad
mató a un montón de tipos en duelos», fue lo que averiguó Applegate. «Yo seguía buscando ese dato esencial: ¿cómo lo hacían?» El
ejército le encargó, pues, estudiar en detalle las técnicas de la lucha
a corta distancia y una de sus primeras paradas fue en la tierra que
pisó por última vez Wild Bill, en Deadwood, un pueblito en Dako-
ta del Sur. En el tribunal local, Applegate encontró un paquete con
documentos del propio Wild Bill. «Uno de ellos era la carta de uno
de sus admiradores en la que le preguntaba cómo había matado a
esos hombres, cuál era su método o su técnica», me explicó el propio Applegate. Afortunadamente, Hickok nunca enviaba a los des-
tinatarios su correspondencia y, de su puño y letra, Applegate leyó
la respuesta: «Alzo mi mano a la altura de los ojos, como apuntando
con el dedo, y disparo».

Como apuntando con el dedo... «Esto era muy enigmático»,
recordaría más adelante Applegate, «y no me quedó claro hasta que
inicié mi entrenamiento en técnicas de combate con pistola, bajo la
tutela de dos caballeros conocidos como William E. Fairbairn y Eric
A. Sykes». Al parecer, los Mellizos habían dado con la misma técnica tras un afortunado accidente. Una noche, quince de sus policías
de Shangai habían entrado en el cuartel general de una banda criminal. Cuando Fairbairn inspeccionaba el edificio al día siguiente, lo

encontró lleno de alambres que lo cruzaban a la altura de su cabeza y los conectaban con trampas explosivas. Sus oficiales habían pasado por debajo sin llegar a verlos. En un destello revelador, Fairbairn comprendió la razón: siempre que estaban tensos, se encogen de manera instintiva. Debía ser la misma razón, se dio cuenta Fairbairn, por la que sujetan sus pistolas como si quisieran estrangularlas.

«Llegarán al punto más alto de tensión y se sorprenderán atenazando su pistola con una fuerza que casi les hará temblar. Si tuvieran que disparar, el instinto los llevará a hacerlo lo más rápido posible y muy probablemente lo harán con un brazo doblado, incluso a la altura de la cadera. Podría ocurrir que no hubiera suficiente luz en ese momento, o incluso que estuvieran a oscuras», aventuraba Fairbairn. «Puede suceder que una bala les pase silbando a su lado y eso les provocará una momentánea estupefacción, que se debe al impacto que genera la detonación de un disparo efectuado a muy corta distancia.»

Lo que Fairbairn estaba señalando era lo que años más tarde se identificaría como la respuesta habitual del sistema nervioso simpático, más conocida comúnmente como «el reflejo de lucha o huida». Las rodillas se nos doblan, el corazón late con más fuerza en nuestro pecho, nuestras manos se juntan y suben delante de nosotros, nuestra visión enfoca una única amenaza y nuestro cuerpo se tensa para hacerle frente. Es nuestro cerebro inferior —el yo animal— reaccionando igual que un resorte para, o bien golpear, o bien correr a refugiarse. Antes de que Fairbairn llegara de Shangai, las instrucciones a la policía eran que uno debía ignorar su yo animal y controlarse antes de reaccionar. Solo que, mientras uno se está controlando, el otro tipo ya está disparando. «Si tardas más de un tercio de segundo en efectuar tu disparo», advertía Fairbairn, «no serás tú el que lo cuente luego en los periódicos». Así, no era sorprendente que nueve agentes de policía de Shangai hubieran sido asesinados en un solo año. «No hay tiempo», se dio cuenta Fairbairn, «de adoptar ninguna postura en particular o atender a la mira de la pistola, y todo intento de hacer algo así te deja a merced de un adversario más rápido».

No se puede luchar contra el instinto, concluía. Pero sí se puede hacer que el instinto luche por uno. De todo ello, los Mellizos idearon un nuevo enfoque, el del «miedo como arma», y lo trajeron consigo al regresar a Gran Bretaña. «El hombre que pueda utilizar su arma velozmente y con precisión desde cualquier posición, sin valerse de la mira, es el que tendrá las mayores probabilidades de no estirar la pata primero.» El truco es hacer de tu pistola una extensión de tu fascia. Y para eso, todo lo que necesitas es apuntar con el dedo.

Cuando te sientes amenazado, tu cuerpo anhela volver al equilibrio. Es el motivo por el que un susto nos pone de manera instintiva en la postura de un funámbulo —con las rodillas dobladas y las manos arriba—, pero hay otro efecto notable: nuestro brazo puede localizar una amenaza como la aguja de una brújula localiza el Norte. La biomecánica tiene sentido: para evitar que un atacante nos noquee, el peso de nuestro cuerpo ha de estar listo para alternar instantáneamente entre dos puntos de apoyo —nuestros pies en el suelo— y tres puntos: nuestros pies más el atacante que estamos a punto de agarrar a la distancia de un brazo. Nuestra mano no puede esperar ninguna orden; necesita de su propio sistema defensivo que la dirija, una reacción basada en la fascia.

Fairbairn la denominaba «el impulso del ojo dominante». E instruía a sus reclutas para que eligieran un punto en la pared lejos de ellos. Estiramos hacia atrás el pulgar y colocamos el índice simulando una pistola imaginaria. Ahora, «disparamos»: desenfundamos la mano y disparamos al blanco elegido. No pensamos, no apuntamos; solo nos movemos. «Ahora observen cuidadosamente lo que ha ocurrido», decía Fairbairn. «Su dedo índice está, tal como querían, apuntando a la marca que están observando directamente.» Para transformar ese impulso en una fuerza letal, concluía, solo tenemos que apuntar de la misma forma nuestra pistola.

«No nos enseñaron a sostener el arma a la distancia del brazo o con las dos manos, sino a sacar el arma y sostenerla a la altura del ombligo, con ella apuntando directamente hacia delante», explicaba Robert Sheppard, uno de los discípulos de los Mellizos. «Dondequiera que miraras, tu arma giraba y apuntaba al blanco que estabas mirando.» Los reclutas del SOE que habían manejado antes una pistola se enervaban ante este sistema de apuntar-y-disparar. Era feo y humillante. No los hacía parecer unos valientes servidores de la justicia que apuntaban cuidadosamente su arma con los brazos juntos y estirados y las dos manos firmes. En cambio, se veían como novatos asustados intentando escabullirse de un disparo sin salir heridos.

Pero Bill Sykes, el socio de Fairbairn, sabía cómo lidiar con los que dudaban.

«Vi a ese tío volverse de espaldas al blanco y acertar en la diana disparando por entre las piernas», recordaría Sheppard. «Yo mismo se lo vi hacer.»

12

Ahora, Ah Hing, te voy a enseñar a pelear como una mujer.

GRAN MAESTRO IP MAN,
maestro de Bruce Lee

Rex Applegate tuvo un comienzo desigual con los Mellizos. Era un tipo alto y fornido (1,90 de altura y 100 kilos de músculo que había cultivado en su infancia en los pueblos madereros de Oregón), tan diestro con los puños como con el gatillo, que siendo apenas un joven subteniente fue escogido por el coronel «Wild Bill» Donovan para enseñar a pelear sin reglas a la unidad combinada de espionaje y sabotaje que habría de convertirse en la CIA.

Corría el rumor de que dos viejos ingleses eran quienes más dominaban, en todo el mundo, los trucos de lucha de los bajos fondos, por lo cual Wild Bill lo envió a averiguar qué era lo que los Mellizos ofrecían. «Muy pronto pudimos medirnos los unos contra los otros con la mirada», recordaba Applegate, y aseguró que no se quedó muy impresionado. Puede que Fairbairn supiera algo de judo y que fuera muy hábil con una pistola, pero en una pelea real Applegate seguro que podría reducir a la fiera. Fairbairn debió de percibir lo que Applegate pensaba y, durante una demostración, le invitó a dar un paso adelante. «Quiero que me ataques», le propuso, «igual que si fueras a matarme».

Applegate era treinta años más joven que él y unos cuarenta kilos más pesado, pero, más importante que todo eso, era que sabía cómo neutralizar a los especialistas en las artes marciales: primero los desquiciabas con algún ruido, después te echabas encima antes de darles tiempo siquiera a preparar alguno de sus movimientos tan vistosos. «Lo primero al atacar es debilitar el equilibrio psicológico y corporal del oponente», explicaba Applegate. «Así que solté un pequeño rugido y me abalancé sobre él.» Los soldados que estaban en la primera fila tuvieron que gatear para hacerse a un lado cuando Applegate pasó volando por encima de ellos. «Yo había estado en más de una pelea de bar y me había defendido bien», recordaría luego un perplejo Applegate. «El asunto logró interesarme.»

Fuera lo que fuese eso que los Mellizos estaban enseñando, era distinto a cualquier cosa que Applegate hubiese visto hasta allí. «Estamos cambiando al tipo de combate individual que había en los primeros tiempos», le explicó Fairbairn, y que su fuerza no serviría. Ni tampoco el boxeo, la lucha libre o la mayor parte de lo que haya uno aprendido en un *dojo* de karate. Eso son solo juegos, con reglas establecidas y que implican habilidades que se exhiben. ¿Que puedes partir una tabla con el pie? ¿Y qué?; quien intentara hacerlo con los Mellizos terminaría de vuelta a su casa con el pie escayolado. ¿Que eres un campeón de lucha greco-romana? Fantástico; Fairbairn podía dejar lisiado a un luchador con la misma facilidad como que había vapuleado a Applegate.

«Mantente en pie», fue lo que oyó y aprendió enseguida Applegate. «Una regla fundamental de esta clase de combate es que nunca hay que irse al suelo.»

Pero, un momento: ¿no iba a ocurrir más adelante que los practicantes de artes marciales combinadas proclamaran que el noventa por ciento de todas las peleas terminaban en el suelo y que todo el tiempo ganaban varios asaltos reduciendo la acción a la lona? Muy cierto, replicaría Fairbairn..., si estás en un octágono de suelo acolchado y tienes enfrente a un brasileño en pantalones cortos; en ese caso, sigue adelante y pelea con ganas. Pero en una pelea real —sin reglas ni árbitro, sin pausas y sin garantías de que el otro no tenga un arma— el suelo es donde mueres. Si tu agresor logra tirarte al suelo, es mejor agarrarle los testículos, hundirle un dedo en el ojo, arrancarle la oreja con los dientes, lo que sea que necesites para liberarte, gatear y volver a ponerte de pie, y entonces poder aplicarle la «coz del potro», uno de los movimientos preferidos de Fairbairn, que consiste en saltar sobre el pecho del adversario hasta que sus costillas se vuelvan gelatina. La auténtica violencia no tiene que ver con la deportividad, enfatizaba Fairbairn; es una cuestión de supervivencia. Uno no le da la mano al adversario y le desea suerte. Uno solo espera que siga tumbado en el suelo cuando todo acabe.

El boxeo y la lucha libre no son formas naturales de combate, explicaban los Mellizos, sino formas naturales de los gallitos para lucirse, creadas por y para que los hombres exhiban dos atributos únicamente masculinos: la contundencia y la fuerza del torso. En otros sentidos, son inútiles. Ningún ser humano en un medio natural lanzaría un puñetazo si pudiera evitarlo, ni siquiera contra otro ser humano. ¿Para qué arriesgarse a que se te rompan todos esos frágiles huesecillos y articulaciones de los nudillos, o lanzar hacia delante un brazo que podría ser atrapado, retorcido y fracturado?

Pero esa no es la principal señal de alarma que se debería tener en cuenta. Hay un indicio más revelador de que el boxeo y la lucha libre son solo opciones de diversión y es que las chicas y los viejos no son muy buenos en ellos. Como regla de oro, el desempeño anormal de una destreza básica es una buena manera de evaluar si consustancial a esa especie. Cuando se advierte una brecha gigante en cuanto a habilidad entre los grupos de edad y de sexo, uno adivina que lo que está viendo es algo adquirido y no natural. En los gansos, los machos y las hembras se diferencia en tamaño pero no en velocidad; en caso contrario, las migraciones serían una catástrofe. Igual ocurre con las truchas: si los machos adelantaran a toda velocidad a las hembras, siempre comerían primero, serían los últimos en ser capturados y sus compañeras estarían abocadas a una disminución desastrosa para engendrar nuevos especímenes. Las diferencias de sexo y edad no desaparecen, ciertamente, pero están significativamente atenuadas.

En especial entre los humanos. En comparación con otros animales, los hombres y las mujeres son notoriamente parecidos. Somos aproximadamente del mismo tamaño y forma y compartimos el mismo arsenal biológico. Los varones no están especialmente equipados con astas, colmillos o gigantescas cornamentas como los machos de otras especies, y no son unos gigantes frente a las mujeres: los hombres son solo un quince por ciento más grandes que ellas, no un cincuenta por ciento, como los gorilas. Necesitamos ser similares porque durante la mayor parte de nuestra existencia compartimos tareas similares. Los humanos sobrevivieron durante millones de años como cazadores-recolectores, explorando juntos el territorio en busca de plantas comestibles, raíces que desenterrar y presas que cazar. Actuábamos juntos y nos manteníamos juntos como pareja: los humanos escogen una pareja a la vez y lo hacen de forma pacífica.

De ahí que nuestra forma de cortejo sea una danza, no una pelea a muerte. Los simios y los alces luchan por el derecho a reproducirse y, en consecuencia, logran por la fuerza múltiples parejas; los humanos, en cambio, adoptan un modelo más propio de una pasarela: en vez de pelearnos, nos pavoneamos. Los hombres se acicalan para parecer especímenes robustos y fiables; luego esperan que las mujeres hagan su elección. Es uno de los requerimientos de la monogamia: los simios pueden darse el lujo de destrozarse mutuamente porque el macho alfa termina poseyendo un harén, pero en un sistema de apareamientos bi-personales, el cortejo no puede concluir con la mitad·de los machos en la unidad de cuidados intensivos.

Somos criaturas con limitaciones —de resistencia y elasticidad— y en esto es donde hombres y mujeres, viejos y jóvenes, se parecen más. Ante las pruebas de resistencia, como en las carreras o en una prueba de natación de larga distancia, la diferencia en el desempeño de las distintas edades y sexos es incluso menor que nuestra diferencia en cuanto al tamaño: solo de un diez por ciento. No fue un hombre de veinticinco años el que peleó durante cincuenta y tres horas contra las picaduras de medusa y las corrientes para convertirse en el primero en nadar desde Cuba hasta Florida sin la protección de una jaula contra tiburones: fue una ciudadana de la tercera edad, Diana Nyad, una mujer de sesenta y cuatro años. La mujer más rápida en cruzar los cerca de 37 kilómetros del canal de la Mancha tardó solo media hora más que el hombre más rápido, y Amelia Boone, una abogada experta en bancarrotas, de treinta años, estuvo a un paso de ganar la carrera mundial de obstáculos en el barro celebrada en 2012, cubriendo los 145 kilómetros y superando más de trescientos obstáculos para terminar segunda en la clasificación general, y 16 kilómetros por delante del chico que terminó en tercer lugar. Asimismo, las mujeres de mediana edad no son elementos extraños en el pelotón que lidera las llamadas ultramaratones. Pam Reed tenía cuarenta y un años cuando superó a todos los varones y ganó la ultramaratón de Badwater, con una extensión de 215 kilómetros, a través del Valle de la Muerte, en 2002; al año siguiente volvió a correr, con el mismo resultado. Diana Finkel acababa de cumplir los cuarenta años cuando lideró los primeros 145 kilómetros de los aproximadamente 170 que abarca la brutal y exigente carrera Hardrock 100, terminando segunda en la clasificación general.

Con un poquito más de práctica, lo mismo acabaría pasando en el caso del lanzamiento de objetos. Anatómicamente, no hay ninguna razón por la que las mujeres no puedan lanzar una pelota igual que un hombre. La fuerza y el físico no son aquí la clave: cuando un grupo de investigadores evaluó a niñas australianas que crecían cazando junto con los niños, encontraron que la diferencia extrema en velocidad de lanzamiento entre ambos sexos era de solo un veinte por ciento. Mo'Ne Davis, una niña de trece años residente al sur de Filadelfia, que lanzaba durante un partido entero sin ser sustituida y contra equipos formados enteramente por chicos, y que condujo a su equipo a la Serie Mundial para Menores (entre los once y los trece años), suele lanzar rutinariamente balones a 110 kilómetros por hora, aunque solo mide 1,63 metros y pesa 50 kilos. La rotación de la cadera es la clave: incluso arrojar una roca es simple, pero es ante todo una maniobra secuencial; así pues, si no practicamos la conexión entre girar las caderas y descargar el brazo, nos perdemos el truco o nunca llegamos a aprenderlo. La razón por la que las mujeres no lanzan tan bien como los hombres es, según parece, porque no lanzan tanto. Pero el arsenal en bruto aún está ahí, a la espera de ser utilizado, y es el mejor de que disponemos.

Ese era el singular talento de los Mellizos. Para hombres y mujeres por igual, dieron con la manera de convertir el lanzamiento en un combate.

—¿Cuál es la peor situación a la que podrías enfrentarte? —preguntó Fairbairn a Applegate.

—Que me atacasen desde atrás —respondió Applegate—. Alguien consigue tirarte al suelo, y en un momento tienes un arma a tu espalda y las manos arriba.

—Bien. Demuéstramelo.

Fairbairn se ofreció en el papel de prisionero, dándole la espalda y juntando las manos detrás de la nuca. Applegate se aproximó con cautela. Sacó el arma de su cinto y la presionó con dureza contra la espina dorsal de Fairbairn, y...

Fairbairn ayudó a Applegate a levantarse del suelo y le devolvió su arma. *¿Queréis verlo de nuevo?*

Por segunda vez, Fairbairn se dio la vuelta y levantó las manos. En esta ocasión giró más lentamente, con su mano izquierda barrió la pistola, que tiró lejos, luego cogió el mentón de Applegate con la derecha y concluyó con un rodillazo a la ingle y un empujón que lo derribó. A pesar de que se estaba moviendo a la velocidad propia de una demostración, Applegate no pudo pararlo. «Por raro que parezca», fue lo que aprendió Applegate, «el hombre con un arma no puede pensar suficientemente rápido para apretar el gatillo y dar en el blanco antes de que nuestro cuerpo esté fuera de la trayectoria del disparo».

—Ahora, mírame fijamente a mí —ordenó Fairbairn.

Applegate pegó la pistola descargada en la barriga de Fairbairn y tensó el dedo en el gatillo, mirando a su instructor directamente a los ojos para adivinar sus intenciones. Fairbairn giró y soltó un manotazo, apartando la pistola antes de que Applegate pudiera apretar el gatillo, después le retorció la muñeca hacia atrás, forzando al hombretón a arrodillarse y a soltar el arma. Los pies de Fairbairn nunca se movieron de su sitio. Todo cuanto hizo fue doblar las rodillas, girar sus caderas y doblar el codo.

«El giro del cuerpo es la base de toda maniobra para desarmar a alguien», entendió Applegate, pero eso era solo el principio: para los Mellizos, el giro del cuerpo era la base de todo. En la selva, el giro de los cuerpos es tan potente que los babuinos es un elemento que usan como bandera blanca para dar a entender que se rinden: para rehuir una pelea, dejan que su tronco y los músculos abdominales se relajen, indicando con ello que su arma más poderosa ha sido desactivada.

Los humanos vienen, como demostró Fairbairn, equipados con un poder igual al de los primates. Y sometió a Applegate a una serie de movimientos habituales en las peleas de los bajos fondos: para liberarse de un abrazo que nos atenaza; para recuperarse cuando nos han noqueado; para hacer caer a un hombre más grande que nosotros, y, por supuesto, el «ataque de la caja de cerillas». Todas las tácticas de Fairbairn tenían tres cosas en común: eran rápidas, fáciles y terribles. «Todo individuo inmerso en una pelea donde su vida está en riesgo regresa muy rápidamente al estado animal», comprendió Applegate. «A los pocos segundos, y sobre todo si su oponente le ha golpeado y vapuleado, la sed de sangre es tal que, a partir de ese instante, su lucha es instintiva.»

Tomemos la técnica de la caja de cerillas. Una vez que la conoces, puedes caminar perfectamente de noche por una calle desierta y mal iluminada o escapar de un arma que te apunta desde la parte trasera de un coche sin nada más letal en tus bolsillos que un teléfono móvil... o, en los días de Fairbairn, una caja de cerillas hecha de cartón. Si se encuentra uno en una situación inquietante como esta, debe pegarse a la pared del lado derecho de la calle y, como quien no quiere la cosa, meter su mano derecha en el bolsillo de la chaqueta. Con la palma, envolver enseguida el móvil o la caja de cerillas, dejando que el extremo quede justo debajo de nuestros dedos pulgar e índice. ¡Diablos! Teníamos razón al sentirnos inquietos, ahí se acerca un problema: alguien se desplaza rápidamente con algo —¿qué será?, ¿una pistola?, ¿un cuchillo?— en su mano.

El teléfono servirá entonces para salvarnos la vida, pero solo gracias al giro corporal.

«Desvía el arma que apunta a tu cuerpo con tu antebrazo izquierdo», decía el instructor Fairbairn. A continuación extraes el móvil que empuña tu mano, con los nudillos bien apretados en un duro bloque. «Da un giro a tu cuerpo desde la cadera, golpea a tu adversario en el lado izquierdo de su rostro, tan cerca de la mandíbula como te sea posible.» Apenas necesitas mover tu brazo; mantén el hombro inmóvil en su sitio y lanza con fuerza el antebrazo hacia delante, dejando que tus caderas hagan el trabajo. «Las probabilidades de noquear a tu adversario con este método son al menos de dos a una», añadía Fairbairn. «El hecho de que esto pueda lograrse con una caja de cerillas no es muy conocido y, por dicha razón, es improbable que despierte sospechas en tu oponente respecto a tus movimientos.»

Applegate captó rápidamente la fuerza del hallazgo hecho por Fairbairn. El giro corporal, igual que lo de apuntar instintivamente a un blanco, funciona para todos y es posible dominarlo en poco tiempo: uno puede enterarse de lo básico en una tarde y perfeccionarlo con poco más de diez minutos practicando cada día. No se necesitan años de entrenamiento en un *dojo* ni un cajón repleto de cinturones de diversos colores. Applegate se percató que lo necesario es recordar lo que es pelear de verdad. En nuestro afán de ser cada vez más humanos, hemos olvidado que la autodefensa es una habilidad de supervivencia, no un deporte para espectadores. La pelea se ha transformado en un entretenimiento y se le ha rebajado la intensidad; está más acerca de lo que uno «no puede» hacer que de lo que puede hacer.

A saber: solo puedes combatir contra contrincantes de tu mismo tamaño, con guantes acolchados, bajo la supervisión de un árbitro y el cuidado de un médico, durante tres minutos por asalto antes de tomarte un descanso e ir a sentarte en tu banquillo, en tu propia esquina de un cuadrilátero encordado. Tienes que mantener los pies dentro del tatami de judo y sujetarte el pelo, y no puedes mantener juntos los dedos o liberarte a patadas cuando el otro está utilizando una llave contra ti. Incluso en esa variante actual del Lejano Oeste que es el *Ultimate Fighting*, está prohibido morder, escupir, insultar, arañar, pellizcar, lanzar golpes a la garganta, dar cabezazos, retorcer las partes blandas de tu oponente, meter los dedos en los ojos, tirar del pelo, meterle los dedos en la nariz a modo de anzuelo, agarrar de la ingle y el bajo vientre, patear con el talón los riñones, patear la cabeza a un oponente caído o simular una lesión. Hay que usar pantaloncitos reglamentarios y «tener una apariencia limpia y pulcra».

¿Limpia y pulcra? Nos hemos vuelto tan civilizados en los últimos cien años que negamos lo que sucedía en los dos millones de años anteriores. Y, lo peor de todo, hemos guardado en naftalina nuestra arma más letal y dejado la fascia fuera del combate.

Excepto, tal como Fairbairn descubrió hace mucho tiempo, cuando el sol se ponía en ciertos muelles de China.

Fairbairn escuchó hablar por primera vez del Wing Chun mientras se recuperaba de la paliza que sufrió al llegar a Shangai como nuevo miembro de la policía, en 1907. El nombre significa «tararear una canción en primavera» y capta bien la placidez y la calma aparentes del Wing Chun. Nuestra postura de combate es apenas reconocible como una tal. No levantas los puños para protegerte la cabeza o aprietas las manos para que sean como las garras de un tigre. Tus manos están tan relajadas y abiertas que bien podrías estar aplaudiendo al ritmo de una tonada, como hacen los niños en un jardín de infancia. Solo que, bajo esa apariencia despreocupada, subyace una sagaz intuición de lo que es la ciencia de la energía elástica.

Si antes de leer estas líneas habías oído hablar del Wing Chun, probablemente sea gracias a Robert Downey Jr., el actor hollywoodense, quien le concede el mérito de haberle salvado la vida. Downey era uno de los actores más prometedores de los años ochenta, pero en 1996 él mismo se convirtió en una amenaza tóxica. Fue arrestado por consumo de cocaína, heroína y *crack*; por llevar una pistola Magnum oculta entre sus ropas, y por escaparse de la rehabilitación a la que le obligó asistir un tribunal. Un día fue procesado por cargos relacionados con drogas y lo volvieron a arrestar, unas horas después, por allanar tambaleándose la casa de un vecino en un estado aparente de estupor provocado por la heroína, y además por perder el conocimiento estando en paños menores, en uno de los dormitorios de los niños. «Es como si tuviera metida en la boca un arma cargada y mi dedo en el gatillo, y como si me gustara el sabor del metal», declaró el actor en pocas palabras cuando fue condenado a un año de cárcel y conducido con las manos esposadas en la cintura. Tras ser liberado, Downey descubrió el Wing Chun y comenzó a entrenar en sesiones de varias horas, a menudo durante cinco días de la semana. Algo en el Wing Chun lo hacía sentir en equilibrio y vivo. No era la disciplina; era la sensación de que al fin su cuerpo estaba haciendo lo que se suponía que debía hacer.

«El Wing Chun te enseña aquello en lo que has de concentrarte, estés donde estés, aquí o por el mundo, lidiando con distintos problemas», explicó el actor a un periodista que asistió a una de sus sesiones de entrenamiento. «Es para mí, ahora mismo, como una segunda naturaleza. Ni siquiera llego al punto donde pueda haber un problema.»

«Uno no tiene que luchar contra un camión», añadió el instructor de Downey. «Uno sencillamente se echa a un lado.»

Cuenta la leyenda que el Wing Chun es el único arte marcial inventado por una mujer. Se dice que Ng Mui estudiaba en el Templo de Shaolin cuando este fue atacado por soldados de la dinastía Qing. El templo fue arrasado y los monjes asesinados, pero los «cinco ancianos» —incluida Ng Mui— se las ingeniaron para escapar. Estando Ng Mui oculta en el bosque, vio una grulla a orillas de un arroyo, emboscada por un gato montés. No había forma de que la grulla, con sus dos patas tan desmañadas, pudiera sobrevivir a los colmillos del felino, a sus garras como cuchillos y a la cualidad atlética de sus cuatro patas... Aun así, lo hizo, girando sobre sí misma y aleteando hasta derrotar a su adversario utilizando su misma ferocidad. El paralelismo con la situación de la propia Ng Mui era inequívoco, y ella misma comenzó a transformar lo que había visto en un estilo de pelea que la haría igual de formidable que cualquier hombre. Eso implicaba sobrevivir al más duro acertijo de cualquier arte marcial: sobrevivir dentro de la «zona de trampa».

Siempre que nuestro oponente se acerca lo suficiente para atraparnos, hemos entrado en su zona de trampa. Los boxeadores dependen del alcance de sus puñetazos y de la rapidez de sus pies para escapar de la mencionada zona, mientras que el karate y el taekwondo enseñan a lanzar veloces patadas retráctiles; el objetivo es golpear a nuestro oponente desde cierta distancia y mantenerse tan lejos de sus manos como nos sea posible. La zona de trampa favorece la contundencia y la fuerza bruta, y neutraliza la velocidad y la habilidad. Es una buena amiga del grandullón y una pesadilla para el tipo menudo, pese a lo cual, por extraño que parezca, es donde el estilo femenino del Wing Chun funciona mejor.

El Wing Chun te indica que te metas directamente en la trampa y te sientas allí como en casa. Nada de moverse con brusquedad o rehuirla, ni siquiera ponerse de costado para reducir el blanco expuesto; simplemente hay que hacer frente a tu atacante, mantener los pies firmes y esperarle a que arremeta con todas sus fuerzas. Solo que, primero, debemos asegurarnos de «marcar nuestro eje central». En esencia, el Wing Chun estima que el poderío humano es más intenso cuando emerge en espiral desde los pies hasta el centro del cuerpo. Se puede acceder a esa energía del eje central siguiendo los siguientes cuatro pasos:

1. Separa los pies deslizándolos por el suelo hasta un ancho que coincida con el de tus hombros.
2. Dobla las rodillas y adopta una suave posición en cuclillas haciendo descender los muslos.
3. Cruza las manos abiertas sobre la entrepierna.
4. Enseguida, súbelas hasta la altura del pecho en la más instintiva de las posturas defensivas: una X.

En este punto, estás listo para poner en juego las «manos pegajosas», que te permiten convertir la zona de trampa de tu adversario en la tuya.

Las manos pegajosas son el siguiente nivel del poder más débil. Toma la fuerza de nuestro atacante, la fusiona con la nuestra y contraataca golpeándolo con esa energía duplicada. La clave es la conexión corporal; tan pronto como el oponente empieza a lanzar golpes, «pegamos» suavemente nuestras manos a las suyas, desviando los golpes en lugar de bloquearlos. Cuando el otro suelta un impacto de derechas directo a nuestro ojo, lo desviamos con nuestra muñeca izquierda y nos valemos de su fuerza para girar como una rueda en torno a nuestro eje. Ahora es nuestro turno de golpear, empleando el impulso de su arremetida para darle poder a nuestro brazo derecho. En definitiva, es como si terminara golpeándose él mismo en la cara con nuestro puño.

«Las manos son como puertas batientes, dispuestas sobre la fortaleza de nuestras piernas», gustaba de decir Ip Man, el gran maestro de Wing Chun, a sus discípulos. «Ip Man no se movía gran cosa», apuntaba uno de ellos. «Cuando alguien le lanzaba un golpe, se movía lo justo para evitarlo, pero cuando él atacaba, arremetía directamente contra el centro de su adversario, ya fuera golpeándolo o haciéndole perder el equilibrio.» Ip Man era igual de pegajoso con sus pies. Cuanto más alto llega tu pie, más comprometido se ve tu equilibrio, de modo que Ip Man lanzaba patadas solo a baja altura; nunca daba esas grandes patadas a la cabeza que les encantan a los espectadores en los campeonatos deportivos; solo cortas patadas —como para aplastar una cucaracha— pero dirigidas a la rodilla, la entrepierna, la espinilla o el tobillo. El Wing Chun no es un deporte espectáculo; es una ciencia para inutilizar la fuerza del oponente, diseñada para terminar las peleas con rapidez, por la vía de golpear lo más rápido posible allí donde duela más.

William Fairbairn era justamente la clase de individuo que no te esperas que aprendiese el Wing Chun. China era muy suspicaz con los extranjeros, aun cuando las cosas estuvieran en paz, y a principios del año 1900 las cosas estaban todo menos en paz. Los secretos chinos en el combate eran solo para los chinos, no para compartirlos con extranjeros que podían valerse de esas artes contra ellos. Sin embargo, a pesar de ser un inglés de ojos claros que había pasado en Shangai solo unos meses, Fairbairn tenía una carta que jugar: una de las obligaciones del servicio de seguridad e inteligencia de la emperatriz era recuperar las antigüedades reales saqueadas durante la rebelión bóxer, ese desastroso alzamiento de militantes de la causa china contra la influencia extranjera, en 1899. Fairbairn constituía un recurso muy útil a la hora de buscar el botín perdido; entre sus redadas en las madrigueras de los bajos fondos, sus contactos en el ejército británico y sus relaciones con los europeos que ayudaba a proteger, podía conseguir pistas sobre los tesoros perdidos que los hombres de la emperatriz no tenían ni la más remota esperanza de recuperar. En compensación, se le permitió a Fairbairn entrenar con Cui Jindong, el maestro de Wing Chun que enseñaba a los guardaespaldas de la emperatriz viuda.

Bajo la tutela de Cui Jindong, Fairbairn se enteró de algo sorprendente: la violencia cuenta con una enciclopedia considerable. Cada forma que a uno se le ocurra de lanzar un puñetazo a la tráquea o un rodillazo a la entrepierna, fue concebida por alguien más hace unos diez mil años atrás. Eran grandes noticias para la autodefensa: si Fairbairn conseguía dominar lo de las manos pegajosas, podría descargar cualquier ataque imaginable en la memoria de su propia fascia y convertir su cuerpo en un «sistema de reacción automática». Como ocurre con los propósitos instintivos, las manos pegajosas dejan fuera de la pelea las funciones cerebrales superiores y activan el yo animal. Cuando un atacante nos atrapa la muñeca, nuestro codo se levanta; si intenta agarrarnos rodeando nuestra cintura, nuestro pie hace que la rodilla se adelante antes de que consiga sujetarnos. No nos es preciso pensar, ni siquiera ver; solo reaccionar.

Para la policía de Shangai, que a menudo debía enfrentarse a peligros en sótanos oscuros que tenían toda la pinta de acabar mal, la lucha potenciada por la fascia suponía un salvavidas. Y cuando Fairbairn y Sykes la trajeron de vuelta a Gran Bretaña, se dieron cuenta de que era igual de útil para las mujeres, y los poetas, y los profesores que estaban a punto de lanzarse en paracaídas tras las líneas alemanas en misión de sabotaje. «Sykes fue el instructor que me enseñó a matar silenciosamente», recordaba Nancy Wake, la chica australiana del pelotón, que llegó a ser una de las mejores agentes del SOE. Nancy estaba especializada en pasar delante de un cuartel de la Gestapo en Francia y arrojar granadas por la puerta, y también rescatar pilotos aliados abatidos, valiéndose de su sensualidad y sus nervios de acero para distraer a los guardias en los puestos de control.

«Me contoneaba delante de ellos y comenzaba a ronronear: "¿Te gustaría cachearme?"», recordaba ella misma. «Dios mío, menuda pájara coqueta estaba hecha.» La Gestapo dio a la mujer misteriosa el apodo de la «Rata Blanca» y la puso a la cabeza de su lista de personas más buscadas, pero era imposible atrapar a Nancy. En diecisiete ocasiones condujo con éxito a combatientes británicos por el paso de los Pirineos hacia la libertad. «Si un alemán venía hacia mí, yo le lanzaba una patada a su "dispositivo de tres unidades" y le propinaba un golpe con la mano abierta a un lado del cuello.» En una ocasión, cuando su grupo de la Resistencia estaba rodeado, Nancy se abrió paso a tiros y robó una bicicleta, pedaleando sin descanso más de 200 kilómetros de noche, hasta ponerse a salvo. Cuando un centinela alemán le bloqueó el paso en su fuga, durante una redada a un depósito de armas, las manos de la Rata se proyectaron hacia delante justo como Sykes le había enseñado que hiciera. «¡Y listos!», recordaba Nancy. «Eso lo mató, sin problemas.»

Milagrosamente, Nancy Wake sobrevivió a la guerra y vivió hasta la notable edad de noventa y ocho años. Durante una cena celebrada en tiempos de la posguerra en Francia, escuchó a un mozo murmurar que prefería a los alemanes antes que a «los asquerosos ingleses». Nancy lo siguió hasta la cocina, lo golpeó al estilo de Sykes y lo dejó sin sentido. Cuando el gerente del restaurante corrió hacia ella, el comensal que estaba con Nancy le advirtió que se alejara o él sería el siguiente en su lista. «Antes de la guerra, mi naturaleza no era en absoluto violenta», explicó ella, encogiéndose de hombros. «El enemigo me endureció.»

Una rata que se viene arriba en la zona de trampa: qué perfecto final para Ng Mui, la abadesa luchadora que trescientos años antes demostró que las mujeres podían combatir tan bien como los hombres. Solo que los orígenes del Wing Chun son, como resultó después, un poco más complejos. Y bastante más griegos.

En las profundidades del laberinto en Creta, Teseo se abrió paso con cautela por la oscura trampa de piedra y cruzó entre los cadáveres descarnados de los hombres y las mujeres que habían ido allí antes que él. Era apenas un adolescente, sin ayuda de nadie y sin armas de ningún tipo. Al doblar por un túnel, se topó cara a cara con el Minotauro: mitad hombre mitad toro, y ávido de sangre humana. Estaba por nacer un nuevo arte.

«Con una fuerza muy inferior a la del Minotauro, Teseo luchó con él y lo venció, valiéndose del pancracio, puesto que no llevaba cuchillo», sostiene la leyenda de Píndaro en la quinta oda de Nemea. *Pankration* significa básicamente «poder y conocimiento totales», pero la palabra tiene resonancias más hondas que las que sugiere su significado: está asociada a los dioses y héroes, a los conquistadores que echan mano de todos sus talentos. El pancracio es un estilo de lucha que no solo combina el boxeo y la lucha libre, sino que los sobrepasa con una noción de su propia cosecha. Algunas técnicas del pancracio, como la patada *gastrizein* al talón, nunca han sido superadas. «Es uno de los movimientos de ataque más poderosos que hemos visto nunca», se maravillaba un experto moderno en artes marciales después de ver una demostración. «La rodilla y el pie del atacante se recogen como si fueran un pistón y luego los descarga contra el estómago, los genitales o los muslos del oponente. Canaliza unos 900 kilos de fuerza contra el adversario, más que suficiente para romper un bate de béisbol.»

Lo más temible del pancracio aflora cuando en ningún momento da la apariencia de ser temible. La posición de alerta es tan despreocupada y relajada que podríamos estar a un parpadeo de recibir un *gastrizein* en la rodilla y jamás sospechar que la persona que tenemos enfrente estaba a punto de atacar. Cuando uno adopta una postura apropiada para jugar a la lucha libre con un niño, está adoptando una posición de combate del pancracio: solo hay que mirar al frente, flexionar las rodillas y alzar los brazos abiertos. Parece menos un arte que una casualidad, lo cual nos habla de la supremacía ancestral del pancracio: la sensación de naturalidad se explica porque es precisamente un arte natural. El pancracio refina el impulso bruto, descartando todo lo que no sirve y concentrándose en las tres cosas que sí son útiles: la fluidez, la sorpresa y la neutralización de la fuerza. Uno se activa sin pensarlo. Ataca sin dar señales de ello. Y golpea como cualquier otro animal que lucha por su vida, sin compasión.

La cercanía del pancracio con la violencia real es tan aterradora que durante muchos años no fue incluido en las olimpiadas originales. «Hacer caer al oponente y reducirlo mediante el estrangulamiento, los golpes a mansalva, los mordiscos y las patadas, es el instinto natural del salvaje o el niño», explicaba E. Norman Gardiner, doctor en Literatura y especialista de Oxford en los deportes antiguos. «Pero este frenesí no es apropiado para una competición atlética; es demasiado peligroso e indisciplinado.» El pancracio fue al fin incorporado en los trigésimo terceros Juegos Olímpicos, en el año 648 a. C., con dos reglas: nada de mordiscos ni de sacarse los ojos. Salvo por eso, lo demás era todo válido; todo el espectro de la crueldad y la creatividad humanas estaban a tu disposición. Aun así, los espartanos rezongaron y se negaron a participar: si no podías cegar a tu oponente y morderle la nariz, ¿qué sentido tenía?

Para todos los demás, el pancracio se convirtió en «el más digno y excitante de todos los deportes de la antigua Olimpia», como sostiene el cronista griego Filóstrato, aun cuando algunos combates no duraban más que un estornudo. No había puntuación de ningún tipo: se ganaba tan pronto como se lograba llevar al oponente a una agonía intolerable. Un campeón de la especialidad ganó tres títulos olímpicos al convertirse en un auténtico especialista en atrapar los dedos de su oponente y doblárselos hacia atrás. Las peleas solo podían concluir con la muerte, la rendición o —como en una justa épica— con ambas: el gran campeón Arrachión estaba atrapado en un abrazo sofocante cuando se las ingenió para agarrar el pie de su oponente. Romper el tobillo es un movimiento clásico del pancracio y tan efectivo que, miles de años después, sería el motivo por el que los Mellizos se protegían los pies y nunca se arriesgaban a nada que estuviera por encima de una patada en la entrepierna. Pero Arrachión aplicó su tenaza demasiado tarde. Su oponente suplicó clemencia, con lo que perdía el combate, pero no antes de que Arrachión se asfixiara. La victoria fue para el hombre que ahora yacía muerto.

El mito de la creación del pancracio es singular, y no es solo porque sean dos en lugar de uno. Los cronistas no pudieron ponerse de acuerdo en cuál era el hecho primero: ¿fue Teseo contra el Minotauro, o Hércules contra el león de Nemea? Pero, eso sí, había unanimidad en lo relativo a una cualidad esencial: mientras que el boxeo y la lucha libre eran fruto de los dioses, transmitidos por Apolo y Hermes, el pancracio nació de la debilidad humana. Teseo era solo un muchachito deseoso de probarse a sí mismo cuando fue a Creta, y Hércules no era ni por asomo el superhéroe al estilo Hulk que siempre imaginamos. Nunca fue el más fuerte en la lucha; de hecho, Píndaro fue severo al afirmar lo contrario y describió las hazañas de Hércules como un síndrome del hombre bajo: Hércules era «de corta estatura y una voluntad inquebrantable». Los héroes eran igualmente muy poderosos, pero el músculo a secas no los sacaba de ningún apuro. Su verdadera fuerza estaba en sus oídos: Teseo y Hércules eran estudiosos de toda la vida y creían en la igualdad de oportunidades, siempre buscando consejo y muy felices de obtenerlo de las mujeres. Era el sello de un héroe y del pancracio: poder y conocimiento totales.

Y ese conocimiento ha estado dando vueltas desde hace mucho, mucho tiempo. La historia en verdad tiene algo que decir en los mitos de la batalla de Pankration. Cuando los arqueólogos descubrieron las cuevas selladas de Creta —el lugar donde Teseo combatió contra el Minotauro—, encontraron cerámica y pinturas en los muros que databan del 1700 a. C., con las representaciones más tempranas que se conocen del pancracio. El rey Minos regía en Creta y sus barcos regresaban a menudo de Egipto con descubrimientos novedosos: como los ritos religiosos hititas y su singularidad de saltar sobre los toros, y boxear o luchar a brazo partido. En Creta, esos ritos fueron pulidos y transformados en artes marciales, y luego exportados a la Grecia continental. Naturalmente, todo lo que implicara poder y conocimiento absolutos era irresistible para un científico y guerrero como Alejandro Magno, que aún dormía con la *Ilíada* bajo su cabeza. Alejandro se volvió un auténtico creyente cuando vio a su mejor guerrero macedonio derrotado por Dioxippus, un luchador de pancracio originario de Atenas. Los ejércitos de Alejandro aprendieron el pancracio y se piensa que, al marchar hacia el este adentrándose en Persia y la India, el pancracio se difundió por Asia y se convirtió en inspiración de todas las artes marciales modernas.

Entonces, ¿lo de Ng Mui no vale? ¿O lo de los «cinco ancianos»? ¿O la grulla combatiendo al felino?

Pues no.

No hay evidencias de que el mito original del Wing Chun sea en algún sentido más real que el del Minotauro, pero solo porque sea un invento no significa que no sea verdadero. El Wing Chun tomó los elementos decisivos del pancracio y mejoró la historia de fondo: si de verdad quieres demostrar que el movimiento natural y la elasticidad pueden transformar a cualquiera en un luchador temible, no recurras a un par de heroicos asesinos de monstruos para argumentar tu caso; sírvete mejor de una religiosa en fuga combatiendo a una dinastía perversa. La fábula de Ng Mui no fue solo para cambiar el carácter griego del asunto y adecuarlo a un público chino; más bien, sacó el pancracio del campo de batalla y de los juegos de hombres desnudos y cubiertos de aceite y lo retrotrajo al mensaje original: que cuando se trata de auténtica fuerza y autodefensa, la potencia muscular no es el camino.

Pese a las nuevas versiones, el arte que podía ayudar a todo el mundo no fue enseñado a casi nadie. Las guerras dinásticas y el secretismo de los clanes lo mantuvieron bajo cuerda en China; para el resto del mundo, acabó arruinado por obra de los romanos. Bajo el imperio de los césares, el pancracio fue degradado a un espectáculo de gladiadores y se volvió tan bárbaro que al final los emperadores cristianos lo prohibieron. A partir de entonces, nadie tuvo estómago para revivir algo tan íntimamente asociado a la locura sangrienta del Coliseo. «Se diría que el pancracio es demasiado terrible para que pueda servir a ningún propósito útil en los tiempos modernos», concedió un caballero inglés que fracasó en reactivar esta disciplina de combate en 1898.

Y así fue como el mayor deporte olímpico de la Antigüedad se fue diluyendo y terminó por desaparecer...

Excepto en la isla donde nació. En las montañas de Creta, el pancracio fue traspasado entre las varias generaciones de rebeldes, que nunca se olvidaron de lo que podía lograr y la razón por la que había sido creado. Tras la invasión alemana, una foto extraña llegó a manos de la inteligencia británica: mostraba a tres soldados alemanes en mitad de una emboscada perpetrada por un trío de rebeldes cretenses, uno de los cuales aparecía con las piernas en forma de tijera aprisionando a un alemán por la espalda. Eso era pancracio clásico, y era justo el mensaje que los Mellizos estaban intentando cargar a espaldas de sus discípulos en los campos donde entrenaban los que jugarían una guerra sucia:

«Toda la fuerza, velocidad y flexibilidad que precisen, ya la traen consigo. Solo necesitan liberarlas.»

13

El nombre de Creta es para mí —el hombre que la
conquistó— de amargo recuerdo.

KURT STUDENT,
general de la Luftwaffe

Creta era la prueba perfecta. Las montañas estaban sembradas de
cavernas, y con todos esos aviones alemanes de suministros transi-
tando por allí con destino a Rusia, los objetivos estaban maduros.
Pero la Firma no podía acceder a la isla a tientas; alguien debía averiguar primero si George Psychoundakis y el resto de los cretenses
deseaban realmente tomar bajo su protección a un montón de aficionados. Si no, los británicos no durarían ni una semana.

De modo que, a los pocos días de haber escapado de Grecia, se
le pidió a Jack Smith-Hughes que regresara. Devolver a un hombre
a la misma isla en la que había pasado siete meses tratando de abandonarla era ciertamente duro, pero ¿qué otra opción había? La batalla de Creta había durado diez días, pero la batalla por Creta acababa
de comenzar. Hitler necesitaba neutralizar a los cretenses, pero ni
siquiera estaba logrando... frenarlos. La ofensiva contra Rusia ya
contaba con varios meses de retraso, pero en lugar de desplazar rápidamente a todo hombre disponible hacia el frente oriental, cinco
divisiones completas aún se dedicaban a perseguir pastores en esa isla
gottverdammten.

Brillante. Era exactamente lo que Churchill había estado esperando: que, en algún lugar, un puñado de guerrilleros sorprendiera
al coloso con la guardia baja y lo hiciera tambalear. Antes de que los

británicos hubieran tenido oportunidad de configurar la Firma y luego difundir su propia operación de resistencia, una de carácter autónomo ya había irrumpido en la isla y cobrado vida. «La Resistencia cretense, a diferencia de los movimientos clandestinos en el resto de Europa, que no comenzaron a desarrollarse hasta un año después de la ocupación alemana, se inició literalmente en las primeras horas de la invasión», explica Antony Beevor, que sería quien escribiría la historia definitiva de la batalla de Creta. Como si hubieran estado ensayándolo durante años, los cretenses aglutinaron rápidamente varias milicias armadas, correos que se desplazaban a pie por las montañas y un sistema de alerta en los momentos peligrosos que consistía en una canción folclórica: cada vez que era avistada una patrulla alemana, un tono parecido a un gorjeo pasaba de un aldeano a otro a través del valle y hacia las alturas, al punto en que se ocultaban sus hombres en la montaña.

Pero, siendo realistas, ¿cuánto tiempo podían aguantar los cretenses la furia del general Kurt Student, que por una sola vez estaba incluso más furioso que Hitler? El Führer había ordenado a sus tropas que aterrorizaran a los levantiscos cretenses, pero Student ahora quería algo más que simplemente asustarlos; quería sangre. Los alemanes habían perdido en la batalla de Creta más tropas que en Francia, Yugoslavia y Polonia juntas. El mismo Student casi había decidido quitarse la vida y todo por culpa de esos salvajes. Los cretenses eran «bestias y asesinos», decidió Student, que serían tratados como cualquier animal peligroso. Dondequiera que se detectaba un indicio de rebelión, el general alemán al mando ordenaba «el exterminio de la población masculina del territorio en cuestión» y «la total destrucción de las aldeas por el fuego». No habría siquiera un simulacro de juicio. «Todas estas medidas», ordenaba Student, «deben tomarse con rapidez y omitiendo las formalidades».

Libres de toda restricción, los alemanes destinados en Creta desataron una oleada desaforada de venganza. En el pueblo de Kastelli Kissamou, se escogió al azar a doscientos varones y fueron asesinados en masa. En la pequeña población de Fournés ocurrió otro tanto con ciento cuarenta de sus habitantes. Aldeas enteras fueron rodeadas por los tanques y arrasadas por el fuego, mientras las mujeres y los niños corrían a las montañas para salvar su vida. No todas las mujeres escapaban: a muchas les rasgaban las ropas y si había en su hombro alguna marca que sugiriese que habían empuñado un rifle, acababan en la misma fosa común que sus hermanos y esposos. La cacería humana fue despiadada e inmisericorde; soldados de infantería alemanes saqueaban las granjas y los pueblos, mientras aviones de reconocimiento bramaban a poca altura sobre las montañas, ametrallando a cualquiera que les pareciera sospechoso y haciendo fotos aéreas de toda caverna y camino de cabras que captara su objetivo.

Así que, una noche de octubre, Jack subió a un pesquero de arrastre camuflado y regresó a Creta con una promesa. Antes se vistió con una camisa y un pantalón negros para simular que era un pastor... O bueno, algo parecido. «Cualquiera podía ver, a un kilómetro de distancia, que era inglés, ¡especialmente cuando andaba con esas ropas!», dijo con una mueca reveladora George Psychoundakis, que una vez más entró en escena para hacer cruzar a Jack a través de las patrullas alemanas. Juntos escalaron el promontorio para ver al abate Lagouvardos, el monje de 130 kilos de peso con un aliento infernal y un gran parecido al fray Tuck de Robin Hood, que estaba a la cabeza del monasterio en Preveli. De allí partieron a visitar los escondrijos de varios combatientes de la Resistencia local, como Beowulf, el viejo Tío Petrakas y «Satán» Grigorakis, apodado así porque solo el diablo podría haber sobrevivido a todas las balas que llevaba alojadas en su cuerpo.

Si los combatientes cretenses podían aguantar un poquito más, les dijo Jack, muy pronto no estarían solos. Los nuevos maestros británicos del caos estaban listos para entrar en acción.

Jack acababa de regresar de Creta en su misión de reconocimiento cuando le llevaron a su presencia un joven pintor sin un céntimo llamado Alexander Fielding. Llámeme Xan, dijo el muchacho, pronunciándolo «Chan». El padre de Xan era un mayor en el 50.º Regimiento Sij y, como hijo de un militar de carrera, Xan supo exactamente qué hacer cuando la guerra estalló: correr y esconderse.

«Mi primera reacción fue huir», admitiría tiempo después. Realmente, había hecho de la fuga todo un arte. Antes de la guerra, había intentado ganarse la vida dibujando a los clientes en los cafés londinenses más exquisitos, y después se fue al este a estudiar a los clásicos alemanes e iniciarse en la pintura. Cuando Hitler invadió Polonia y la mayoría de los amigos universitarios de Xan dieron un paso al frente para alistarse, él permaneció inmutable en Chipre, donde había conseguido un buen trabajo temporal como gerente de un bar. «No tenía miedo de combatir», recordaba él mismo, «pero la perspectiva del ejército conseguía abrumarme». ¿En serio esperaba alguien que sintiese la obligación de ir tres veces al día a un casino de oficiales a hablar de trivialidades con una serie de invitados que no eran de su gusto? «No podía tolerar la idea de una relación forzada y artificial con un grupo de extraños escogidos para ser mis camaradas, no por mí, sino al azar», se quejaba. Llamadme cobarde, si queréis; tan solo no me llaméis «Sir».

Como los submarinos alemanes estaban a un paso de bloquear las rutas marítimas, Xan prefirió subir, al poco tiempo, a un barquito con rumbo a una pequeña isla próxima a las costas de Grecia, propiedad de su viejo amigo Francis Turville-Petre, el arqueólogo de fama mundial, aventurero del sexo y, últimamente, un espíritu solitario de cabellos desbocados. Francis había hecho historia cuando, recién salido de Oxford, desenterró al «Hombre de Galilea», uno de los primeros cráneos de Neandertal descubiertos fuera de Europa. Solo que muy pronto comenzó a pasar más tiempo en fiestas que excavando (un arqueólogo y colega suyo escribió a casa hablando con pesadumbre de «las botellas de whisky vacías tiradas fuera de la tienda de campaña de Francis y los chicos árabes que entraban reptando a ella») y, cuando un episodio imprevisto de sífilis lo condujo a Alemania para tratarse, decidió abandonar los desiertos de Palestina y cambiar de su especialidad a la «etnología sexual». *Der Fronny* («el Fronny»), como era conocido, se convirtió en tal leyenda entre los jovencitos de los bares berlineses que terminó inspirando el musical *Cabaret* (basado en un cuento incluido en *Adiós a Berlín* de Christopher Isherwood) y la pieza teatral *The Fronny* («El Fronny») de W. H. Auden. Después de eso, y de manera repentina, Francis desapareció de la escena. Corrió el rumor de que estaba recluido en una isla griega, durmiendo hasta que oscurecía y deambulando por las noches y sobreviviendo a base de una dieta de coñac y pan, reforzada con una taza semanal de Bovril.

Por la época en que Xan llegó allí, en 1939, la antigua estrella rutilante de la arqueología británica parecía más bien el superviviente de un naufragio. «El pelo liso y largo como el de un piel roja enmarcaba un rostro cetrino y de expresión triste, tan lleno de arrugas que era imposible adivinar la edad de su propietario», recordaría Xan tiempo después. «Y debajo, un cuerpo desfalleciente, siempre vestido con colores brillantes, se estiraba en su metro ochenta hacia abajo, hasta unos pies con sandalias casi estrafalarios de tan pequeños que eran.» Pero la mente del Fronny seguía tan aguda como siempre y, durante sus largas caminatas a la luz de la luna, le confió a Xan el secreto de cómo le había ganado la mano al mundo, hasta llegar al cráneo de Galilea.

Muy temprano en su carrera, Francis se dio cuenta de que en lo relativo al conocimiento arqueológico y el dominio de la geología, le llevaría décadas estar a la altura de los científicos de más edad y poder competir con ellos. Precisaba de un atajo, así que comenzó a rondar sobre el terreno, visitando las aldeas, compartiendo una taza de té por aquí e intercambiando banalidades por allá, absorbiendo escándalos y dialectos y cuentos de fantasmas. Estaba persuadido de que las leyendas poseen largos zarcillos, que al final dan con tierra sólida. Si los chicos piensan que un sector de los bosques está embrujado, bien podría ser que hubieran visto fantasmas por allí..., y estos, después de hacer una somera investigación, podían resultar cabreros que se refugiaban por la noche en la hendidura de un risco cuya entrada era invisible y que poseía una ventilación excepcional para el humo de la hoguera. Un lugar cómodo y abrigado en la época actual bien pudo ser igual de acogedor en la Edad de Piedra, lo cual significaba que, en un vasto desierto con miles de cavernas, una sola tarde que pasaras oyendo los cuentos de viejas podía servirte para descartar pistas falsas y conducirte directamente al hallazgo de toda una vida. El olfato de Francis para el cotilleo finalmente lo llevó hasta un grupo de comerciantes beduinos parlanchines que le advirtieron de la cueva donde encontraría el cráneo.

«La compañía y la conversación de un hombre como Francis hizo mucho por diluir mi creciente sensación de culpa, de manera que el informe sobre la evacuación de Dunkerque y el recuento de la batalla de Inglaterra me provocaban ahora poco más que una débil punzada de culpa», recordaba Xan, que no era gay pero consideraba a Francis «uno de los compañeros más estimulantes y gratificantes» que jamás había conocido.

Él mismo pasó los días pintando paisajes y practicando el griego con los seis criados del Fronny, a la espera de que su anfitrión al acecho de la noche despertara cuando oscurecía. A continuación, se acurrucaban juntos cerca de la radio y escuchaban al atardecer las noticias de la BBC sobre la guerra.

—¿No deberíamos avergonzarnos? —se preguntaba Xan—. Quizá sea hora de cumplir con nuestro deber.

A lo que Francis respondía, algo molesto:

—Pero ¿qué utilidad piensas que podrías tener tú?

Hitler tomó la decisión por ellos. Adelantándose a la invasión germana, dejaron atrás por fin la isla y se fueron, algo reticentes, por caminos separados. Fronny optó por Egipto, considerando su gusto por las aventuras eróticas y que El Cairo en tiempos de guerra hervía de intrigas sexuales. Muy pronto reclamó su trono como adalid de las orgías en los callejones, aunque colapsó a los pocos meses. A los cuarenta años —«aburrido del amor, el sexo, los viajes, la amistad y hasta de la comida», como recordaba un amigo—, el hombre que había inspirado a Xan con su genio para averiguar los secretos del pasado pasó a mejor vida.

Xan regresó a Chipre, donde dio incluso con una forma mejor de escabullirse de la guerra: se unió al ejército. Allí recibió un puesto como oficial subalterno en el Primer Batallón de Chipre, el mayor chiste en el teatro de la guerra en el Mediterráneo. «Los chipriotas no habían gozado nunca de una tradición militar y pronto quedó claro que no pensaban romper un hábito adquirido antes del siglo I, por lo que alegremente tuvieron la ocurrencia de jugar a los soldaditos en el siglo XX», explicaba él mismo. Muchos de sus colegas entre la oficialidad eran auténticos problemas disciplinarios a los que habían expulsado de otros destacamentos, o pacifistas y gandules desesperados por evitar las trincheras. «Nuestra unidad era, por tanto, comprensiblemente ajena a cualquier forma de orgullo militar.» Puesto que ni los oficiales ni los reclutas tenían el menor interés en involucrar al prójimo en nada peligroso, y no digamos ya en combatir al enemigo, todos coincidían en apartarse del camino de los demás: las tropas pasaban buena parte del tiempo en los burdeles de Nicosia, mientras que los oficiales se dedicaban a los casinos. Al cabo de pocas semanas, los nuevos reclutas estaban menos preparados para el combate que el día que llegaron. «El índice de enfermedades venéreas entre la tropa aumentó a un nivel que solo era superado por el alcoholismo de los oficiales», admitía Xan.

Su misión oficial era, entretanto, visitar los pelotones de mentira en la zona. Los chipriotas imaginaron que su mejor defensa era el engaño, así que construyeron un montón de barracas falsas para dar la impresión de que la isla desbordaba de tropas. «Todas esas unidades fantasmas», recordaría luego Xan, «las representaba solo yo». Se pasaba el día entero sobre una motocicleta rugiente, despachando mensajes a esas brigadas invisibles, con la esperanza de que, de algún modo, Hitler creyera que Chipre estaba demasiado fortificada para atacarla. ¡Menuda sorpresa más encantadora había acabado siendo la guerra! El servicio militar en Chipre, reconocería más tarde Xan, fue «una de las épocas más despreocupadas de toda mi vida».

Hasta que comenzaron a llegar los refugiados desde Creta. «Se esperaba que la isla de Creta se rindiera en un día», señalaba Xan, pero cuando no lo hizo —cuando llegaron informes de que pastores y esposas de granjeros y curas de pueblo estaban defendiendo su isla con las herramientas tomadas del granero y las armas de cazar conejos, y en un caso particular, el bastón de un anciano, cuando todos esos campesinos y un batallón vapuleado de tropas británicas se las ingeniaron de algún modo para frenar a los más fieros combatientes de Alemania, hasta que el sol se puso en la fecha límite fijada por Hitler y volvió a salir al día siguiente—, Xan comenzó a experimentar una sensación extraña, la envidia.

«Sentí que si no había más remedio que pelear, la finalidad menos innoble y el método más satisfactorio serían la finalidad y los métodos de los cretenses», recordaba. Esos isleños no recibían órdenes de nadie ni vestían uniforme; pensaban y combatían por sí mismos, valiéndose de su propia destreza e ingenio y las armas naturales para defender sus hogares y a sus familias. Nadie debía de entrenarlos o decirles qué hacer; sus propias tradiciones los habían preparado, toda una vida, para ese momento. «Mi posición como miembro de un ejército regular se me hizo cada vez más mortificante.»

Comenzó, pues, a merodear por los muelles de Chipre, recibiendo a los refugiados de Creta cuando llegaban, para tener noticias de primera mano de la Resistencia. Con seguridad, corrió el rumor de su interés en el asunto, porque cierta mañana apareció un desconocido preguntando por él. El extraño le dio instrucciones para que fuera a un edificio en El Cairo y le indicó que, si lo de Creta iba en serio, debía marchar de inmediato a Egipto. Ya se enteraría de más cosas —quizá— cuando llegase. Antes de lo esperado, Xan estaba poniendo un pie en El Cairo y llamando a un taxi.

«Ah, sí», respondió el conductor cuando le dio la dirección. «Se refiere a "la mansión secreta".» La Firma podía ser invisible para el resto del mundo, pero no para los taxistas cairotas; fuera lo que fuese que la organización estaba tramando, atraía a tantos visitantes misteriosos, que las huestes de taxistas locales habían marcado la dirección como un destino enigmático pero muy lucrativo. Xan dio con el edificio y fue conducido a una especie de trastienda. Allí conoció a Jack Smith-Hughes, que ahora tenía la misión de hallar reclutas para la Firma, con miras a ser enviados a Grecia.

«¿Tiene usted alguna objeción personal contra el homicidio?», comenzó Jack.

Xan hubo de admitir que la única vez que estuvo cerca de actuar como un héroe —la única vez que había estado cerca de entrar en una pelea— fue cuando intentó defender a una familia judía de una banda de matones australianos que habían bebido más de la cuenta. Uno de ellos lo cogió por las solapas, lo levantó del suelo y le gruñó: «¿De qué lado estás tú, Galahad?», refiriéndose al caballero de la Mesa Redonda. Aquella era toda la hidalguía que Xan podía ofrecer.

Para ser honestos, a Jack le bastó con eso. El ejército no había hecho de él mismo un héroe, sino un panadero. Fue solo cuando quedó abandonado en Creta y se dio a la fuga con la ayuda de los cretenses, que se convirtió en una fuerza que tener en cuenta. Y eso le dio una idea...

En Escocia, Fairbairn y Sykes estaban empeñados en revivir el arte del heroísmo y transmitirlo a sus discípulos. En Creta, Xan podía ahorrarse los intermediarios y aprender las mismas habilidades ancestrales directamente de la fuente. Si se ponía en las manos de Beowulf y ese astuto pastor que era George Psychoundakis, quizá aprendiera en la práctica más de lo que podía aprender en cualquier escuela. Disponía de la fuente original del pancracio. Descubriría cómo hacían los pastores para trepar montañas toda la noche con una dieta de hambre y aprendería a disparar de manera instintiva junto a pastores y bandoleros que podían volarle a un hombre la tapa de los sesos a cuatrocientos metros de distancia, y sin una mira telescópica.

Jack sabía que todo eso era posible, porque había alguien que ya lo había hecho. John Pendlebury era un arqueólogo británico llegado a Creta mucho antes de la guerra, que había perdido un ojo, nunca había servido en el ejército y casi doblaba en edad a Xan. Obviamente, su destino era abandonar la isla tan pronto como Hitler viró sus fuerzas hacia el Mediterráneo. Solo que Pendlebury permaneció donde estaba. «Se requería más resolución de parte de un inglés para quedarse atrás voluntariamente y verse engullido por la marea germana, que para volver tiempo después», reflexionaba Nicholas Hammond, arqueólogo de Cambridge y amigo de Pendlebury, «pero para John no había opción». No mucho después, el académico de Oxford se había convertido en una leyenda cuyo nombre provocaba accesos de ira en el propio Hitler.

Y esto era así porque en esa isla pasaban cosas extrañas, como había descubierto Jack: cosas feroces, brillantes y audaces, que no cabía exigirle a nadie, y mucho menos a un panadero o a un arqueólogo tuerto. Esa pequeña roca en mitad del mar había hecho que Hitler se desangrara y había alterado la estrategia militar del Tercer Reich para siempre: nunca más volverían los Cazadores a liderar una invasión desde el aire. «Creta siempre ha sido el anfiteatro de acontecimientos extraños y espléndidos», convendría más tarde Paddy, maravillado por los «ancianos indestructibles» de Creta y sus «hijos extremadamente guapos», y por la forma en que «sus ojos brillan y la sonrisa se ensancha en su rostro a la menor sugerencia de un plan descabellado».

«En especial», añadía, «si el plan implica algún peligro».

Dos semanas después, Xan asomó la cabeza por la escotilla de un submarino para toparse en el exterior con un vendaval atronador e intentó decir algo, pero nada pareció salir de su boca. «El estruendo del viento ahogaba cualquier otro sonido.» Las olas azotaban los flancos del submarino, hasta destrozar y hundir una canoa plegable: la canoa que Xan debía abordar, supuestamente.

En lugar de cuatro meses de entrenamiento intensivo en la escuela del SOE, Xan había pasado tres días volando trenes abandonados. «Saber que no había líneas ferroviarias en Creta no atenuó un ápice mi avidez por la demolición», comentaría luego. «Esas explosiones diarias en la arena fueron todo el entrenamiento que recibí antes de ser convocado a El Cairo poco antes de Navidad.»

Tan pronto como volvió de sus «explosivas» vacaciones, se le comunicó que metiera sus cosas en un macuto y se presentara en los muelles. Primero tomaron rumbo a Creta en un pesquero camuflado de la Marina Real, pero en dos ocasiones un mar embravecido los obligó a dar la vuelta y regresar a Egipto. Finalmente, el subcomandante Anthony Miers, alias «el Mierda», se ofreció a conducirlos más allá de las olas y llegaron a tener a la vista la isla, pero cuando lanzaron al primer hombre al mar en su bote, sobrevino una tormenta y lo zarandeó hacia la oscuridad.

Después de eso... nada. Durante media hora escudriñaron las aguas agitadas esperando una señal que indicara que estaba aún vivo y a flote.

El Mierda no podía seguir en ello.

—Mal negocio —dijo por fin—. Vuestro hombre está muerto, a la deriva o rodeado de ale...

En la distancia hubo un destello de luz.

—¡Es el bueno de Guy! ¡Condenado viejo...!

Lo habían logrado, él y su bote. Guy Delaney era un sargento australiano en la cincuentena, de cejas tupidas y bigotes erizados, un superviviente a la invasión de los *Fallschirmjäger* que, al igual que Jack Smith-Hughes, se las había arreglado para esconderse durante meses en las montañas y escapar utilizando la alternativa que ofrecía el monasterio de Preveli. Xan dedujo que si Guy Delaney, casi un despojo de los excedentes del ejército, podía sobrevivir a ese oleaje, él también podía hacerlo. Los marineros prepararon rápidamente otro bote, pero las olas volvieron a destrozarlo, y luego otro más. Xan y su socio tenían una última oportunidad de llegar a la playa, les dijo el Mierda: una balsa neumática se llenaría de agua con ellos dentro, pero quizá pudieran montarse a horcajadas en ella, como si de un potro de rodeo se tratara, sujetándola entre los muslos mientras remaban como condenados hacia la playa.

Tres marineros pugnaron para sostener la balsa, que golpeaba contra el flanco del submarino como «un pez monstruoso y de tono gris, retozando por debajo y por encima del oleaje», en palabras de Xan. Y proseguía: «No fue valor, pienso, sino el miedo lo que apresuró la decisión». Ante todo, temía la idea de tener que volver a encerrarse y sofocarse en el submarino, así que lo mejor fue arrojarse sobre la balsa, seguido de un hombre al que había conocido hacía poco y al que detestaba desde el primer momento. El capitán Guy Turrall era incluso mayor que Delaney; era un veterano de la Primera Guerra Mundial, y desde entonces se había pasado años pululando por las zonas tropicales del Imperio británico, con un casco colonial sobre su cabeza. Desde el principio, Turrall estaba volviendo loco a Xan, empeñado en hablar a la tripulación griega en su *français* colonial y repitiendo constantemente: «Verás, es que he vivido largo tiempo en la espesura...», y «brindando consejos más apropiados para un safari en tiempos de paz que para una operación naval clandestina». Fiel a las formalidades, Turrall se había presentado a la misión clandestina con un macuto repleto de pijamas y un lavamanos esmaltado. Venía, a su vez, con el uniforme completo y su casco colonial, que Xan arrojó por la borda tan pronto como su dueño miró hacia otro lado.

Los marineros liberaron la cuerda y la corriente succionó la balsa, haciéndola girar en círculos. Fue en ese punto, con la balsa dando vueltas «como una boya atrapada en un remolino», cuando Xan y Turrall alcanzaron una suerte de inesperada perfección, y los dos agentes secretos recién estrenados devinieron en la perfecta imagen de todo cuanto habían advertido a Churchill sus generales respecto a su absurdo plan. ¿Con «esto» esperaba detener a Hitler? ¿Con el capitán Don Perfecto chapoteando en círculos en mitad del Mediterráneo y un cretino detrás, ese odioso artista de pacotilla que lo primero que hacía como miembro de un comando ultrasecreto con la misión de infiltrarse tras las líneas enemigas era gastarle bromas al único hombre que podía cubrirle las espaldas? Había que afrontarlo: Turrall podía ser muy ducho con los explosivos y tener un cajón lleno de sus polvorientas medallas, sin embargo... ¿cómo diantres iba a infiltrarse en territorio hostil si insistía en olvidarse que en Grecia no se habla francés?

Xan y Turrall hundieron los remos hasta que por fin lograron dejar de dar vueltas. El submarino del Mierda se sumergió tras ellos y desapareció de su vista, dejándolos a la deriva en una balsa flexible en mitad de un mar oscuro como el cielo de noche. Guy Delaney —que Dios bendijera su erizado mostacho australiano— aún hacía oscilar su linterna en la arena. Xan y Turrall podían vislumbrarla a través del oleaje y comenzaron a remar hacia la playa. Durante media hora remaron cortando las olas, aproximándose lentamente a la luz de Delaney... hasta que de repente todo se fue a negro.

¿Era un disparo de pistola, eso que habían oído? Imposible saberlo. Esperaron unos segundos, manteniéndose a flote..., pero la luz no volvió a aparecer. Sin más opciones, continuaron rumbo a la playa.

14

Θά πάρωμεν Τ' άρματα νά Φύγωμεν στά Μαδάρα.

«Cogeremos nuestras armas y huiremos a las Montañas Blancas».

JOHN PENDLEBURY,
en su última carta a su esposa
antes de la invasión alemana

Xan rozó al fin con sus botas la arena pedregosa, y al momento una ola rompió tras él y lo hizo caer hacia delante. Tambaleándose, se puso de pie y luchó con Turrall para atravesar el oleaje de la orilla y alcanzar la playa. No había rastro de Guy Delaney.

—Algo debe de haber ido mal —dijo Turrall.

—Pero si envió la señal de OK.

—Eso no significa nada. Puede que los alemanes lo dejaran hacer la señal antes de echarle el guante, a la espera de echarnos el guante a nosotros también.

Turrall tenía razón y Xan lo sabía. El plan original era alcanzar la playa a unos kilómetros de allí y reunirse con otro agente británico, en una ensenada oculta, pero el mar crispado los había obligado a alejarse bordeando la costa. Con toda probabilidad, habían tocado tierra cerca de algún centinela alemán, lo cual significaba que Guy estaba acabado. Habría tenido suerte si no le habían disparado justo cuando vieron su señal luminosa, en el fiasco absoluto que hasta el momento estaba siendo la «Operación Flipper»: pocas semanas antes, un comando inglés había utilizado el mismo tipo de balsa que Xan y Turrall y había descendido del mismo submarino para alcanzar la playa en otro frente de costa, esta vez en Libia. Iban a la caza de Erwin Rommel, el «Zorro del Desierto», cuyos panzers imparables del Afrika Korps amenazaban con arrasar El Cairo. Los británicos irrumpieron en la puerta de su dormitorio con granadas y disparando sus armas..., solo que Rommel, famoso por su *Fingerspitzengefühl* (su «comezón de dedos» o sexto sentido del que alardeaba), ya había trasladado su base de operaciones a otro sitio. De todas formas, el hecho de que un grupo de expedicionarios aliado hubiese llegado a estar a tiro de pistola de su cama, aunque estuviese vacía, causó un impacto más duradero en el adversario de lo que podía esperarse de unos extranjeros en balsas neumáticas por la noche.

La tormenta; eso debía de haberlos salvado a ambos. Habían pasado como un soplo ante los centinelas, que no llegaron a ver la balsa gris en el torbellino de aguas oscuras. Tenían que ponerse a cubierto, y rápido, pero ¿hacia dónde corres cuando no sabes dónde están los demás? Xan advirtió una débil franja de luz en la distancia.

—Vamos a arrastrarnos hasta allí y a echar un vistazo —sugirió Turrall.

Era arriesgado, pero lo mismo también un acierto: al menos sabrían hacia dónde no tenían que ir y quizá confirmarían el paradero de Guy.

Xan sacó su pistola y le quitó el seguro. «Comencé a arrastrarme por la arena hacia arriba en dirección a la luz, que de cerca resultó un hueco en una ventana rota.» Se acercó otro poco más y alcanzó a oír un fragmento de conversación. Escuchó atentamente y se puso de pie.

—Prepárate para cubrirme —le susurró a Turrall—. Voy a entrar.

Antes de que Turrall pudiese detenerlo, arremetió contra la puerta. «Abrí de una patada la puerta, con la pistola en una mano y la linterna en la otra.» Dentro, «sentado a la vera de un fuego hecho con ramitas y con sus calzas hasta el tobillo, de las que emanaba vapor de agua», estaba Guy Delaney secando sus ropas y charlando con el pescador y dueño de la cabaña.

—Hombre, habéis tardado muchísimo en llegar, ¿no? —refunfuñó Delaney.

· · ·

Antes de su irrupción, Xan había reconocido la voz de Delaney y entendido el griego del pescador, así que solo había simulado el gesto de entrar para sacar de quicio a Turrall. Delaney estaba igual de aliviado que él; se había helado hasta los huesos en la playa y al final había tenido que buscar una fuente de calor o arriesgarse a sufrir una hipotermia. Hasta el pescador estaba encantado; quería levantar en armas toda la aldea y quedó un poco mustio cuando Xan le explicó que aquella medianoche los únicos visitantes eran solo ellos tres y no la patrulla de reconocimiento antes de la invasión aliada en sí. Solo Turrall estaba de mal humor: había vivido ya demasiadas cosas en su vida, dejando a un lado aquella noche, como para seguir tolerando una más de las trastadas del tal Xan.

Pero el pescador tenía un pequeño obsequio que le pondría de buen humor: ¡un prisionero!

—¡Hay un alemán aquí en Tsoutsouros!

Hacía pocos días había aparecido por allí un desertor y se había quedado rondando el sector a la espera de dar con alguien ante el que pudiera rendirse. No podría haber tenido más suerte en su búsqueda: esa pequeña ensenada era demasiado desértica e inaccesible como para que los alemanes se tomaran alguna molestia con ella, de modo que Xan y su equipo eran los únicos extraños que se había visto por allí en semanas. Se suponía que el Mierda debía emerger de nuevo, a la noche siguiente, con el objeto de desembarcar fusiles para los cretenses y suministros para los agentes británicos, ocasión en la que Turrall podía, si lo deseaba, remar con el desamparado alemán hasta el submarino y anotarse un tanto con la captura.

Para cuando Xan se hubo secado y entró en calor, comenzaba a amanecer. Solo había visto Creta a través del periscopio, así que, nada más despuntar el sol, salió a echar su primer vistazo a la isla. Cualquiera esperaría quedar deslumbrado con la sola visión del mar rodeando una isla que es poco menos que una delgada salchicha (259 kilómetros de largo por 59 en su parte más ancha y 19 en la más angosta), pero en Creta, incluso los tonos turquesa del mar quedan oscurecidos por la explosión asombrosa de las montañas al fondo. Desde la playa todo parece muy fácil, muy veraniego, alpino, sugerente. Es solo cuando te adentras en los cerros y te sorprendes caminando por los retorcidos senderos que atraviesan las quebradas, golpeándote contra las afiladas piedras disimuladas por los árboles, que descubres por qué no había un camino de costa a costa y por qué una caminata de apenas tres kilómetros podía llevarte unas cuatro horas y dejarte allí donde la habías iniciado.

No era de extrañar que el submarino del Mierda hubiese llegado a apenas un kilómetro y medio de la playa sin ser avistado: todo ese terreno elevado significaba que un colosal anillo rocoso ocultaba felizmente a Xan. La mayoría de las montañas cretenses apuntan justo al centro de la isla, formando así una franja dentada que por entonces separaba a los alemanes en el norte de los rebeldes al sur. Justo al este de Xan, encendida por el sol del amanecer, estaba la unidad prenatal, parecida a un rascacielos, del primer guerrero del mundo: Zeus, el mayor de los dioses griegos.

Zeus no nació destinado al trono; se labró su camino hacia él con uñas y dientes, al más puro estilo cretense. El padre de Zeus era Cronos, el titán que regía la Tierra y devoraba a sus hijos para que no lo destronaran. Cuando la esposa de Cronos quedó embarazada de Zeus, se escabulló a la caverna de Psicro, en los montes Dikti, al extremo más oriental de Creta. Después de dar a luz, volvió a casa y engañó a Cronos cuando hizo que se tragase una piedra envuelta en una manta del bebé, mientras el niño —«a salvo en Creta, fuerte de piernas y de brazos y muy habilidoso»— fue criado por Dictina, la astuta y escurridiza ninfa con forma de cabra. Una tribu de guerreros de las montañas, los Curetes, cuidaba del bebé y realizaba una danza de guerra en la que sus miembros golpeaban entre sí sus escudos para que Cronos no llegara a oír su llanto. Cuando Zeus creció lo suficiente, liberó a sus hermanos y hermanas de la panza de su papaíto y los condujo al derrocamiento del tirano.

Algunos insisten en que la caverna donde nació Zeus estaba más al oeste de donde se encontraba ahora Xan, en el monte Ida, el pico más alto de Creta, lo que tiene bastante sentido. Ida está coronado de nieve y es una montaña deslumbrante, el hogar de las águilas doradas y el llamado cri-cri, el raro y magnífico íbice cretense de cuernos largos y curvados. Lo que es un hecho es que fue en Ida donde los buscadores del lugar dieron con una caverna palaciega, que mira desde lo alto a Amari, el valle más exuberante de toda Creta. Enterradas en esa sala del trono natural había antiguas ofrendas: brazaletes, cerámica egipcia, cuchillos de bronce. Incluso se dice que Pitágoras hizo una peregrinación a la caverna en Ida y Eurípides menciona al «Zeus ideano» en su obra *Los cretenses*. La caverna ideana es suficientemente majestuosa para un rey..., aunque el Zeus niño era un fugitivo sentenciado a muerte. Esa es una razón por la que, en 1901, el arqueólogo británico D. G. Hobarth resolvió echar un nuevo vistazo a Psicro.

La sierra de Dikti es sombría y áspera, justo la clase de lugar donde un niño en estado salvaje podría desaparecer del mundo y ser criado por una banda de leales montañeses y una cabra mística. Hobarth excavó más hondo en los nichos despejados de rocas de Psicro. Abriéndose paso a golpe de dinamita hacia una «hondura abismal», descubrió un tesoro compuesto por más obsequios hechos por los devotos, incluyendo hachas cretenses de doble filo, que se cree que eran un emblema sagrado de Zeus, bastantes más que las baratijas descubiertas en la caverna ideana, pero —lo que es más importante— mucho más antiguas. «La caverna de Ida, por más rica que resultara en ofrendas cuando fue explorada hace unos años, no cuenta con ningún santuario siquiera parecido al misterio de este último», escribió Hobarth. Los visitantes suponían que el regio monte Ida fue el lugar de un dios, pero los auténticos cretenses sabían que el Dikti es donde se ocultaría un individuo perseguido.

También venía en busca de Xan un grupo de asesinos. Podía ser que las tropas alemanas hubiesen avistado el submarino y estuviesen ya peinando el lugar, así que, cuanto más tiempo se entretuviera en Tsoutsouros, más se arriesgaba él mismo y ponía en riesgo a todos en la aldea, puesto que había desviado su rumbo en el momento de poner pie a tierra. Ahora debía buscar a Monty Woodhouse, el otro agente británico destinado a la isla. Afortunadamente, la solución pronto apareció en lo alto de un risco a sus espaldas.

Trotando por la ladera rocosa descendían dos cretenses de las tierras altas, los dos vestidos con sendas camisas negras y pantalones al estilo de los antiguos pastores, con la tela de la entrepierna colgando y hasta la rodilla para facilitar la carrera. Llegaron ambos a toda prisa hasta Tsoutsouros con noticias: ellos podían conducir a Xan hasta Monty, pero debían partir de inmediato. Para entonces, Xan había estado en movimiento durante dos días enteros y había comido poco más que cortezas de pan, pero para un guerrillero la hora de salir pitando no es algo negociable, no importa que esté descansado o exhausto, recién comido o famélico. Así que sin perder un segundo, se situó detrás de uno de los montañeses y tuvo su primera muestra de lo que es el brinco cretense.

«Tan pronto como alcanzamos la base de los cerros y comenzamos a trepar, el guía se sintió de inmediato en su elemento», recordaría Xan, «saltando de roca en roca con tal velocidad y precisión, que desafiaba cualquiera de nuestros intentos agónicos por emularlo». El hombre de Monty era paciente pero implacable, ralentizando sus brincos cerro arriba lo suficiente para no perder de vista a Xan, pero avanzando con decisión por la tarde y al anochecer. Cuando cayó al fin la noche, el penoso recorrido por las montañas quedó atrás y Xan entró en un mundo bizarro y de ensueño.

«Por la puerta abierta de un pequeño café aldeano, vi en el interior una horda de gigantes sumidos en un curioso frenesí, con pantalones de campaña raídos y sombreros de ala flexible», apuntaba. «El estribillo de *Waltzing Matilda** llenaba la noche.» Más de una docena de soldados australianos borrachos chapoteaban sobre los charcos a su alrededor, gozando de la luz de luna cretense. Después de varios meses huyendo, los fugitivos australianos habían oído que el Mierda estaba en camino y salieron de su escondrijo para deslizarse hasta la playa. Cuando vieron que el Mierda había venido y que había partido sin ellos, su determinación de seguir siendo invisibles dio paso a la de beber desesperadamente. Al menos por esa noche.

Xan cruzó cabizbajo por el lugar. «La visión de todos ellos me recordó la última vez que hube de lidiar con un grupo de australianos borrachos», diría tiempo después, recordando su rápida rendición cuando intentó defender a una familia judía de unos bravuco-

* Canción muy conocida del folclore australiano. *(N. del t.)*

nes australianos. Enseguida fue conducido a una casita y entró en ella para conocer a su jefe, un erudito de Oxford experto en los clásicos, de veinticuatro años, que no solo parecía un joven universitario pasando unas vacaciones primaverales, sino que lo había sido no hacía mucho. Montgomery Woodhouse era alto y desgarbado, tan rubio y sonrosado que, en esa estancia llena de barbas de tres días, casi parecía un albino.

Con todo, el chico tenía su estilo. Xan no pudo sentir más que admiración por «el soberbio capote de pastor» que había escogido como disfraz. «La vida clandestina se me dio bastante fácil», le explicó a Xan. «Mi griego era suficientemente bueno como para engañar al enemigo, aunque la apariencia jugaba en mi contra. Por supuesto que nunca engañé a ningún griego con mi acento o mi disfraz, pero eso al final supuso una ventaja, porque tan pronto como me reconocían, se montaba un complot espontáneo a mi alrededor para protegerme.»

Siete semanas detrás de las líneas enemigas lo habían endurecido, así que fue directo al grano. Hitler sospecha que Creta es su talón de Aquiles, le explicó a Xan. El trabajo de este último era, por tanto, convencer al Führer de que así era. Bastaban cuatro o cinco mil soldados para asegurar una isla del tamaño de Creta, pero la Resistencia había hecho una labor tan soberbia poniendo nervioso a Hitler que aún había destinados en la isla más de ochenta mil alemanes. Hitler requería desesperadamente de esos recursos humanos al norte de África y en el frente ruso, pero no podía arriesgarse a moverlos si con ello provocaba que una facción clandestina acabara anulando su base de operaciones en el Mediterráneo.

«Y esto te convierte en el señor del caos que está en medio», le dijo Monty a Xan. Los clanes y las aldeas de toda la isla se habían convertido en pequeños destacamentos guerrilleros, cada uno bajo el liderazgo de su propio jefe. Y cada cretense que no llevara un arma estaba igual de armado con sus ojos y oídos: ningún avión alemán podía abandonar la isla sin antes ser visto y ningún grupo de soldados alemanes podía embarcar en un buque de transporte de tropas sin antes ser contabilizado. Xan sería como la araña al centro de la telaraña. Tendría que correr arriba y abajo a través de la isla, transportando armas arrojadas con paracaídas para los bandoleros cretenses y emitiendo por radio las coordenadas de los aviones alemanes a los pilotos de combate británicos.

Cada día que Xan se mantuviese con vida, le dijo Monty, era otro día en que los panzers del mariscal Rommel deberían esperar por el combustible, los combatientes rusos podrían aguantar en Leningrado y regimientos alemanes enteros estarían perdidos en las montañas de Creta buscando una docena de hombres invisibles. Pero, por ahora, Xan tendría que hacerlo solo. Monty partía de regreso al continente, así que Xan dependería, en lo sustancial, solo de sí mismo hasta que otro hombre pudiera ser reclutado.

Y bien podría ser que su primer desafío fuera el último, también le advirtió Monty. El único contacto de Xan con el mundo exterior sería su radiotelegrafista, que estaba en un escondrijo del monte Ida. Entre ellos mediaba el terreno más traicionero de toda la isla: el valle de Messara, que conducía directamente a la principal base aérea de los alemanes. Para establecer contacto por radio con El Cairo, Xan debería caminar a través de cien kilómetros o más por las montañas e infiltrarse entre las patrullas alemanas que se cruzaran con él.

Si lo conseguía, se hallaría en un territorio incluso más engañoso: las Montañas Blancas, la guarida preferida de los bandoleros y rebeldes y de John Devitt Stringfellow Pendlebury, el arqueólogo tuerto que se había convertido en uno de los grandes enigmas de la guerra. No había nadie en Creta que los alemanes odiaran tanto como a Pendlebury o intentaran cazar con mayor ahínco. Corrían historias más allá de la isla sobre los «gamberros de Pendlebury», una banda de aliados fugitivos dirigida por un individuo alto y pálido, y con un parche en un ojo, armado con una daga de plata que llevaba en la faja alrededor de la cintura.

«La pequeña fuerza de tropas británicas, neozelandesas y australianas que evitó ser capturada en Creta y que ahora encabeza una vigorosa guerra de guerrillas contra los alemanes», informó la agencia de noticias Reuters, «está comandada por un oficial británico bien conocido de los isleños». En sus transmisiones por radio desde Berlín, el mando militar alemán echaba pestes: «Debe atribuirse, sin duda, a la actividad de Pendlebury que gran parte de la población local se haya volcado con la guerrilla».

Se decía que los gamberros de Pendlebury peleaban como forajidos: apareciendo al amparo de la oscuridad y con intenciones letales, sin hacer prisioneros. Si las proezas de Pendlebury eran efectivas, Churchill y sus dos agentes venidos de Shangai, Fairbairn y Sykes, estarían encantados; significaba que al menos un británico de capa y espada se había alzado para darle a probar a Hitler de su propia medicina: la guerra total. Se informaba que el Führer estaba tan deseoso de ver muerto a Pendlebury que exigió que le arrancasen el ojo de vidrio de su calavera y se lo enviaran como trofeo de guerra. A los prisioneros griegos se los obligaba a buscar en las pilas de cadáveres, hundiendo sus dedos en las cuencas de los muertos. Pero cuando Xan llegó a Creta en diciembre, el paradero de Pendlebury seguía siendo desconocido.

Monty concluyó su resumen. Xan estaba terriblemente cansado y necesitaba comer de verdad y un buen descanso, antes de hacer el esfuerzo del monte Ida. Por otra parte, estaban esos australianos...

«Visto que no sentía una particular urgencia por seguir en Akendria», razonó, «decidí partir de inmediato».

15

El amigo de la sabiduría lo es también del mito.

ARISTÓTELES

Una idea horrorosa.

«De haber sabido lo que estaba por venir», se quejaría Xan, doblemente crispado porque ya le habían advertido «exactamente» de lo que estaba por venir, «nunca hubiésemos partido de inmediato, después de dos días seguidos sin el menor descanso o alimento». Aun así, Monty podría haber sido un punto más específico respecto a la meteorología. En rigor, no se habían alejado gran cosa —Xan y Delaney— de Akendria cuando comenzó a llover, una lluvia que arreció hasta convertirse en un aguacero, que duró toda la noche. Finalmente, después de horas dando tumbos en la oscuridad avanzando sobre piedras resbaladizas y hundiendo sus botas en un lodo viscoso, Xan se dio por vencido. Si tenían que atraparlo, pues que así fuera.

«Ni siquiera la amenaza de ser capturado y su consecuencia inevitable, el pelotón de fusilamiento, fueron suficientes para obligarnos a seguir caminando», recordaría. «Me sorprendí deseando que apareciera de la nada una patrulla alemana que pusiera fin a nuestra fatiga muscular y a la falta de sueño que cada vez eran más insoportables.»

Esto también colmó la paciencia de Costa. Como guía de Xan, había puesto lo mejor de su parte para estar a la altura de la *xenía*, el código de hospitalidad cretense. La *xenía* sugiere lo esencial de la identidad griega, porque todo griego ha sido en algún momento un extraño; en griego antiguo, «extraño» e «invitado» son incluso la misma palabra. En una nación de navegantes y pastores, y eruditos ambulantes, de terremotos y guerras y comercio marítimo, confiar en que alguien nos tienda una mano ocasional, e inesperada, es necesario e inevitable. «Todo ocurre con simplicidad, sin estridencias, y es fruto de una amabilidad tan sincera, que convierte la choza más modesta en un hogar de cierta magnificencia y estilo», decía un viajero inglés, aún maravillado después de sus múltiples travesías a Grecia.

Siendo estrictos, la *xenía* no es siquiera una virtud; es una ley impuesta por el propio dios del rayo, Zeus. Igual que, en buena medida, la cristiandad adoptó la política de reciprocidad, entendida como uno de sus «grandes mandamientos», e igual que reverencia a un redentor sin hogar que vive de la caridad, los mitos olímpicos versan todos sobre entidades inmortales fiscalizando la calidad de la *xenía* que se les brinda, deambulando por el mundo con la forma humana y comprobando cómo son tratados cuando aparecen disfrazados. La *Ilíada* y la *Odisea*, los dos grandes pilares griegos dentro de la literatura occidental, son muestras de la *xenía* escritas con la sangre de sus protagonistas, y dos épicos thrillers que exploran lo que ocurre cuando: *a)* abusas de la hospitalidad de tu anfitrión siendo travieso con su esposa, y *b)* dependes precisamente de la *xenía* en un viaje de ida y vuelta al infierno durante veinte años. A un cretense se le mide por su *xenía*, que cuenta con tres reglas muy claras:

Debes ofrecer comida.
Debes ofrecer un baño.
No debes hacer preguntas.

No, al menos, hasta que el viajero se haya refrescado. Así gozará de un bocado y un respiro aun en el caso de que uno descubra que es un tipo insoportable. Cabe pensar en la *xenía* como en una forma de compasión, pero solo si nos libramos de la noción de que esta se basa en la dulzura o la caridad o incluso en el intercambio de favores. La compasión es un instinto de batalla, un sistema de alerta en la selva que te dice cuándo alguien, o algo, se aproxima para matarte. Nos gusta edulcorarla de un halo santurrón y calificarla de angelical, pero la compasión surge, en realidad, de nuestra necesidad animal primaria de inferir lo que ocurre a nuestro alrededor y la forma más inteligente de reaccionar ante ello. Es nuestra telaraña social, una red protectora de hilos altamente sensibles que nos conecta con nuestros parientes y nos alerta de la instancia en que uno de ellos se mete en la clase de problemas que pueden volverse en nuestra contra. La compasión requiere que seamos espléndidos escuchando, en gran medida como los psiquiatras o quienes hacen perfiles psicológicos en una institución como el FBI, y por las mismas razones, en lo sustancial. La meta es meterse en la cabeza de alguien más y, a ese respecto, la regla número 3 de la *xenía* iba muy por delante tanto de la detección de criminales como del psicoanálisis; acribillar a alguien con preguntas, como nos diría cualquier interrogador de la policía, no es ni la mitad de efectivo que dejarlo que se relaje hasta que las palabras fluyan solas de su boca. Y cuando esto ocurre —cuando logras acceder a los sentimientos íntimos del otro—, puedes dejar de lado los propios y ver el mundo a través de otro par de ojos, los suyos. Esa clase de intuición es crucial para lo que los soldados en combate denominan la «conciencia situacional», que consiste en un escáner mental constante de nuestro entorno para estar atento al segundo a la mejor y la peor forma de sortear cualquier situación. Esa es, verdaderamente, la esencia sin ornamentos de la *xenía*, y es la razón por la que Darwin y Andrew Carnegie nunca pudieron captar en qué consiste ser un héroe. Ambos pensaban que era una locura arriesgarse por un extraño, pero para alguien que tenía una verdadera conciencia situacional —con la *xenía*—, tratar a un extraño como a un hermano puede resultar la única reacción sana que corresponde.

Varios años después de terminar la guerra, los norteamericanos vieron en acción la *xenía* cuando corrieron todos a encender su televisor y vieron el vuelo 90 de Air Florida flotando sobre el río Potomac el 13 de enero de 1982. Parecía imposible —fue lo que supusieron los horrorizados telespectadores— que alguien hubiera sobrevivido dentro del fuselaje retorcido y que poco a poco desaparecía bajo las aguas; sin embargo, uno a uno, seis supervivientes salieron a flote medio ahogados y se aferraron a la cola del avión. La lluvia y los vientos helados eran tan brutales que fueron necesarios veinte minutos para que al final llegara al lugar un helicóptero de rescate. El aparato arrojó desde lo alto un anillo salvavidas a las manos de uno de los supervivientes y lo sacó de las aguas. Entonces sucedió algo peculiar.

La siguiente persona que recibió el anillo se lo pasó a alguien más. El helicóptero alzó a la mujer que lo recibió, la condujo a un lugar seguro y regresó al río.

El mismo hombre de antes volvió a ceder el anillo a otra persona. Y de nuevo a otra más.

Incluso volvió a pasarlo cuando sabía que era su última oportunidad de salir con vida. Y tuvo que saberlo, porque cuando el helicóptero regresó con estruendo al punto de rescate, unos segundos después, el hombre había desaparecido. El náufrago se había desvanecido bajo el hielo. Más tarde fue identificado como Arland «Chub» Williams Jr., un inspector de la banca federal de cuarenta y seis años que odiaba el agua y se había pasado toda su vida, hasta el día en que la perdió, evitando los riesgos y actuando siempre sobre seguro.

«Arland nunca llamó demasiado la atención de nadie», dice Peggy Fuesting, su antigua novia de la secundaria en Illinois, con quien había comenzado a salir de nuevo poco antes del accidente. «Toda su vida había tenido miedo del agua.» Arland daba confianza por igual a los banqueros y a los acreedores, diría su jefe, porque era discreto y meticuloso y nunca corría riesgos. Pero había otra faceta de Arland, una que había tomado forma unos veinticinco años antes, cuando era cadete en una de las academias militares más exigentes del país, la Ciudadela. «Allí te convertían en un hombre», me dijo Benjamin Franklin Webster, el compañero de habitación de Arland en la academia. «La labor de los que están en los cursos superiores es rehacerte y transformarte de niño en hombre en solo un año. Te presionan física y mentalmente. Si perdimos incluso treinta cadetes antes de haber comenzado siquiera las clases.»

Cuando Webster oyó la noticia del accidente, fue quizá la única persona que no se quedó sorprendida ante el hecho de que un contable que rehuía el riesgo emergiera de pronto como el héroe del vuelo 90. Según Webster, la Ciudadela tiene una única regla de oro: «Siempre cuida primero de tu gente. Es un código que nadie puede romper. Uno va el último. Su gente va primero». Algunos de los supervivientes dijeron que Arland parecía estar atrapado por el desastre e incapaz de liberarse él mismo de sus consecuencias. El hecho es que, en lugar de aferrarse desesperadamente al anillo salvavidas o luchar por su vida con uñas y dientes a la espera de ayuda, evaluó la situación y se dio cuenta de que solo había una única decisión mejor. Para Arland, las personas que tenía a su alrededor flotando en el agua no eran competidores luchando por sus vidas. Eran su familia.

Por supuesto que lo eran, coincide Lee Dugatkin, doctor y profesor de Biología en la Universidad de Louisville, que se ha especializado en el comportamiento altruista. Después de todo, la *xenía* es la especialidad del ejército. Durante la mayor parte de la historia evolutiva humana, nuestros ancestros se han movido en núcleos familiares tan cohesionados que las únicas personas a las que llegaban a conocer eran los miembros de su clan cazador-recolector. «Si salvabas la vida de alguien en esas condiciones, muy probablemente estabas salvando a un pariente», explica Dugatkin. Pero ahora nuestros parientes están diseminados, así que el ejército ha convertido en ciencia, o en parte de su credo, el hecho de revivir ese sentimiento perdido de camaradería.

«Las fuerzas armadas se valen siempre de alusiones al parentesco para condicionar a sus miembros y llevarlos a pensar los unos en los otros como una familia», continúa Dugatkin. «No son "extraños", sino "hermanos de armas". Baste considerar lo que sucede cuando un autobús lleno de absolutos desconocidos, de todas las razas y procedencias, llega a Fort Benning para iniciar el entrenamiento a campo abierto. Tan pronto como bajan las escalerillas, les rasuran la cabeza, sustituyen sus ropas por el uniforme, se les ordena que caminen y hablen y coman y hagan su cama "exactamente" igual que todos los demás compañeros. Pues, cuanto más parecidos se ven entre sí, es lo que piensa el ejército, más probabilidades habrá de que cuiden los unos de los otros.»

Lawrence de Arabia sufrió la misma transformación durante su primer viaje al extranjero, como joven arqueólogo. Llegó a Egipto como un inglés quisquilloso y tomó una decisión que habría de cambiar su vida: en vez de pasar sus noches en el recinto exclusivo destinado para los ingleses, comenzó a acampar en el sitio de la excavación con los trabajadores árabes. Compartía sus comidas de amarga leche de cabra y pan recién horneado. Cambió su uniforme de color caqui por una túnica y un cinturón kurdo, y se unió a los cantos e historias contadas alrededor del fuego. Fundamentalmente, se volcó a escuchar, absorbiendo «la complejidad de sus celos tribales y familiares, sus rivalidades y tabúes, sus amores y sus odios, sus fortalezas y debilidades», como lo resumió uno de sus biógrafos. Cuando la revuelta árabe dio comienzo, la *xenía* de Lawrence sabía exactamente dónde tenía que estar. Se veía a sí mismo en ellos, y los veía a ellos en sí mismo.

Así, cuando Xan y Delaney comenzaron a quedarse atrás, Costa se mantuvo fiel al código de la *xenía*. Mientras pudo hacerlo. Aminoró la marcha y cargó con sus suministros, e incluso se mordió la lengua cuando Xan insistió, de manera insólita, en largarse de Akendria el mismo día que llegaron. Pero ¿recibir él una bala en su lugar? Olvídalo. La *xenía* dice que debes ser hospitalario, no idiota. Cuando el joven inglés y el maduro sargento australiano desfallecieron, y no quisieron volver a ponerse en pie, Costa se les echó encima.

«Delaney y yo hubiéramos sucumbido gustosos de no ser por el ejemplo y la arenga de Costa», admitiría Xan. El implacable cretense tiró de sus dos rémoras para obligarlos a levantarse y logró que siguieran adelante. Al amanecer, los castigó con una dura marcha hasta alcanzar los tres la parte meridional al pie del monte Ida. Allí, por fin, podrían ocultarse en una pequeña aldea cercana y descansar un poco, antes de continuar por la noche.

Solo que... algo no parecía ir bien. Costa se sentía inquieto. Parecía que en el valle algo iba simplemente... mal. Entonces abordó a un lugareño y descubrió que sus sospechas eran correctas: los alemanes estaban registrando los pueblos en busca de un guerrillero local. Costa tenía que ocultar a Xan y a Delaney antes de que saliera el sol, así que los condujo a los acantilados y encontró un lugar acogedor entre las rocas, tapado por arbustos. Los dos extranjeros se colaron en la madriguera y Costa desapareció en busca de provisiones; al poco regresó con vino en odres de cabra y una olla de judías frías, y algunos amigos más de la Resistencia. Para cuando volvió, Xan ya estaba fuera de combate. Mientras los demás comían y murmuraban entre sí, Xan durmió todo el día, tendido sobre las piedras frías y húmedas, demasiado exhausto para comer nada.

Convertirse en un John Pendlebury estaba resultando bastante más duro de lo que Xan esperaba. Por cierto que Pendlebury tenía una ventaja a su favor: se había pasado toda la vida practicando el arte de convertirse en John Pendlebury.

Cuando Pendlebury tenía dos años, sus padres lo dejaron una tarde al cuidado de unos amigos. Al volver, uno de sus ojos estaba perforado. Quizá el niño se lo había pinchado él mismo con un bolígrafo, quizá se lo había arañado con una espina... Nadie vio lo ocurrido ni pudo deducirlo jamás, ni siquiera su padre, profesor de cirugía y cirujano interno en el St. George's Hospital. A Pendlebury no pareció importarle en absoluto; le gustaba sustituir el ojo de cristal que usaba como recambio por un monóculo, o sacárselo cuando iba de excursión y dejarlo sobre su escritorio, como una forma de avisar que estaría fuera un rato.

Su gusto por el disfraz lo acompañó hasta Cambridge, donde se convirtió en un excepcional saltador de altura, pese a chulearse entre un salto y otro con una capa blanca. Aunque era el estudiante más destacado de arqueología en la universidad, le gustaba «hacer el payaso», según recuerda un amigo. Solía garabatear infinitas imágenes de caballeros con armadura en sus cuadernos y fundó un club de bebedores al que bautizó como *Ye Joyouse Companie of Seynt Pol* («*Vue'tra* alegre comparsa de San Paulo»), una especie de liga de bebedores para quienes desearan emular a los proscritos de Robin Hood. Él y Lawrence de Arabia idolatraban el mismo libro, lo que supone una coincidencia aún más asombrosa. *The Life and Death of Richard Yea-and-Nay* («Vida y muerte de Ricardo, con sus pros y sus contras») es la historia de Ricardo Corazón de León, solo que explicada con más apuñalamientos, relaciones conflictivas y asesinos de ojos desorbitados de los que uno encuentra en una telenovela mexicana. Lawrence la leyó nueve veces antes de graduarse de Oxford; por su parte, Pendlebury estaba siempre haciendo propaganda de ella ante sus amigos. Cuando un compañero de clase pasó a visitarlo antes de regresar a Australia, Pendlebury «se abalanzó sobre su *Richard Yea-and-Nay*, de Maurice Hewlett, y me la dio con la indicación de que pensara en él cuando la leyera. Era un gesto mucho más relevante de lo que parecía, porque este librito andrajoso era para John un símbolo del heroísmo y el romance».

¡Error! Eso era lo que sus amigos no entendían. Para Pendlebury, esos cuentos llenos de golpes de maza y doncellas no eran símbolos de nada; eran voces reales provenientes del pasado, con importantes lecciones que enseñarnos. La caballería y el oficio del héroe eran luces desfallecientes en la distancia, los focos de un tren que él mismo acababa de perder, y vivía obsesionado con recuperar de algún modo todo eso. *Yea-and-Nay* era su inspiración, y muy poco después de graduarse en Cambridge encontró al fin su camino cuando pasó su vigésimo cuarto cumpleaños como alumno visitante en la British School de Atenas. Fue allí cuando llegó a sus manos un libro extraño, de tapas azules con ribetes dorados: («El palacio de Minos»). En su interior encontró una propuesta apasionante: ¿estaba dispuesto a considerar que todos esos mitos que le fascinaban cuando era niño —el del rey Minos y el Minotauro, el de Teseo y Ariadna, los mitos de la *Ilíada* y la *Odisea*— se habían inspirado quizá en individuos reales, en lugares reales y acontecimientos reales...? ¿No podía ser que fuesen algo más que meros inventos, una hebra enmarañada de la historia real que, una vez desenredada, nos conducía a una época en que los héroes deambulaban por la Tierra? Porque, si era capaz de todo eso, le estaban esperando unos cuantos descubrimientos fantásticos.

Y todos ellos comenzaban en la isla de Creta.

Pendlebury quedó tan impactado que, a los pocos días de haber leído *The Palace of Minos*, dejó Atenas y partió en busca de su autor, Arthur Evans, el excéntrico aventurero y coleccionista de antigüedades. Evans decía haber encontrado pruebas tangibles de que la leyenda del rey Minos —hijo de Zeus y padrastro de la criatura monstruosa, mitad hombre, mitad toro, que cada año devoraba a catorce de los adolescentes más apuestos de Atenas— se basaba en una historia verdadera. Aseguraba que había encontrado no solo el reino perdido de Minos y el laberinto fabulado del Minotauro, sino también los restos de una fabulosa cultura minoica que dominó el Mediterráneo dos mil años «antes» de que fueran construidas las pirámides.

¿Era todo una farsa? Si así era, Evans iba por todo lo alto. De creer en su historia, tenía uno que creer que había encontrado el lugar de origen de... bueno, de «todo». Ese mundo perdido que describía era tan antiguo, que estaba ya «muriendo» cuando los egipcios comenzaron a formar palabras con imágenes de pájaros y perros. La ciencia y la literatura, la política, las matemáticas avanzadas, la filosofía y los deportes, el teatro... Todo provenía, según Evans, de Creta, ese escueto peñasco volcánico en medio del mar. Significaba al mismo tiempo que ese aficionado miope, ese hombrecillo estrábico y ardiente que solía pasearse por Londres aporreando los carruajes con un bastón de excursionista al que él llamaba «el tanteador» y que ponía cuadrillas enteras de excavadores manos a la obra solo porque había percibido un olorcillo a hinojo, había tropezado con un nuevo capítulo de la historia humana casi tan extenso como el intervalo que va del nacimiento de Julio César a la muerte de Steve Jobs.

La excitación de Pendlebury fue en aumento al desembarcar en Creta. El solo hecho de caminar por los muelles fue como ver revivir lo que se explicaba en el libro de Evans. En los frescos que él describía, las mujeres minoicas tenían una gracia y un atractivo singulares, e iban «alegremente vestidas a la última moda, con peinados elegantes, aparentemente sumidas en una charla festiva», según sus propias palabras, mientras que los varones minoicos exhibían el físico hercúleo de cualquier acróbata. «Eran muy distintos a los griegos clásicos, distintos a los egipcios, distintos a los babilonios, distintos a cualquier pueblo antiguo cuyas representaciones pictóricas o escultóricas han sobrevivido desde el pasado remoto», apuntaba el arqueólogo e investigador Leonard Cottrell. Hay algo muy atinado, reflexionaba Evans, en una cultura que se representa a sí misma con tal sinceridad y fuerza.

Y ahí estaban ahora, vivos y en forma, paseándose por las calles. «No conozco ninguna imagen más grata que la de un campesino cretense bien vestido, y a la vestimenta hay que añadir un balanceo y una ligereza en el caminar que siempre me llevan a pensar en los estilizados atletas de la era minoica», escribiría Pendlebury. Desde el puerto de Heraklion, se dirigió cinco kilómetros hacia el sur y hasta Knossos, espectacular restauración de seis acres (24.000 m²) de superficie que Evans hizo de una ciudad minoica. En el enorme palacio había encontrado maravillas de sofisticados diseños: un sistema de fontanería, juegos de ajedrez, estructuras arquitectónicas de cuatro pisos, compuertas, un registro de marcas, un sistema de pesos y medidas y un calendario astronómico. Pero en las profundidades del suelo había indicios de artes más oscuras: catacumbas siniestras donde se apilaban misteriosamente huesos de niños.

Pendlebury tuvo suerte; encontró a Evans en el rellano de Villa Ariadna, el recinto de piedra que hacía las veces de hogar, y que era además una suerte de albergue juvenil y hospital clínico para arqueólogos errantes. Estudiantes de todo el mundo irrumpían continuamente con su algarabía, disfrutando de la comida y el vino excelentes de Evans antes de poner rumbo hacia las montañas o arrastrarse a través de las miles de criptas interconectadas y los salones del trono de Knossos. A diferencia de la mayoría de los científicos, Evans era rico; entre la fábrica de papel de su familia y la finca de su esposa fallecida, disponía del dinero necesario para agasajar a los académicos y financiar un ejército de arquitectos y artistas, constructores y excavadores en busca de lo que sus corazonadas le dictaban.

Y su idea más delirante era esta: quizá los relatos de Homero y Virgilio sobre caballos de Troya y cíclopes que devoraban hombres no eran cuentos de hadas sino ficciones históricas; ficciones, eso seguro, pero aun así, históricas. Con todo ello se arriesgaba a recibir esa lluvia de fuego que era el escarnio público, pero al menos seguía los pasos de un antecesor igual de presumido que él. En el pasado, cuando se iniciaba en la arqueología, él mismo había quedado fascinado por Heinrich Schliemann, otro millonario rebelde que buscaba probar la existencia de los héroes, o más que probarla, quería visitar sus hogares. Schliemann se había obsesionado con la idea de que la *Ilíada* y la *Odisea*, pese a su contenido mágico y sus mons-truos, eran demasiado realistas como para ser solo historias inventa-das de guerreros sobrehumanos y viajes en barcos embrujados. Sus críticos sonreían con aire paternal, pero eso era porque, a diferencia del propio Schliemann, ninguno de ellos había amasado una fortuna después de estar sumidos en la completa ruina, sin hogar y tras haber naufragado en un país lejano; en definitiva, ninguno de ellos era la prueba viviente de que la gente normal y corriente es capaz de ha-zañas verdaderamente épicas.

Cuando era un adolescente en Alemania, en la década de 1830, Schliemann albergó la esperanza de fortalecer sus débiles pulmones trabajando en un barco que viajaba a Sudamérica. El barco se hundió frente a la costa holandesa y Schliemann a duras penas llegó a la playa. Enfermo y sin un céntimo, dormía en un almacén sin calefacción, y por el día trabajaba de mensajero para un comerciante holandés. Por las noches, estudiaba tan febrilmente que, al cumplir los veintidós años, dominaba el oficio de contable y siete lenguas distintas. A los treinta y tres, era jefe de su propia empresa y hablaba quince idiomas. Se convirtió en un financiero tan dinámico. que, durante un corto viaje a San Francisco para recuperar el cadáver de su hermano muer-to, se enteró de las prospecciones mineras de oro, rápidamente mon-tó una entidad de crédito y ahorro en la llamada frontera hacia el Oeste, y se embolsó otro montón de dinero antes de volver a casa.

Pero el verdadero amor de Schliemann era la Antigüedad, y había algo de los clásicos griegos que siempre conseguía fastidiarlo. ¿De verdad sería Homero el mago creativo que se decía, o sus his-torias habían perdurado porque se fundamentaban en una pizca de verdad? Consideremos a Agamenón, el «rey de hombres». Suena demasiado operístico para ser verdadero, la forma como machaca las cabezas acompañado de Aquiles, o sacrifica a su propia hija, o lidera un ejército de guerreros en la batalla por Helena de Troya y luego regresa victorioso a casa, solo para acabar asesinado por su esposa. Pero si todo fuera pura fantasía, ¿por qué será que Homero multipli-ca en su narrativa tantos detalles topográficos que se leen como si fueran un mapa de un cofre pirata del tesoro?

Schliemann decidió tratar las obras como un mapa, y lo que

encontró fue, efectivamente, un tesoro. Tras décadas de analizar intrigado la descripción que Homero hacía, por ejemplo, de un muro de piedra justo después de una higuera barrida por el viento y no lejos de un manantial de agua helada como el hielo, todo ello próximo a un pozo de aguas termales, dio al fin, con su ojo de sabueso, no solo con la ciudad perdida de Troya, sino con el palacio en ruinas y las joyas escondidas de Príamo, su rey. Con gesto triunfal, coronó a su esposa con «la diadema de Helena de Troya», un asombroso tocado de oro, parecido a una cascada, que había descubierto él mismo y le pareció digno, ciertamente, de la fabulosa belleza de Helena, si es que no era de su propiedad.

Y no había concluido su búsqueda; a su éxito con Troya le siguió la cacería de palacios que casaban, de una forma extraordinaria, con las descripciones que Homero hace del hogar de Agamenón y Ulises. «Aquí comienza una ciencia enteramente nueva», admitió un hombre de ciencias convertido a su causa. Ahora resulta que todo este tiempo había habido justo allí un mapa, una hoja de ruta escrita en dos de los textos más leídos de la literatura universal. Los arqueólogos ya no tendrían que buscar por obligación entre las piedras y deducir lo que había ocurrido en el lugar; ahora podrían leer lo que había ocurrido e ir en busca de las piedras.

Schliemann tenía ya sesenta y cuatro años y la fatiga acumulada de toda una vida de perdedor cuando conoció a Arthur Evans, al cual se sintió inclinado a brindarle un dato: nadie había resuelto nunca los misterios de Creta. Homero hablaba de «una gran ciudad llamada Knossos, en la cual, durante nueve años, el rey Minos gobernó y disfrutó de la amistad del todopoderoso Zeus». Tucídides respaldaba la historia, y describía a Minos como un agitador del mundo cuya flota dominaba el territorio continental y controlaban los mares. Así que el inquieto Evans decidió seguir la pista de Schliemann: apoyándose en mitos que le servían de guía, y en su ojo detectivesco para detectar claves en el paisaje (sabía, por ejemplo, que el hinojo tiene raíces largas y que a menudo brota allí donde el suelo ha sido alterado a niveles profundos), no pasó mucho tiempo antes de que se fijara en un par de montículos de tierra no demasiado alejados de la ciudad costera de Heraklion.

Muy pronto se sorprendió excavando en un reino más antiguo e insólito de lo que jamás imaginó. Los minoicos eran tan notables, que comenzó a preguntarse si todas esas leyendas terribles sobre el rey Minos no eran más que expresiones de envidia y rumores. «Las historias fabulosas del Minotauro y sus víctimas son, en sí mismas, la expresión del asombro pueril ante las poderosas creaciones de una civilización incomprensible para los advenedizos», escribiría. «La guarida del ogro resulta ser, así, la morada apacible de varios reyes que eran a la vez sacerdotes, en ciertos aspectos más modernos en sus avíos que nada de lo producido por la Grecia clásica.» Desde luego, el rey Minos no contribuía mucho a su imagen pública cuando acostumbraba a presidir un extraño ritual en los sótanos de su palacio en el que obligaba a los adolescentes a saltar por encima de los cuernos de un toro que se abalanzaba contra ellos. «Podía ser incluso que esos chicos y chicas cautivos fuesen entrenados para tomar parte en el peligroso deporte circense reproducido en las paredes del palacio», hubo de admitir Evans.

Para cuando Pendlebury llegó a la Villa Ariadna, era el turno de Evans de abandonar la cacería. Tenía ya setenta y siete años y estaba metido, en secreto, en un lío mayúsculo: había sido arrestado en el Hyde Park de Londres por conductas indecentes en la vía pública con un muchacho de diecisiete años, y solo consiguió librarse del escándalo cediendo la propiedad de Knossos y la Villa Ariadna a la British School, el mismo día que compareció en el juicio. La oportuna aparición de John Pendlebury no pudo ocurrir en mejor momento. Llegó a la Villa Ariadna en 1928, como un estudiante anónimo, y un año después fue contratado para dirigir toda la operación.

Pendlebury sabía exactamente por dónde quería empezar: por el Minotauro, que él sospechaba que era mucho más siniestro de lo que Evans creía.

16

480 kilos: peso de una roca encontrada en la isla griega de Tera, con la inscripción hecha en el siglo VI a. C.: «Eumastas, hijo de Critóbulo, me alzó del suelo».

460 kilos: el mayor peso que un ser humano ha podido levantar con sus manos en los siguientes 2.600 años.

Dos cosas molestaban a Pendlebury en la teoría postulada por Evans de que «todo-el-mundo-simplemente-estaba-celoso-de-los-minoicos».

Primero, hay que saber morir con las botas puestas. Si uno va a postular que los mitos hunden sus raíces en la realidad, después no puede renegar de ello cuando esos mitos se tornan sangrientos.

Segundo, el rey Minos «debía de» ser muy malo, o Teseo no hubiera podido ser tan espléndido. Creta fue la tierra donde Teseo se encumbró como un héroe, donde se forjó su leyenda y las cualidades que lo definían se revelaron. Algo debió de ocurrir, alguna clase de desafío épico que pondría a prueba a un individuo como él, conocido luego como un genio de la autodefensa y un auténtico adalid de los que han sido heridos y están desamparados.

«Teseo demostró ser el perfecto caballero», declararía la experta en mitología Edith Hamilton. Se diría que salvo en lo relativo a sus novias; no importa la excusa que des, no puedes dejar abandonada en una roca en mitad del océano a la princesa que te salvó del laberinto, ni puedes pretender el amor tanto de una reina amazona como de la futura Helena de Troya arrastrándolas contigo a la fuerza. El corazón de Teseo era su debilidad... y su fuerza. Siempre estaba salvando a Pirítoo —el cabeza de chorlito de su amigo— de algún lío desesperado, y cuando el mundo dio la espalda al ciego y desdichado Edipo, Teseo le brindó asilo y cuidó de sus hijas. Después de que Hércules se recobrara de un hechizo que lo hizo enloquecer, descubriendo entonces que había asesinado a toda su familia, solo Teseo estuvo a su lado persuadiéndolo de que no se suicidara y trayéndolo de vuelta a casa para que se curara del horror cometido. En la guerra, Teseo se negaba a saquear a sus enemigos derrotados. En la paz, garantizó el poder al pueblo e hizo de Atenas una auténtica democracia.

De modo que, ¿no podría ser que hubiese algo más en la historia del Minotauro? ¿O que estuvieran ocurriendo en Creta algún tipo de proezas oscuras, algo nefasto que involucraba a adolescentes atenienses, salvados luego por «un perfecto caballero»?

Como nuevo conservador de Knossos, Pendlebury inició su propia investigación de lo que verdaderamente ocurría en el sótano del rey Minos. Según la leyenda, el hijo de Minos, Andrógeno, era un atleta soberbio que fue asesinado después de vencer en todas las competiciones de los Juegos atenienses. Para vengar su muerte, Minos obligó a los atenienses a enviarle cada año a catorce de sus mejores adolescentes, hombres y mujeres, para que fueran sacrificados al Minotauro, el monstruo nacido de una canita al aire que la esposa de Minos había echado con un toro surgido mágicamente del mar. Los adolescentes serían empujados al interior de un laberinto donde tendrían que vagar en la oscuridad hasta que el Minotauro los olfateara y devorara. Hasta que Teseo, príncipe de Atenas, se ofreció voluntario para ir.

Teseo tuvo la suficiente astucia como para aumentar su poder convenciendo a dos hombres jóvenes de que se disfrazaran de chicas, pero su gran golpe llegó cuando llamó la atención de la hija de Minos, Ariadna, cuyo corazón se agitaba en su pecho cada vez que veía al príncipe, por eso decidió pasarle bajo cuerda una madeja de hilo y darle un consejo al oído: atando un extremo del hilo a la entrada, podría seguirlo de vuelta para salir del laberinto, siempre y cuando consiguiera derrotar al Minotauro. Cómo haría exactamente para evitar las astas del monstruo y su fuerza trituradora era algo que Teseo no tenía muy claro..., y así fue hasta que no lo tuvo delante. El instinto de cualquier criatura con cuernos es arremeter con la cabeza, así que Teseo se situó por detrás y saltó encima, aferrándose a su cuello para evitar sus manotazos enfurecidos, hasta finalmente asfixiar a la criatura.

«Teseo presiona hasta extinguir la vida, esa vida brutal del monstruo, que ahora yace muerto», escribe Edith Hamilton sobre la épica batalla. «Solo su cabeza oscila ahora desmadejada, pero sus cuernos ya son inútiles.» Teseo siguió el hilo hasta la salida y puso rumbo de regreso a casa, aunque el viaje en sí fue un desastre: por alguna razón, terminó perdiendo a Ariadna en el camino y provocó el suicidio de su padre al izar la bandera equivocada a su llegada: el padre, que esperaba en la playa, lo creyó muerto. Pero devolvió a casa a los adolescentes atenienses, así como un nuevo instrumento con el que podrían defenderse de los futuros monstruos: con la muerte del Minotauro, había nacido el pancracio.

¿Serían realmente los «deportes circenses», como insistía el viejo Evans, la base de una leyenda tan dramática y perdurable? Pendlebury no compraba esa tesis. Los espectadores van y vienen, pero la crueldad perdura indefinidamente. Solo algo muy horrible podía persistir durante tanto tiempo en la memoria colectiva y Pendlebury creía que el indicio clave estaba en el lenguaje.

«Los nombres tienen la peculiaridad de ser recordados aun cuando las proezas con que se los asocia sean olvidadas o ininteligibles», reflexionaba él mismo en su obra maestra, *The Archeology of Crete* («Arqueología de Creta»). *Teseo* significa «el que endereza las cosas», mientras que *Minotauro* es «el toro de Minos». *Laberinto* proviene de *labrys* o «hacha de doble filo». Añádanse a ello los huesos de los niños descubiertos en el laberinto —la «cámara del hacha de doble filo»— y empieza a cobrar forma un escenario como el siguiente: un reysacerdote que ha aterrorizado a toda Grecia igual que un toro en estampida cree que su poder le viene de una ceremonia mágica de su invención, por lo que utiliza a niños cautivos para representar a las naciones más débiles y los mata con su *labrys*, un hacha modelada como los cuernos de un toro.

«¿Sería muy atrevido imaginar que utilizaba para ello una máscara de toro?», se pregunta Pendlebury. ¿Y por qué no? Los verdugos ocultan sus cabezas no solo para esconder su identidad, sino también para escindirla: para separar quiénes son de lo que deben hacer. El rey Minos se convierte en monstruo solo cuando se pone la máscara de Minotauro, y cuando la matanza ha concluido, vuelve a ser el gobernante benévolo que es; por tanto, hasta que un héroe similar a los cruzados irrumpa en Knossos a la cabeza de una facción rebelde. Los guardias y soldados no podrán frenarlos, pero un rito sobrenatural quizá lo consiga.

«La escena final tiene lugar en el salón más dramático de cuantos se han excavado alguna vez: el salón del trono», escribe Pendlebury. «Parece como si el monarca hubiera corrido hasta aquí a realizar, demasiado tarde, una última ceremonia con la esperanza de salvar al pueblo. ¡Teseo y el Minotauro!»

Pendlebury probó su propia dosis de *labrys* cuando publicó su teoría. «Su imaginación guía su pasión por la arqueología», explicaría el biógrafo Imogen Grundon, pero a los arqueólogos de más edad les preocupaba que toda esa pasión y toda esa imaginación estuviesen haciendo que Pendlebury se alejara de lo estrictamente científico y cayera en la ciencia ficción. Su artículo adquirió «notoriedad» y alguien lo conminó, por su propio bien, a «matizar sus conclusiones». Siendo realistas, la clase de gente en que Pendlebury se apoyaba para su argumentación —hechiceros asesinos con aspecto de toro y chavales de capa y espada al rescate— simplemente no existían.

¿No existían... o no «existen»? «Mi teoría no es fantástica», se quejaba amargamente Pendlebury. Solo porque los hombres y las mujeres de nuestra era ya no vivan de acuerdo con los mitos no significa que alguien no lo haya hecho antes, o que no vuelva a hacerlo alguna vez. Pendlebury estaba penetrando en un mundo que poca gente viva había visto jamás, y abriendo sus ojos a posibilidades sensacionales. Estamos programados por naturaleza para llegar a un consenso, para creer que lo que hacemos hoy es lo normal y no es muy distinto a como siempre se habían hecho las cosas y se había comportado la gente. Asumimos que los logros humanos van en una curva ascendente, que el aprendizaje del pasado nos ha hecho más fuertes y más inteligentes que cualquier otro individuo del pasado.

Pero si esto fuera cierto, explicadme el caso de Eumastas.

En el siglo VI a. C., Eumastas levantó una roca tan enorme que nadie más ha alzado otra igual en 2.600 años. ¿Cómo logró tomar aire bajo esos 480 kilos sin la ayuda de esteroides, guantes acolchados o el resto de la indumentaria deportiva? ¿O será que en la pregunta acecha la verdadera respuesta? ¿No sería porque solo le quedaba confiar en el genio de su propio cuerpo y luchar contra rocas de forma irregular, en lugar del suave acero que hoy se utiliza, que Eumastas aprendió más de lo que nunca sabremos de palancas, equilibrio y fuerza explosiva...?

Y si fuera ese el caso, también lo de Filípides tendría sentido.

Se cree que en el 490 a. C., Filípides corrió más de «diez maratones consecutivas», sin parar, subiendo y bajando las montañas durante tres días seguidos. Y este tampoco era un caso único; era uno más de un núcleo. Filípides era un *hemerodromos*, o «corredor a tiempo completo», un mensajero a pie más rápido que un caballo cuando cruzaba cerros escarpados, y más resistente al calor. Cuando Persia atacó Atenas en la batalla de Maratón, Filípides corrió 450 kilómetros de ida y vuelta a Esparta en busca de refuerzos. Al final, nadie lo envolvió en una manta térmica ni le dio un gajo de naranja; todavía le quedaron fuerzas suficientes para sacar su espada y entrar de lleno en el combate. Y aunque suene sorprendente, Filípides no era ni con mucho el mejor de su clase. «Un niño de solo nueve años», nos recuerda el historiador romano Plinio Segundo, «corrió entre el mediodía y el atardecer 650 estadios» —eso equivalía a 120 kilómetros—, mientras otros dos corredores, Lanisis y Filónides, abarcaron más de 230 kilómetros en veinticuatro horas: 6,5 kilómetros más que la primera etapa de Filípides, en doce horas menos.

¿Y era John Pendlebury el que supuestamente debía «matizar sus conclusiones»? Por favor. Su imaginación apenas podía afrontar las realidades que estaba sacando a la luz en ese mundo allí enterrado. Le bastaba con pensar en Homero: resultó que estaba en lo cierto respecto a los lugares que describía; entonces, ¿por qué no respecto a los individuos? Por tanto, ¿estarían sus héroes más próximos a la vida real de lo que suponíamos? A fin de cuentas, el propio Homero no era precisamente devoto de los chicos perfectitos y en la edad dorada; le intrigaba mucho más el tipo que está ya al borde del tablero, cuyo esplendor ha pasado, que está siempre un paso más cerca de la derrota que de la victoria.

Como era Ulises. En los relatos homéricos, los mejores días de Ulises han quedado ya atrás y los jóvenes guerreros a su alrededor no dejarán que sea olvidado. «¿Sabes, extranjero?, he visto a muchos deportistas y tú no me pareces uno de ellos en absoluto», le dice, burlón, un fornido luchador llamado Euríalo una tarde de competiciones atléticas en Feacia. «Pareces más el capitán de un barco mercante que se echa a la mar con una tripulación de hombres a sueldo y está siempre con un ojo puesto en su cargamento, ansioso por las ganancias. No, tú no eres un atleta.»

Ulises se pone en pie y la lección da comienzo. «En efecto, ahora soy más lento, por mis achaques y mis dolores y el sufrimiento que he vivido en la guerra y en los mares», admite, pero es todo cuanto habrá de admitir. Despojándose de la túnica que lo cubre, su mano coge un disco, pero no el más liviano, que le permite un mayor control, sino el más pesado, para tener el mayor impulso. Entonces gira sobre sí mismo y arroja el disco, haciéndolo sisear en un vuelo rasante tan perfecto que casi les arranca la cabeza a los feacianos, y aterriza tan lejos del campo que no es necesario siquiera ir a medir el lanzamiento.

«Y si alguien siente la urgencia de retarme, que se ponga en pie ahora mismo», gruñe finalmente. «Poco importa si es con los puños, en la lucha libre o a las carreras. Si es en una, puede ser en todas.»

Ya no tiene un cuerpo joven, pero tiene la experiencia de valerse de lo que aún le queda. En un momento previo de la *Ilíada*, compite en una carrera contra dos hombres más jóvenes que él. De nuevo, es el más débil, pero sus tácticas son excepcionales, como cuando corre pegado detrás del líder. «Sus pies coincidían con las huellas de Áyax antes de que el polvo se hubiera asentado en ellas y Áyax percibía su aliento tibio en la nuca, a solo centímetros de ella.» Justo antes del final, Ulises acelera tan repentinamente que Áyax queda sorprendido y cae. Luego se pone en pie de un salto, limpiándose el estiércol del rostro y quejándose de que la diosa Atenea le ha hecho tropezar, pero el corredor que llega último ha visto lo ocurrido y lo cuenta correctamente.

«Ulises es de una generación anterior», explica Antíloco. «Es un viejo zorro, como se suele decir; es difícil, para cualquiera de nosotros, vencerle, salvo para Aquiles.»

John Pendlebury estaba corriendo al encuentro de esos mismos viejos zorros en toda Creta.

Cuanto más deambulaba por la isla, después de asumir el puesto de conservador de Knossos, con más de estas moles humanas al estilo de Ulises, sin edad y extraordinarias, se topaba. No podía asegurar que alguno de ellos fuese, en efecto, como Eumastas, pero solía encontrarse con cabañas para la curación del queso en puntos altos de la montaña, hechas de enormes rocas de la altura de un hombre allí apiladas. Se decía que el gran mensajero Filípides era cretense; como lo eran muchos de los correos profesionales restantes, incluyendo al mensajero especial de Alejandro Magno, Filónides. Y Filípides no era ciertamente un muchacho; tenía el rango de «maestro *hemerodromos*», así que su heroico esfuerzo durante la batalla de Maratón debió de ocurrir en el ocaso de su carrera.

¿Por qué, entonces, había de ser diferente para Pendlebury? Ahora que vivía en un laboratorio del rendimiento al aire libre, disponía de otra forma de probar su teoría, esa de que los mitos se inspiraban en hombres y mujeres reales: podía experimentar en sí mismo. Igual que a Lawrence, a Pendlebury le encantaba representar papeles, así que la inmersión total en el asunto se le dio naturalmente. También compartía la habilidad de Lawrence para meterse en la piel del otro: primero había que ponerse sus ropas.

«Acabo de conseguir un disfraz de cretense: maravilloso, perfecto, tódo un espectáculo», le escribió a su padre. Para un académico de Cambridge, era todo un cambio de imagen, superando incluso su fase anterior, esa en la que utilizaba una capa blanca en las competiciones de salto de altura. Los pastores cretenses se visten más como bucaneros que como granjeros; por tanto, la suya era una indumentaria más apropiada para la Noche de Halloween, con un chaleco negro y bordado, pantalones negros y holgados por la entrepierna hasta las rodillas, botas de caña alta, un pañuelo negro, una faja amplísima alrededor de la cintura y una capa roja con forro de seda del mismo color.

Cada mañana antes del desayuno, hacía quince minutos de ejercicios que imitaban la zancada ligera de los pastores, apenas rozando el suelo. «Me parece que acelera la actividad muscular, esa que una caminata potencia pero ralentiza», comentaba. Para evitar que su cuerpo sufriera calambres después de pasarse largas horas encorvado sobre un tiesto, se hizo traer por barco, hasta Creta, mascarillas y floretes y comenzó a practicar la esgrima lanzando estocadas cada vez más profundas y más largas, buscando mejorar su propio equilibrio, haciendo que su valerosa esposa ejerciera de preparadora física. Incluso comenzó a practicar de nuevo el salto alto y descubrió gradualmente que podía volar más alto como nunca antes. Como atleta universitario, apenas si había alcanzado el metro ochenta; ahora esa meta parecía fácil de lograr. «Muy en forma y saltando todo lo imaginable», escribió a su padre. «Pienso que tengo buenas posibilidades con el récord griego, que es de solo 1,80 metros o está justo por debajo de esa cifra.»

Cada tarde, paraba de trabajar y se iba a los cerros en una caminata de quince a veinte kilómetros. Su alcance y su propia curiosidad al respecto eran impactantes... hasta que se volvieron sencillamente deslumbrantes. En una sola temporada, Pendlebury caminó más de 1.600 kilómetros a través de la isla. Una tarde, escaló toda la senda que conduce al monte Ida y aun tuvo tiempo de volver a Knossos antes de la puesta de sol: «Cuarenta y un kilómetros por un camino asqueroso en solo seis horas y veinticinco minutos», hizo constar, siempre muy preciso respecto a sus excursiones. Los montañeses de Creta, que al principio no sabían qué hacer con ese extranjero ansioso y tuerto, se acostumbraron a que llegara hasta sus aldeas por la noche, muerto de hambre, exhausto y medio perdido, pero siempre igual de dispuesto a beberse un vaso de vino y a aprender nuevas canciones.

«Estaba haciendo amigos en todas partes», recordaría más tarde Dilys Powell, quien conoció a los Pendlebury y se convirtió en su compañera ocasional de excursiones cuando su esposo tuvo que asumir el cargo de director de la British School en Atenas. «Para entonces, había recorrido a pie la isla de un extremo a otro. Era muy natural que su gente sintiera afecto y respeto por este joven inglés tan infatigable, con su fina piel bronceada por el sol y el pelo del color del rastrojo, que aparecía en cualquier parte y dormía en cualquier parte, bebía con ellos, charlaba con ellos y les daba conversación en su propia lengua singular.»

Pendlebury sentía lo mismo por los cretenses y estaba dispuesto a demostrarlo. Por la época en que Hitler expulsó a las tropas inglesas de Europa y amenazaba con destruir Londres, Pendlebury había pasado ya diez años en Creta y decidió hacer su aportación allí donde se encontraba. Estaba a un paso de los cuarenta años, pero una década de aprendizaje entre los viejos zorros lo había hecho adelgazar y ponerse en forma como un adolescente. «Tiempo récord hasta la cima», anotó con satisfacción tras escalar a toda prisa el monte Ida. «Y la medición resultante de cintura, 57 centímetros, poco más o menos.»

Pero el Departamento de Guerra no andaba buscando académicos cuarentones y medio ciegos, independientemente de la talla de pantalones que usaran. Pendlebury estaba convencido de que sus conocimientos mediterráneos serían incalculables para la inteligencia naval, pero esta resolvió prescindir de él. Lo intentó con el agregado militar en Atenas, y después con el servicio de inteligencia del ejército, antes de ofrecerse como voluntario para una labor que fue su último recurso: camillero. Sin embargo, antes de que comenzara su tarea, corrió la voz en la red de viejos camaradas de Cambridge-Oxford de que ciertos, en fin..., ciertos «temperamentos» eran requeridos para una novedosa operación de «servicios especiales». Y no era necesario tener experiencia en combate.

«Parece resistente y, en general, es lo que se busca», fue la displicente valoración de su persona después de conseguir al fin una entrevista, y muy pronto estaba camino de vuelta a Creta. ¿Su tapadera? Sería vicecónsul, un diplomático de rango medio, sin demasiadas responsabilidades. Pero para tener una pista de aquello a lo que verdaderamente había venido, los amigos de Pendlebury se acostumbraron a echar una ojeada a su mesilla de noche. «En sus incursiones más perversas», le explicó un confidente del mismo Pendlebury a

Dilys Powell, «acostumbraba a sacarse el ojo de vidrio y a usar un parche negro. Solía dejar el ojo sobre la mesilla junto a su cama: si te lo encontrabas allí, sabías que había salido en una excursión u otra de esas».

Pendlebury se escabullía con frecuencia de Villa Ariadna y trepaba a las montañas para detectar posibles escondrijos y organizar a las bandas de rebeldes. Como estudioso de las guerras de la Antigüedad, sabía que Creta era un lugar clave, y su propio ojo para la defensa de la isla le decía dos cosas: el ataque vendría por el aire y la auténtica batalla se libraría en las alturas de los cerros. Los alemanes habían aplastado todas las fuerzas terrestres con que se habían topado, pero aún les faltaba encontrarse con algo tan huidizo y despiadado como podía ser un bandido cretense. Si Pendlebury lograba colocar diez mil fusiles en manos de los montañeses, estaba seguro de que plantarían cara a los alemanes.

Así que se paseaba por todas partes simulando ser un diplomático, con un bastón de aspecto absolutamente inocente en cuyo interior había una daga, que él mismo consideraba ideal para ensartar paracaidistas. Sin importar lo que ocurriera, decidió que él no se iría de la isla. «Se sentía cretense y se quedaría en Creta hasta la victoria final», recordaría Nicholas Hammond, un profesor de Cambridge que había sido uno de los arqueólogos y discípulos de Pendlebury y que llegó a Creta para sumarse a la brigada de operaciones especiales. Para asegurarse una dosis extra de secretismo, pero más que nada para lucirse, Pendlebury y Hammond encriptaban sus conversaciones hablando entre sí en el dialecto de su especialidad, cretense *versus* epirótico.

Luego formaron equipo con un capitán de barco, un hombre también de capa y espada, que lucía en su oreja un arito de oro: Mike Cumberlege, que llegó rezongando a Creta al timón de un barco pesquero, el *Dolphin*, listo para el combate. Juntos confabularon un complot para escabullirse por la noche hasta la isla de Kasos, en manos de los italianos, y secuestrar a unos cuantos reclutas italianos que podían arrastrar más tarde de vuelta a Creta y exprimir para que soltaran información acerca de la anunciada invasión alemana. Solo para asegurarse, Cumberlege resolvió llevar a Hammond con él en un último viaje de reconocimiento a través del canal a Kasos, y llegaron ambos hasta una isla a poca distancia de la playa, donde pudieron esconderse hasta que anocheció... Solo que, más tarde, el motor se negó a arrancar, y mientras Cumberlege se afanaba en repararlo, aviones alemanes irrumpieron por encima de sus cabezas. Desde Creta, y a través de las aguas, les llegó el estruendo de las bombas, seguido de los paracaídas abriéndose como setas en el aire.

Mientras su propio grupo permanecía varado y lejos de allí durante la invasión, Pendlebury se deshizo de su disfraz de diplomático y se unió a la lucha callejera junto a Satán, el líder guerrillero cretense. Cuando quedó claro que las fuerzas aliadas habían tirado la toalla y se disponían a abandonar la isla, él y Satán fueron, dando grandes zancadas, hasta la caverna donde se encontraba el comando británico y se ofrecieron voluntariamente para cubrir la retirada. «Quedé enormemente impresionado por esa figura espléndida», recordaría Paddy Leigh Fermor, que había sido enviado a Creta justo antes de la invasión. «Traía consigo a un combatiente cretense, cruzado el pecho de cananas, y el propio John Pendlebury daba la maravillosa impresión de ser un bucanero y un libertino.»

La admiración de Paddy también era porque, mientras los restantes soldados aliados gateaban hacia la playa elegida para la evacuación, «el gigante de un solo ojo», como lo llamaba Paddy, se negó a seguirlos. «El brillo de su único ojo, su rifle guerrillero en bandolera y su famosa espada aportaban un aire romántico y, a la vez, divertido al lúgubre uniforme, todo ello muy estimulante.» Paddy se las arregló para escapar de Creta y hasta él siguieron llegando las aventuras de Pendlebury mucho después de haber vuelto a El Cairo. «Las SS alemanas llegaron a conocer bien a Pendlebury», recordaba. «Lo llamaban *der kretische Lawrence* —el Lawrence cretense— y entre los montañeses que lo acompañaban corría el rumor de que Hitler no descansaría hasta tener su ojo de vidrio encima de su mesa en Berlín.»

Dos días después de iniciada la invasión, el *Dolphin* volvió a la vida y Cumberlege lo condujo a hurtadillas hasta una ensenada oculta y próxima a Heraklion. Hammond y el primo de Cumberlege, Cle, cogieron cada uno un rifle Mauser y se arrastraron hasta la playa. En las calles de Heraklion había, juntos en el suelo, soldados muertos y agonizantes, mientras las balas silbaban en los combates casa por casa. Hammond y Cle vieron que no tenían ninguna posibilidad de encontrar a Pendlebury y decidieron que lo mejor era regresar al bote, para navegar hasta un lugar seguro en la costa norteafricana.

El *Dolphin* nunca llegó a destino. Cle murió por el fuego de los cazabombarderos y Mike Cumberlege quedó herido; sobrevivió gracias a que otro capitán acudió en su rescate. Tres semanas después, se hallaba convaleciente en Egipto cuando sintonizó una transmisión por radio desde Berlín. «El bandido Pendlebury», escuchó, «será finalmente capturado y mejor que no espere demasiada compasión cuando esto ocurra».

¡Gracias a Dios! Eso aún le dejaba a Cumberlege la posibilidad de encontrarlo él primero. Tan pronto como pudo levantarse, se hizo con otro barco y zarpó, sorteando en su camino a las patrulleras alemanas para ir en busca de su amigo. El problema era que ese amigo podía estar en cualquier parte. A lo largo de sus caminatas arqueológicas de miles de kilómetros, Pendlebury había conocido las montañas «piedra a piedra», como le gustaba decir a él mismo, y se había convertido en un verdadero ciclón preparando todo lo necesario antes de la invasión, disponiendo alijos de armas y escondites en sitios que solo él y los más astutos entre los viejos pastores podían encontrar. Incluso había hecho que una montaña resultara aún más «montañosa» cuando convenció a un pequeño ejército de voluntarios cretenses de que fueran hasta el monte Ida y «en un esfuerzo hercúleo», como atestigua Antony Beevor, «desplazaran grandes rocas cerro abajo, hacia las áreas más parejas del terreno, para impedir el aterrizaje de aviones enemigos».

Así pues, ¿dónde estaría ahora?

«Había rumores persistentes de un inglés al que habían visto en Hagia Galini, un pueblo en la costa meridional, próximo a Tymbaki», se enteró Dilys Powell. «Y lo que era todavía más sorprendente: se trataba de un oficial que había perdido un ojo.» Tres meses después de la evacuación de Creta, el jefe de la inteligencia militar británica en El Cairo le dijo personalmente a Churchill: «También intentamos lanzarle en paracaídas un equipo transmisor inalámbrico a Pendlebury, que hoy controla en buena medida las actividades guerrilleras en las colinas cretenses».

No obstante, si alguien sabía cómo dar de verdad con Pendlebury y sus compinches, no lo decía. No importaba hacia dónde mirara Cumberlege, Pendlebury parecía estar siempre al alcance de la mano, pero, al mismo tiempo, en ninguna parte. El adalid de los mitos heroicos se estaba transformando en uno de ellos por derecho propio.

17

David era un pastor, no hay que olvidarlo. Llegó a enfrentarse a Goliat con una honda y un bastón porque esas eran sus herramientas de trabajo. No tenía idea de que los duelos con un filisteo debían cumplir con ciertas formalidades, el entrecruzamiento de espadas, esas cosas. «Si aparecieran el león o el oso y se llevaran una oveja del rebaño, yo iría detrás de ellos y los bajaría de un golpe y la rescataría a ella de sus garras», le explicaba David a Saúl. Todo lo que hizo fue incorporar las reglas de un pastor al campo de batalla.

MALCOLM GLADWELL, autor del artículo
«How David Beats Goliath» («De cómo
David vence a Goliat»), publicado
en *The New Yorker* en 2009

La última vez, y la más segura, que se vio a Pendlebury fue rumbo al monte Ida, el país bandolero. Allí era fácil entrar, pero muy fácil perderse. El mismo lugar en que, tras dormir un día entero entre la vegetación húmeda, después de su larga caminata nocturna bajo la lluvia en compañía de Costa, Xan Fielding se despertaba para recibir una doble ración de buenas noticias.

Las partidas de soldados alemanes se habían desplazado, así que él y Delaney podían salir fuera de su escondite por un rato y estirar sus cuerpos entumecidos. Y en vez de tener que gatear otros 130 kilómetros hasta el escondite en la montaña del operador de radio, ahora sabían que este había decidido bajar hasta donde se encontraban ellos. Xan estaba dichoso de poder al fin relajarse una noche entera, tras pasarse tres días de ruta frenética desde que llegaron chapoteando a la playa cuando abandonaron el submarino, pero entonces le sobrevino un temor. ¿Por qué razón había decidido salir tan repentinamente de su agujero el hombre que estaba al cargo de la radio, después de pasarse varios meses escondido y a salvo?

Antes de lo esperado, Ralph Hedley Stockbridge llegó caminando al campamento vestido con el peor disfraz de cretense que Xan hubiera visto hasta ese momento. El único elemento más británico que su abrigo —¿en serio era eso un abrigo?— eran sus gafas de carey. A diferencia de cualquier hombre cretense que había ya cruzado el umbral de la pubertad, no tenía bigote, y en lugar de botas de pastor, llevaba aún sus zapatos ingleses. «No había forma de que pareciera un campesino», pensó Xan. Y no tardó en comprender que en eso precisamente consistían el genio y la astucia de Ralph: parecía un griego que buscaba no parecer un griego. Era un doble salido directamente de *El hombre que fue jueves* y le funcionaba de manera brillante. En cierta ocasión, había caminado directo hacia un puesto de guardia alemán mientras el griego que estaba a su lado era detenido e interrogado. «Debían de estar ciegos para no ver que estaba temblando», recordaría él mismo. En otro encuentro con el enemigo, soltó un «¡Caramba, disculpe!» —en inglés— tras chocar con un soldado alemán, y ni siquiera entonces atrajo la atención de nadie.

Pero la audacia del disfraz-que-no-era-un-disfraz de Ralph le ponía igualmente los nervios de punta. Como Xan, Ralph no tenía mucho de soldado. Había cobrado notoriedad en el Departamento de Guerra por montar un escándalo cuando se le dijo que debía utilizar polainas —esas fundas de lana que se ciñen a la pantorrilla desde el tobillo, con un doblez a la altura de la rodilla— y por abandonar después el Cuerpo de Formación de Oficiales, al notar que sus superiores estaban actuando de manera excesivamente marcial con él. Pese a esta obcecación, de carácter obsesivo, o quizá a causa de ella, Ralph fue reclutado por «Mike»: el MI6, el servicio de inteligencia. Mike era el que equipaba al mismísimo James Bond, pero a diferencia del agente 007, los verdaderos agentes del MI6 mantenían la bragueta cerrada y el dispositivo enfundado. Su labor consistía en vivir en la sombra, espiando en los cafés y forjando redes civiles de espías. Esa misión a menudo los enfrentaba con los agentes del «jue-

171

go sucio» de la unidad de Xan, la Firma, porque lo último que cualquier agente de Mike deseaba era que una pastilla de jabón hiciera explosión en un burdel que ellos estaban vigilando.

Pero allí, en Creta, donde los británicos formaban un grupo tan reducido, todos dependían de todos para sobrevivir, y los espías rivales se dividían la labor, llevándose como hermanos. En lo sustancial, eso es lo que eran (dejando de lado el factor biológico). Igual que Xan y Monty, Ralph era otro de esos «animales acorralados» incluidos en la Categoría X de la que hablaba Geoffrey Household: dispuesto a pelear por su país, deseoso de pensar por sí mismo y empeñado en no hacer daño a nadie en el proceso. Ralph era del tipo sesudo y un ratón de biblioteca, y estaba más que asombrado de haber terminado jugueteando con un radiotransmisor inalámbrico en la cueva de una isla en mitad del Mediterráneo. Había estudiado lenguas clásicas en Cambridge, por lo cual su habilidad de charlar con los cretenses se veía entorpecida por su léxico dos mil años más antiguo. Y si no puedes disfrutar de vez en cuando de una buena conversación, le dijo a Xan, la vida clandestina es un tormento.

Para ser honestos, esa era la razón por la que había bajado de la montaña en lugar de quedarse tan pancho en su estación. Podía sobrellevar eso de permanecer oculto en la oscuridad durante varios días seguidos, o lo de conseguir su agua del goteo de las estalactitas y no comer nada a excepción de duras patatas arrancadas de la tierra antes de tiempo y acompañadas con sorbos de té hecho con cáscara de naranjas. Pero la charla, bueno... Al final eso sí lograba desquiciarlo. Estaba encerrado en su agujero con el coronel Andreas Papadakis, el viejo ex oficial del ejército que ayudó a Jack Smith-Hughes en su fuga y lo puso en las manos expertas de George Psychoundakis, aquel joven pastor ahora convertido en supercorreo de la Resistencia. Desde aquella vez, el coronel Papadakis había enloquecido con su imaginario y presunto poder; teniendo a Ralph como su público cautivo, se pasaba los días vociferando cómo haría con su «Comité Supremo de la Lucha Cretense» para limpiar la casa, una vez diera con la forma de deshacerse de los alemanes. Hasta que Ralph ya no pudo aguantarlo ni un minuto más y montó su radio a lomos de una mula para bajar los cerros.

Al cabo de unos días, el propio Ralph descubrió que no había calculado una cosa: la cima del cerro batida por los vientos, donde estaba con Papadakis, resultó ser el único sitio donde podía lograr una transmisión decente. Y cuando escuchó que Xan había llegado y necesitaba un escondite seguro, decidió que la forma de salvar su orgullo era utilizar a Xan como excusa para regresar a las alturas.

—Ah, así que estás de vuelta... —se burló Papadakis cuando vio acercarse a Xan y a Ralph.

Xan sabía que el viejo coronel había arriesgado su vida y compartido su escasa comida para ayudar a la Resistencia, pero no pudo evitar sentir rechazo al escuchar una voz que «oscilaba entre la arrogancia y el tono lastimero», o al advertir «un destello de astucia campesina en sus ojos duros y negros, cuya expresión general solo podía describirse como "de bilis amarga"». Con ellos tres allí, la atmósfera en la pequeña cabaña de Papadakis comenzó a anunciar una eventual erupción... Y esto solo podía empeorarlo la llegada de Guy Turrall.

El talento natural de Turrall para que todo el mundo lo detestase desde el primer momento, cuando se abrió paso a través de la isla, resultaba tan llamativo como la destreza de Guy Delaney para conseguir, por el contrario, la adoración espontánea generalizada. En el largo ascenso hasta la casa de Papadakis, el guía cretense que se ofreció a llevar la mochila de Turrall no lograba entender la razón de que a cada segundo fuese más pesada..., hasta que descubrió que Turrall, un geólogo aficionado, la iba llenando de muestras de roca. Otro guía cretense quedó tan harto de él que terminó rompiendo sus deberes de la *xenía* y se marchó de su lado, abandonándolo cuando estaban a unos ochocientos metros de un pueblo. Turrall siguió entonces en solitario y tuvo suerte: los aldeanos se limitaron a ignorar su presencia, en lugar de cubrirlo de alquitrán y entregarlo de esa guisa a los alemanes. Muchos isleños habían sido ejecutados después de que fueran engañados por alemanes que simulaban ser aliados fugitivos; por tanto, en represalia, los propios lugareños habían ideado una respuesta tan astuta como perversa cuando olfateaban la presencia de una rata: se hacían los tontos y se echaban encima del británico, le quitaban las botas —que se quedaban— antes de arrastrarlo fuera del pueblo y llevarlo hasta el puesto avanzado alemán más próximo. A un cretense con la suficiente cautela, nada podía resultarle más alemán que un extranjero mandón vestido con un uniforme de capitán inglés y hablando en francés. Turrall nunca supo lo cerca que estuvo de recibir una paliza y, a continuación, una bala.

En consecuencia, una vez instalado en la choza de Papadakis, Turrall consiguió que todos allí sacaran los dientes con él. Siguió con lo del francés y, más o menos a cada hora, armaba un jaleo para calentar el agua y servirse otro té con cáscaras de naranja. Discutió amargamente con Papadakis respecto a cómo y cuándo debían salir a colocar las bombas en los barcos alemanes atracados en el puerto, aunque ni él ni Papadakis tenían la menor idea de qué estaba diciendo el otro.

—¡Este loco quiere destruirnos a todos! —se quejó Papadakis.

Ralph y Xan quedaron atrapados en ese fuego cruzado; con la amenaza de una nevada en ciernes y los intensos vientos desencadenados en el exterior, era demasiado arriesgado intentar reconocer más a fondo las montañas, así que ahí estaban todos, atrapados en el interior de una choza, con Papadakis jugando incesantes partidas de *gin rummy*.

«¿En esto consiste, pues, lo de ser un luchador rebelde?», tuvo que preguntarse Xan. «¿En estar acurrucado todo el día junto a un fuego hecho con ramitas, mientras dos viejos lunáticos riñen...?»

Por fortuna, las malas noticias vinieron en su rescate. De las aldeas en las tierras bajas llegó la noticia de que las partidas de búsqueda alemanas estaban de nuevo en camino. El viejo coronel y los ingleses tendrían que separarse y abandonar el lugar, de inmediato. Siendo el operador de radio, a Ralph le tocó la pajita más corta y tuvo que poner rumbo al páramo con el coronel Papadakis para establecer una nueva base de operaciones donde instalar la radio. Para Turrall y Delaney había llegado el momento de dejarlo. La única forma de sobrevivir en Creta era aprendiendo de los cretenses, y eso era tan imposible para esos dos, acostumbrados a formar parte de un ejército regular, como lo fue para los comandantes británicos que habían perdido la batalla durante la invasión. Turrall seguía quejándose de «los nativos», pese a que, pocas noches después, uno de ellos lo guió al abandonar los cerros y a llegar hasta una ensenada secreta, donde esperaba un bote para llevárselo de la isla.

Ahora Xan estaba solo y, después de meses de estar encerrado, ansioso por entrar en acción. Los puntos verdaderamente calientes estaban situados en la parte baja de la isla, en las bases alemanas a lo largo del litoral, y sintió que estaba listo para echarles un vistazo desde más cerca. Uno de los amigos de Papadakis lo condujo fuera de las montañas y hacia abajo, a una casa segura próxima a Rethymno, un puerto al norte de la isla, atestado de alemanes. Xan no se arriesgó a aventurarse de día por allí, pero por la noche se ponía su disfraz y se escabullía para dar algún paseo por la aldea.

Durante esas semanas en la cabaña de Papadakis, había trabajado a fondo el dominio de su nueva identidad. Se había entrenado para responder al nombre de «Aleko» y a anudar su pañuelo negro de manera que le cayera sobre un ojo. Al final su bigote resultaba tan creíble como su capote y sus botas negras hasta la rodilla, y su rostro de duendecillo ofrecía toda clase de posibilidades interesantes: se podía empolvar el cabello y podía arrugar la frente, y el joven pastor se convertía en su propio abuelo. Un afeitado bien apurado, un pañuelo envolviéndole el cabello y una falda y, *voilà*, las adolescentes del lugar ya tenían más competencia.

Pero del mentón hacia abajo aún tenía trabajo pendiente. «Mi forma excesivamente enérgica de desplazarme por suelo irregular», admitía él mismo, «me delataría a dos kilómetros de distancia». Hasta que no dedujo cómo conseguían los cretenses esos muelles que tenían por piernas, se le ocurrió una solución transitoria: la demencia. Siempre que se topaban con alguien por el camino, el guía de Xan suspiraba y explicaba que, bueno, sí, su amigo era algo lerdo, pero ¿qué podía esperarse de un pobre chico sordo y trastornado? Xan resultaba tan convincente que llegó a sentirse herido en su orgullo. «Narcisismo aparte», se sentía obligado a aclarar, «la pose de alguien sordomudo y retardado no se me daba de forma natural. Fue el papel más duro que interpreté y tuve que mantenerlo durante quince días enteros».

Tras dos semanas de engañar incluso a los cretenses y hacerles creer que era el hermano retrasado de un vecino, había adquirido todo el valor necesario para meterse en problemas. Estaba intrigado con el rumor de que el viejo y rudo alcalde de Canea (o Chania), que entonces era la capital de Creta, quería trabajar para la guerrilla desde la clandestinidad. El prestigio del alcalde y su contacto diario con oficiales alemanes lo convertirían en un tremendo reclutador y un valioso espía a su servicio; con esa clase de inteligencia y de contactos, Xan podía volcarse en algunas operaciones serias de guerra sucia. Así que, en vez de esperar a que el alcalde acudiera a él, decidió que intentaría colarse en Canea. Los centinelas alemanes rodeaban la ciudad, y el guía de Xan notó que registraban con más ahínco a los viajeros solitarios que a los grupos. Si Xan entraba en la parte trasera de un autobús repleto de gente y mantenía la boca cerrada, podía pasar simplemente con un rápido vistazo a sus papeles falsificados.

Pocos días después, el alcalde Nicolas Skoulas estaba en su despacho cuando tres altos oficiales germanos le hicieron una visita. A media mañana, los alemanes ya habían concluido el asunto que los había llevado hasta allí y asomaban por la puerta cuando se toparon con un pequeño caos afuera: dos pastores intentaban entrar en el despacho sin tener cita. Como deferencia, el alcalde aceptó recibirlos, aunque saltaba a la vista que uno de los dos sufría un ligero retraso mental. Los alemanes no advirtieron nada, pero el alcalde se percató rápidamente del disfraz de Xan y «se quedó espantado», tal como lo describió el propio Xan. «Difícilmente esperaba ver a un agente británico en su despacho del ayuntamiento a media mañana.»

Tan pronto como se quedaron solos, el alcalde escuchó a Xan y estuvo de acuerdo en convertirse en sus ojos y sus oídos en Canea. Xan se escabulló de la ciudad esa misma tarde y por fin llegó sano y salvo a su reducido y sofocante escondite. «¡Increíble!», pensó para sus adentros. Acababa de penetrar en el corazón mismo del operativo alemán —¡hasta se había rozado con tres oficiales alemanes al pasar a su lado!— y reclutar a un activo de primer nivel delante de sus propias narices. Churchill tenía razón: realmente, Xan tenía una oportunidad de volver la mayor arma de Hitler —el miedo— en su contra.

Todo lo que necesitaba Xan era alguna ayuda. O no exactamente ayuda. Lo que necesitaba era...

18

No te preocupes, Paddy no es el típico oficial de ejército o líder guerrillero. No es el típico ejemplo de nada, solo es él mismo... Una suerte de académico gitano.

DAPHNE FIELDING,
amiga de Patrick Leigh Fermor

Leigh Fermor no se somete gustoso a la disciplina y, en nuestra opinión, necesita mano dura para llevarlo.

Memorando del Departamento
de Guerra británico

«¡Yas*ou, Koumbaro!*» Y luego... ¡plas!

La entrada de Paddy Leigh Fermor podía superar a la de cualquier griego normal. «Su *yasou* —«salud» o «¡a vuestra salud!»— era mucho más sonoro que el de cualquier cretense; su palmoteo, igual de intenso, y su abrazo, un peligro para tus costillas», recordaría más tarde un cronista de cuando la guerra. A Paddy le gustaba llamar «compadre» (*koumbaro*) a cualquier desconocido. En su forma de pensar, eso los convertía a ambos, instantáneamente, en dos socios que parecían compartir una broma privada. «Con ello pulsas una tecla de amistosa conjura», explicaba, y la amistosa conjura era la historia de su vida, la luz que la guiaba.

Paddy puso pie en tierra firme desde un barco pesquero camuflado, en junio, después de que Xan se hubiera pasado seis meses trabajando con la Resistencia cretense. Fue conducido de inmediato a la «Tierra del Loto», Gerakari, una aldea perdida en un remoto valle entre las montañas. Gerakari era un lugar predilecto de la Resistencia para esconder a los británicos huidos. Encontrarlos allí, incluso con un mapa, solía implicar mojarse mucho y perderse mucho más, y eso ocurría a menudo. Los ríos que descendían de las montañas por todos los flancos se unían en un torbellino común, inundando a menudo el único camino de tierra disponible y obligando a los caminantes a abrirse paso dando vueltas en un laberinto mareante de torrentes y barrancos. Uno podía estar bastante cerca para ver Gerakari a lo lejos y, aun así, no saber cómo llegar hasta allí. Pero nada más llegar, echabas la vista atrás y te parecía que la infernal caminata era como la puerta que se abre al Paraíso. Los pastos están allí jalonados de flores silvestres y verduras comestibles, los huertos desbordantes de uvas, cerezas y *vyssina*, un delicioso fruto con hueso a partir del cual se hace un licor aún más delicioso. Los soldados fugitivos llegaban tambaleantes a Gerakari y veían asombrados cómo les ofrecían jarras espumosas de vino y cuencos gigantescos de un cremoso yogur aderezado con las almibaradas cerezas *glyko*.

Xan se puso en marcha para recorrer los 35 kilómetros que lo separaban de Gerakari tan pronto escuchó que el nuevo agente del SOE había llegado. Al llegar, fue recibido por una sonrisa radiante, una botella de raki y la sensación obsesiva de que había visto antes a ese tipo. Para conocerse mejor, descorcharon la botella...

... Y Paddy aún seguía parloteando cuando el sol despuntó a la mañana siguiente.

«Cuando Paddy abra la boca, tú cierra la tuya», le aconsejaría más tarde lady Diana Cooper, la conocida dama de sociedad y de reputada belleza, a su nieta, la escritora Artemis Cooper. Las anécdotas de Paddy restallaban como fuegos artificiales: tan pronto te explicaba un romance adolescente con una mujer casada de Serbia, fogosa y enfundada en un vestido rojo, como un baño estival en Transilvania que había acabado en un revolcón sobre el heno acompañado de dos descaradas granjeras, o su intento malinterpretado de vender puerta a puerta medias de seda comparándolas con condones, y parecía tan inquietantemente familiarizado con las cicatrices fruto de un duelo en Alemania como con las «pastorcillas jóvenes y nada convencionales» que «quizá le obsequiaron con una mirada anhelante entre las ovejas antes de templar su fogosidad juvenil».

Entre carcajadas, Xan de pronto comprendió por qué Paddy le parecía tan familiar. Ya habían coincidido antes, en un café londinense, cuando Xan trabajaba a destajo como dibujante callejero y Paddy vivía el mejor castigo que cualquier estudiante podía recibir por haber sido expulsado de la escuela. En rigor, de «varias» escuelas: a los diecisiete años, Paddy ya había sido enviado a la consulta de dos psiquiatras y expulsado en tres ocasiones de otras tantas instituciones. El único lugar que no se había desembarazado de él era el Walsham Hall, un programa experimental para casos de indisciplina, especializado en danzas sin ropa y en construir relatos utilizando la asociación libre. Walsham era administrado por un grupo de bohemios vestidos con ropa hecha a mano y trajes de lana artesanal, y su enfoque de la educación encajaba perfectamente con Paddy a sus diez años: le hacían corretear por los bosques, danzar desnudo en algún granero con sus profesores y compañeros, y tumbarse en el suelo a contar historias en vez de estar conjugando los verbos en el aula. Pero después de que su madre escuchara el rumor de que el director de la institución se dedicaba a bañar personalmente a las niñas más mayores y a secarlas con la toalla, sacaron a Paddy del Walsham Hall para probar suerte, una vez más, en un internado convencional.

Era brillante, de eso no hay duda, con una gran avidez por la lectura y un don probado para los idiomas. Cuando era todavía un crío, devoraba a Rabelais y François Villon en francés, e hizo su propia traducción del latín de la oda «A Taliarco» de Horacio, que de manera nada sorprendente parecía tocarle en su fibra íntima: «No desprecies, amigo mío, las danzas y los tiernos amores...». El romance y las danzas no estaban incluidos en el programa de la mayoría de las escuelas a las que su madre lo obligó a asistir, por lo que Paddy hubo de procurárselas él mismo y por su cuenta.

«Patrick exhibía una energía y una individualidad que las más rancias y selectas escuelas de Inglaterra no podían tolerar, siendo su gran problema que le gustaban muchísimo las mujeres y que solía moverse para solucionarlo», recordaba Alan Watts, compañero suyo de clase que acabaría escribiendo *El camino del Zen*, convirtiéndose en una autoridad mundial dentro del pensamiento budista. Y añadía: «Como era un aventurero extremadamente audaz, solían azotarlo a todas horas por sus travesuras y andanzas; en otras palabras, por poseer una imaginación creativa». Los azotes llegaron a ser un equivalente sutil de la metadona cuando Paddy no podía incurrir en otra clase de riesgos. «No me importaban demasiado las azotainas», diría encogiéndose de hombros. «Por entonces había una propensión a alardear con esa clase de cosas.»

Su última «aventura» fue infiltrarse en el pueblo de al lado y que lo pillaran en una habitación con la hija del verdulero. En esta ocasión no se quejó cuando lo expulsaron. «Es mucho mejor que te expulsen por un motivo vagamente romántico que por ser una completa molestia», diría Paddy. Hartos de sus correrías, sus padres quisieron que fuera a la academia militar en Sandhurst, pero Paddy no pasó el examen de ingreso. Así que elaboró un plan de su propia cosecha.

El 9 de diciembre de 1933, tras despertarse con una aterradora resaca, fruto de la fiesta de despedida con sus amigos de Londres, se enfundó varias prendas que había reunido de los excedentes del ejército —botas de clavos, chaqueta de cuero, un gran abrigo de soldado y pantalones de montar con las clásicas polainas hasta la pantorrilla—, metió las *Odas* de Horacio y la *Guía de Oxford de la poesía inglesa* en una mochila con su saco de dormir —mochila que perdió casi de inmediato— y, bajo una lluvia que calaba los huesos, salió en busca del transbordador con destino a Holanda.

El «Paddy» que había sido hasta ese momento quedó atrás; el hombre joven ataviado con las ropas de un poeta errante sería conocido a partir de ahora como «Michael». Y cuando Michael estuviese de nuevo en tierra firme, planeaba atravesar a pie toda Europa y continuar hasta llegar a la «Puerta de Oriente», Constantinopla. Se enfrentaba, pues, a una travesía de unos tres mil doscientos kilómetros, vagabundeando y adentrándose poco a poco en la tormenta en ciernes del nazismo, siguiendo el Rin y el Danubio a través de Alemania, Austria, Checoslovaquia y Hungría.

«No llevamos demasiada gente en diciembre», le comentó el sobrecargo del ferry cuando la embarcación se alejó de la costa inglesa y la lluvia se convirtió en nieve. Paddy era, de hecho, el único pasajero a bordo. El invierno era una estación terrible para viajar a cualquier destino y, considerando que le enviarían su escueta mensualidad a las oficinas de correos que hubiera por el camino, solo comería si continuaba el viaje. De dónde dormiría, cómo se las arreglaría sin hablar las lenguas locales o cómo haría incluso para regresar a Inglaterra, no tenía mucha idea. Igual que Lawrence, simplemente estaba desesperado por pelar la cáscara exterior que le había ocasionado tantos problemas y volver a empezar con un nombre nuevo, una apariencia nueva, en un lugar nuevo. Entre gente extraña, él mismo quizá resultaría menos extraño.

Se bajó del barco cerca de Rotterdam, tras lo cual traqueteó penosamente todo el día, bajo la nieve, antes de quedarse dormido cuando observaba una partida de cartas en un bar próximo al muelle. Pero ni le robaron ni tampoco le dieron una paliza en las calles; Paddy se despertó «bajo un edredón que era como un merengue gigante». Cuando se quitó las botas y encontró el camino que conducía a las escaleras, el dueño del bar no le permitió que pagara por la habitación. «Fue el primer ejemplo maravilloso de una generosidad y un tipo de hospitalidad que habrían de repetirse una y otra vez en esos viajes», le contó Paddy a Xan; sin embargo, esta anécdota no refleja ni de lejos el talento insólito del que comenzó a hacer gala para ir como un saltimbanqui de un castillo a otro, y de una baronía a otra, durante los siguientes cuatro años.

«Tenía en mente vivir como un vagabundo o un peregrino, o como un académico errante», le diría a Xan. En cambio, se sorprendió «paseando de castillo en castillo, brindando con Tokay en copas de cristal tallado y fumando en pipas de casi un metro de largo junto a archiduques».

En Bratislava, un banquero que conoció por casualidad lo acogió durante tres semanas, y le ofreció comida caliente, copas de coñac degustadas junto a la chimenea y la oportunidad de escudriñar sin límite de tiempo en la rica biblioteca de la familia. En Stuttgart, se hallaba observando el aguanieve cuando golpeaba contra las ventanas de la cafetería, y preguntándose dónde dormiría esa noche, cuando dos encantadoras jovencitas con botas de piel entraron ruidosamente a comprar unos aperitivos para una fiesta particular. Sus padres pasaban fuera el fin de semana, de manera que disfrutó de un par de días bebiendo «la última botella de una cosecha espléndida y nada convencional que el padre de Annie cuidaba con esmero para disfrutarla alguna vez», y durmiendo con el pijama de seda escarlata de papá. En Grecia, se vio galopando a lomos de un caballo prestado y en medio de una carga de caballería imprevista cuando a su anfitrión lo llamaron de repente a participar en la represión de una revuelta militar contra el rey.

Xan se quedó estupefacto al oír aquellas historias. «Como él, yo también me había pateado toda Europa hasta llegar a Grecia; como él, yo también había estado sin un céntimo en esas vacaciones arduas y prolongadas..., pero la semejanza entre nuestras respectivas travesías se acababa ahí. Mientras que yo a menudo me vi forzado a dormir a la intemperie o en zanjas, en montones de heno o en bancos de plazas, el encanto y los múltiples recursos de Paddy lo habían convertido en una visita bienvenida dondequiera que estuviera, y su periplo estuvo jalonado de los *châteaux*, *palazzi* y *Schlösser* en los que habitualmente se alojaba, antes de partir a su siguiente hospedaje azaroso.»

Era un hombre joven y apuesto —cualquier pintor prerrafaelista hubiera querido pintarlo con sus rizos castaños y sus ojos sinceros, siempre concentrado en su diario de viaje o el desvencijado poemario de Horacio que sacaba cada tanto de su mochila—, pero la charla agradable y una cara bonita no eran el secreto de su atractivo.

«Podemos imaginar el impacto que producía Paddy en un viejo conde de la Europa oriental, que apenas podía vivir ya de sus tierras cada vez más exiguas y sacar adelante un hogar abarrotado de cuadros y muebles que evocaban tiempos mejores», explicaba la escritora Artemis Cooper, amiga de toda la vida de Paddy. «Un joven inglés desaliñado aparece en el umbral con su mochila colgando, recomendado por un amigo del anfitrión. Es educado, muy alegre, y nunca se harta de escuchar la historia de la familia. Escudriña al detalle entre los libros y álbumes de la biblioteca, y hace un millar de preguntas acerca de los príncipes que gobernaron antaño, las bodas dinásticas, las guerras y revueltas, y las oleadas de inmigrantes que conformaron esa región del planeta. También anhela saber algo de los retratos familiares y le ruega al conde que recuerde las canciones que los campesinos solían entonar cuando él era niño. En lugar de sentirse como un residuo inútil de un imperio arrasado, el conde se transforma. Ese jovencito inglés le ha hecho sentir parte de una historia viva, un eslabón en una cadena larguísima que se remonta hasta Carlomagno y más atrás.»

Después de todo, el problema de Paddy no era tan difícil de resolver: una vez que permitieron al Paddy inquieto, presumido y soñador ponerse de pie y vagar un rato, comenzó a absorber idiomas y literaturas locales a un nivel descomunal, mucho más rápido y con un mayor dominio que el que hubiera logrado en cualquier aula. La misma curiosidad impulsiva y la energía animal en bruto que había provocado sus continuas expulsiones del sistema educativo británico, ahora lo estaba convirtiendo en el «invitado predilecto de toda Europa». De ahí en adelante, y durante el resto de su vida, el lema de Paddy fue *Solvitur ambulando*: «Ante la duda, deambula».

Y se lo estaba pasando tan bien que, incluso después de haber llegado a Constantinopla, siguió vagando otro poco, y solo paró al final, en una terraza de Atenas, cuando vio por primera vez a la princesa Balasha Cantacuzene de Rumanía.

Balasha dejaba a cualquiera sin aliento, una belleza de ojos negros que descendía de una de las grandes familias dinásticas de Europa oriental, y que ciertamente lo parecía. Cuando conoció a Paddy, en mayo de 1935, tenía treinta y seis años y había sido abandonada en Grecia por el tramposo diplomático español que tenía por marido. Pese a lo muy encantador que podía ser Paddy, costaba imaginar una peor opción para una recuperación amorosa. Él era infatigable, no tenía empleo fijo ni hogar, casi no tenía un céntimo y hacía poco que había dejado de ser un adolescente —contaba veinte años recién cumplidos—, pero Balasha lo encontró «tan fresco y entusiasta, tan colorido y tan limpio» que decidió llevárselo con ella a Baleni, el ancestral señorío Cantacuzene, perdido en la hondura del campo rumano.

Aislados del mundo mientras la nieve se amontonaba hasta los alféizares, allí se establecieron para llevar la vida de una aristocracia abocada a los placeres estéticos. Balasha dedicaba las mañanas a pintar, a menudo retratos del mismo Paddy, mientras este trabajaba en la traducción al inglés de la novela de un amigo escrita en francés. El mismo instinto que lo impulsó a adoptar su alias (Michael) al inicio de su viaje, hizo que ahora lo desechara: su vida en la carretera había concluido. Contento con la mujer y la vida que había soñado, no daba muestras de querer desviarse de su curso.

Hasta que, cuatro años después, una nueva aventura llamó a su puerta.

19

SITUACIÓN AQUÍ HORRIBLE

Primer mensaje de Paddy
al cuartel general tras llegar a Creta

«Horrible» era decir poco.

Paddy se sorprendió de encontrar guerrilleros locales vadeando ríos en su loca carrera por escapar de la isla mientras él los vadeaba para llegar al interior. Satán y su familia estaban ansiosos de subirse a un barco inglés, mientras el viejo y cascarrabias coronel Papadakis se reconcomía en la playa al enterarse de que no había sitio para él y sus seguidores. Mucho había cambiado desde el osado gesto de Xan de colarse en el despacho del alcalde, como muy pronto comprobaría el mismo Paddy. Pero no había cambiado para mejor, y una buena parte se debía a los rusos y a un matón sanguinario conocido como «el Turco».

Durante la larga noche que pasaron metidos en la cueva a las afueras de Gerakari, en que bebieron y contaron historias, Xan se encargó de poner al día a Paddy. Los alemanes se habían resignado a que la Operación Barbarroja comenzase tarde, justo lo que se temía Hitler, y en vez de lanzar su guerra relámpago contra Moscú, la nieve los había frenado, por lo que ahora se hallaban metidos en un barrizal terrible de sangre y dedos de los pies congelados. Hitler se enfrentaba a una campaña que podía durar años en lugar de meses, y para dar descanso a sus tropas, había comenzado a rotarlas en misión a Grecia. Batidos por las heladas y con sus cicatrices de batalla a cuestas, esos supervivientes de la primera línea de fuego llegaban a la isla con un objetivo que cumplir y ninguna compasión por cualquier pastor con aspecto sospechoso que se cruzaran por el camino. Creta era ahora el mayor almacén de que disponían para el transporte por el Mediterráneo y los alemanes pretendían cerrar de una vez sus puertas a los demás.

«Mejor disparar una vez de más que una de menos», era una orden que se repetía constantemente, y la forma de atrapar a los guerrilleros locales era aún más perversa: si no podías atrapar a un fantasma, atrapabas a su familia. Esa era la razón por la que Satán y el coronel Papadakis debían dejar la isla hasta que las cosas se calmaran. Sus hijos, sus padres, sus vecinos... Todos corrían el riesgo de ser tomados con rehenes. «Visto que entre los alemanes existía la práctica habitual de tomar como rehenes a los parientes de un hombre "en busca y captura"», explicaba Xan, «la familia del coronel había tomado la precaución de dejar su casa en Kallikitri para unírsele en las montañas, y estaba ahora viviendo como él, es decir, como fugitivos a la intemperie, sometidos a una cacería implacable».

A lo largo de la costa septentrional de Creta, el misterioso sargento de la Gestapo Fritz Schubert administraba su propio reino del terror. Nacido en Turquía y criado en Alemania, con un dominio fluido del inglés y el griego, y siendo un nazi convencido, había pasado a ser un espectro que acechaba en los cafés y las plazas de los pueblos. Con tantos refugiados de aldeas arrasadas por el fuego emigrando a las ciudades, era difícil diferenciar entre un superviviente y un espía, y la piel aceitunada del Turco y su desparpajo mediterráneo le otorgaban un camuflaje natural en la isla. «El nombre Fritz Schubert se convirtió en anatema para la gente de Rethymno, como ocurriría en toda Creta», informaba a este respecto un cronista del conflicto. «"El Turco" es ahora un apodo equivalente a la barbarie.»

Pero con todo lo terrible que era el Turco, no tenía parangón con «el Carnicero de Creta», el general Friedrich-Wilhelm Müller.

El Carnicero y Paddy desembarcaron en la isla con semanas de diferencia en el verano del 42, y ahí termina cualquier semejanza entre ellos. La misión de Paddy era igualar en ingenio al Carnicero y socavar su mando en Creta, pero, siendo francos, no podían ser más distintos entre sí. Müller no le temía a nada, mucho menos a cometer crímenes de guerra: mataba de hambre a la población civil quemando sus reservas de comida para el invierno, incendiaba sus casas, transformaba cualquier aldea sospechosa de albergar combatientes rebeldes en un campo de exterminio, asesinando a todos sus habitantes: niños, ancianos, discapacitados... Y a cualquier superviviente que volvía de enterrar a sus muertos se le disparaba nada más avistarlo.

Paddy, en cambio, pronto se había definido como un soldado alegremente inútil. El escuadrón que debía dedicarse a la guerra sucia no había sido su primera opción; al igual que Xan, había llegado a la unidad solo por lo inepto que había acabado siendo en otras. En un primer momento, se había ofrecido de voluntario en el Regimiento de la Guardia Irlandesa, porque le gustaban aquella capa y aquella túnica tan elegantes —«Pensé que así podría morir en un bello uniforme», explicaba—, pero la vida en el ejército, según Artemis Cooper, «significó un impacto severo para su cuerpo». Paddy soportó solo un mes de entrenamiento antes de pasar los siguientes tres en el hospital. Su valoración oficial lo situaba «por debajo de la media».

Una vez más se cernía sobre su futuro una combinación de fracaso, muerte y vergüenza, así que decidió intentar tomar un nuevo camino antes de que fuese demasiado tarde. El ejército regular no era para él, pero el irregular podía resultar otra historia. Gracias a su facilidad para los idiomas, se las arregló para seguir los pasos de otros inadaptados como él y que lo transfirieran a la Firma. Ahora sí, por fin, había dado con un entorno que se ajustaba a la perfección a sus dones naturales, un lugar donde la imaginación y el ingenio importaban más que la ciega obediencia. Todo cuanto debía hacer era concentrarse un poco y aprender algunas cosas excitantes, como la falsificación de documentos, la demolición y lucha con cuchillos.

Solo que ni siquiera eso podía centrar por mucho tiempo la atención de Paddy. El día en que Francia cayó, los compañeros de Paddy en la Firma estaban sumidos en una febril agitación, preguntándose cómo haría su nación para sobrevivir sin su aliado más firme. Paddy, entretanto, trabajaba en un poema sobre una laguna con peces que había visto en los Cárpatos. Solo se enteró de la noticia esa misma noche, bastante tarde.

A Xan, Paddy le gustó de inmediato. Obviamente, era un presumido y hablaba por los codos, pero eso era porque también era adicto al melodrama; si no tenía una historia a mano, él se encargaba de sacarla como fuera de sí mismo. Paddy vivía románticamente, lo cual significa que estaba disponible casi para «cualquier» cosa.

«Este encanto suyo era evidente incluso debajo de su raído disfraz», explicaba Xan. «Aunque todos llevábamos pantalones remendados, abrigos gastados y botas hasta los tobillos, en él toda esa indumentaria parecía tan frívola como un traje elegante. Se había teñido de negro el pelo rubio, las cejas y el bigote, lo cual contribuía un poco más a su aspecto carnavalesco, y su charla era tan atinada y alegre, y tan ingeniosa, que parecía que acabáramos de conocernos, no en una sórdida choza cretense, sino en algún baile espléndido en París o en Londres.»

Durante aquella noche de abundante charla y bebida, Xan le contó de qué forma se encargarían del Carnicero; se dividirían la isla: para Xan el oeste y para Paddy el este. Siempre que el Carnicero estuviese ocupado siguiéndole el rastro a Paddy, Xan y sus hombres saldrían de sus madrigueras y obligarían a los alemanes a desviarse en la otra dirección. Mantendrían a las fuerzas del Carnicero zigzagueando arriba y abajo por las montañas, con lo cual las fortificaciones alemanas en la costa quedarían desprotegidas y serían un objetivo ideal para que penetrasen en ellas ojos espías y para practicar la táctica cretense de atacar y replegarse. Todas las tropas alemanas camino de África y cualquier convoy que parara para abastecerse de combustible y seguir camino hacia el Este serían detectados por los agentes de Xan y se convertirían en patos de feria para la aviación aliada.

Xan y Paddy alzaron sus copas de aluminio, que también hacían las veces de ceniceros, en un brindis. «Para cuando nos terminamos el raki», recordaría Xan, «y comenzaba a quedarme dormido en mi angosto lecho de ramitas, no logré determinar si fue ese licor tan potente, la compañía de Paddy o la perspectiva de lujos egipcios la razón de que aquella fuera, con diferencia, la noche más feliz que había pasado en Creta».

Pocos días después, Paddy estaba acurrucado dentro de una pequeña caverna para pasar la noche cuando oyó un débil crujido en la espesura. De inmediato cogió su pistola y apuntó a la entrada de la cueva, pero antes de que llegara a disparar, algo se coló dentro y debajo de su línea de fuego. En la escasa luminosidad del interior, advirtió un rostro bañado en sudor y dos ojos negros que brillaban con lo que él mismo calificó como «un rescoldo de malicia». Y se relajó.

George Psychoundakis acababa de recorrer ochenta kilómetros o más por las montañas, calzado con unas viejas botas reparadas con alambre de embalar. Sus ropas estaban tan andrajosas como su calzado y llenas de mensajes secretos que le había traído a Paddy de parte de otros combatientes de la Resistencia. A medida que George hurgaba en busca de las pequeñas hojitas de papel y las iba extrayendo, Paddy se echó a reír a carcajadas; George reaccionó llevándose el dedo a los labios y mirando sobre su hombro con expresión burlona de temor, muy a la altura de su nombre en clave —Bertódolous o «el Payaso», tomado de una comedia italiana—, porque George era suficientemente valiente como para bromear con su propio miedo. Varias veces había escapado por un pelo de los alemanes, e incluso en una ocasión había sido detenido por un centinela alemán para ser interrogado cuando llevaba las botas repletas de mapas secretos. Era la razón por la que, además de «el Payaso», lo llamaban «el Chinche»: había dado muestras de un talento mágico para escabullirse de los líos más inverosímiles. Hasta ahora.

En la estrechez del techo bajo y goteante, Paddy y George y otros dos partisanos locales se estiraron para echar un trago de raki y masticar unas pocas almendras; George estaba esperando a que el sol se pusiera para iniciar su viaje de vuelta. Paddy quedó maravillado ante la resistencia y el ingenio del correo, su habilidad de correr durante horas por donde solo volaban las águilas, y de adelantarse a los alemanes cazadores de fugitivos gracias a su astucia, sus artimañas y su aguante. George no menospreciaba sus habilidades: sabía muy bien lo valiosas que eran.

«Sentía como si estuviera volando», le gustaba decir. «Corriendo todo el camino desde la cima de las Montañas Blancas hasta el monte Ida. Tan ligero y eficaz... Es como beberse una taza de café.»

George mantuvo a Paddy entretenido, y compartió con él la única frase completa que sabía en inglés: «Yo robo uvas todos los días». Cuando por fin se hizo de noche, enrolló los papelitos con las respuestas de Paddy y los ocultó entre sus ropas. Durante el día, Creta era del Carnicero; por la noche, George y los pastores de nuevo corrían libres. «Cuando salió la luna, se levantó y echó un último trago de raki diciendo: "Otra gota de combustible para el motor"», eso recordaba Paddy. Enseguida levantó el dedo, susurró: «¡Servicio de inteligencia!» y desapareció.

«A los pocos minutos», proseguía Paddy, «pudimos ver su pequeña figura a un kilómetro y medio de distancia, moviéndose en el siguiente pliegue rocoso iluminado por la luna al pie de las Montañas Blancas, presto para afrontar otros ochenta kilómetros de viaje».

20

—En realidad acabas apreciando a George, ¿verdad? —dijo Chris White mientras avanzábamos palmo a palmo por un sendero de cabras en los acantilados sobre Sfakiá. El sol brillante y el sudor hacían que me ardieran los ojos, pero el mismo Chris parecía inmune a todo ello—. Con esa calidez y su sentido del humor. Es un verdadero héroe griego. Honesto pero embaucador. Valiente pero bobo.

Empecé a notar que trepar pendientes espantosas por un suelo que se desmoronaba a cada paso hacía aflorar la vena reflexiva de Chris. En varias ocasiones a lo largo de ese mismo flanco del promontorio, me había quedado quieto en mi sitio, convencido de que no había forma alguna de seguir adelante que no implicara caer al vacío, mientras que bastante más adelante oía la voz de Chris diluyéndose tras un giro del sendero, y lo veía marchar como una máquina indiferente, charlando sobre su viejo empleo, cuando trabajaba con los vagabundos en Miami Beach, o acerca de su fascinación reciente por la investigación clínica de las causas de origen de la buena suerte (la receptividad visual es clave, según parece, además de unos lazos familiares amplios).

Por mi parte, estaba obsesionado con la pregunta de cómo habría hecho George para ir por una senda como esa con una niña sobre sus hombros. El hombre no podía pesar más de unos sesenta kilos, pero en una ocasión salvó a la hija de una amiga llevándola a cuestas pendiente arriba por las montañas, con el Turco y sus sicarios de la Gestapo pisándole los talones. George había estado montando guardia esa mañana desde bien temprano, cuando escuchó una ráfaga de disparos. El Turco había torturado a un prisionero cretense para que los guiara hasta un escondite de la guerrilla, pero cometió el error de dispararle a un aldeano al que divisaron en el camino, lo que brindó a George una oportunidad de regresar a toda velocidad y dar la alarma.

«En cierto momento, todos los nuestros estaban concentrados en las alturas y abriendo fuego contra una partida de soldados italianos y alemanes», recordaba George. Uno de los guerrilleros le gritó que fuera a alertar a la aldea de al lado. Cuando George llegó al pueblo se encontró a la esposa de un amigo huyendo con sus dos hijas pequeñas, así que él y otro hombre se echaron a las dos niñas a hombros y salieron pitando.

Alcanzaron los bosques justo a tiempo. «Los alemanes, después de aislar las aldeas de la parte superior, estaban desplazándose hacia el sur en todas direcciones.» Decidió dirigirse a un caserío próximo que creía seguro, pero luego se lo pensó mejor y cambió de rumbo cuando a lo lejos oyó gritos y el crepitar de las llamas. Los alemanes ya habían llegado al lugar y estaban quemando a los aldeanos dentro de sus propias casas. George consiguió esquivar la emboscada que se avecinaba serpenteando con su pequeña partida de fugitivos, y llegó a la lejana casa de una de sus tías, donde la niña pudo al fin bajar de sus hombros y ponerse a salvo.

No es muy difícil adivinar cuánta fuerza y cuánta habilidad fueron necesarias en ese rescate: lo podía sentir en mis propias carnes. Mis botas luchaban por sostenerse a través de los mismos acantilados —posiblemente, el mismo sendero— y llevaba a hombros una mochila que debía de pesar aproximadamente lo que una niña pequeña. No me había pasado la noche anterior en vela haciendo guardia, ni había empezado el día corriendo a toda velocidad por la montaña para salvar a mis amigos de las tropas de asalto alemanas, pero mis piernas ardían igualmente, mi equilibrio era precario y cada paso que daba, sin importar cuán lento fuera, me parecía demasiado rápido como para resultar seguro. En eso consistía la simple genialidad del método de inmersión de Chris White: iba al fondo de los interrogantes históricos —los quién, los dónde y los cuándo relativos al traidor Alexiou, al jefe guerrillero Bandouvas, a las asustadas niñas Katsia, a las aldeas de Kali Sikia y Nisi— para que pudiéramos concentrarnos en el misterio más engañoso de todos con diferencia:

¿Cómo? ¿Cómo lo consiguieron realmente?

David Belle tenía una clave. Había crecido en los suburbios de París, en un vecindario duro que resultaba incluso más duro para chicos medio vietnamitas como él. Cuando se hartó de que los matones del barrio abusaran de él, decidió hacer algo al respecto: formó una pandilla con otros chicos de diferentes razas para crear lo que él mismo denominó «un método de entrenamiento para guerreros». Su fuente de inspiración fue un desconocido misterioso del que David había oído contar historias sorprendentes y que, en alguna ocasión, había visto incluso en carne y hueso: su padre Raymond.

Raymond Belle nació en Vietnam; era hijo de un médico del ejército francés y una madre vietnamita. Durante la primera guerra de Indochina, los Belle tuvieron que huir hacia la frontera. De algún modo, Raymond se separó de su familia y acabó, a los siete años, como niño soldado en el ejército colonial galo. El entrenamiento era salvaje y muy efectivo: «Del tipo "camina o muere"», diría David Belle más adelante, «la supervivencia del más adaptado». En el fragor de una batalla en la selva contra las guerrillas del Viet Minh, a los muchachos se les advertía que cada cual tenía que depender de sí mismo. «Así que empezó a entrenar como un poseso», recordaba David que le había dicho su padre. «Por la noche, cuando otros chicos dormían, él saltaba de la cama para ir a correr por los bosques, trepar a los árboles, entrenar saltos, hacer flexiones, mejorar su equilibrio. Nunca se detenía y repetía sus movimientos veinte, treinta, cincuenta veces.»

Y funcionó. Raymond sobrevivió a la guerra y, cuando los franceses fueron expulsados de Vietnam, escapó en un barco de refugiados y siguió rumbo a Lyon. Allí, las destrezas naturales en el movimiento que había pulido en la selva le sirvieron para convertirse en miembro de los *sapeurs-pompiers*, el escuadrón paramilitar de élite encargado de los rescates en París. Temerario y ágil, Raymond formaba parte del grupo especial al cual se recurría siempre que una misión parecía imposible. Una vez se movió como un gato hasta el centro de un puente y se las ingenió para sujetar a una suicida hasta lograr ponerla a salvo. Lo que dejaba perplejo a David no eran los gestos heroicos de su progenitor, sino su mecánica. ¿Cómo diablos hace uno para mantenerse colgado con un solo brazo de una telaraña de acero cuando una mujer está intentando lanzarse contigo al río?

—Cuando yo era joven, lo que hacía era *parcours* —le explicó Raymond.

—¿Y qué es *parcours*? —preguntó David.

—*Parcours* es como la vida misma: te enfrentas a obstáculos y te entrenas para superarlos. Buscas la mejor técnica posible. Te quedas con la mejor, la repites y entonces mejoras.

David tuvo que deducir el resto por sí mismo, porque la superestrella que era su padre rara vez estaba cerca. Entonces se unió a otros chicos marginados y juntos comenzaron a recrear los desafíos de supervivencia a que Raymond se había enfrentado, pero esta vez en las calles de su barrio. Se autodenominaban los Yamakasi —un término lingala del Congo francés que significa «hombre fuerte, espíritu fuerte»— y su método casero de entrenamiento para guerreros se iría desarrollando hasta convertirse en un club de lucha clandestino, pero al aire libre, conocido como Parkour.

De algún modo, este arte callejero sin reglas ni manuales de entrenamiento, ni —¡no lo permita Dios!— torneos, viajó de los barrios pobres de París a un supermercado en el área rural de Pennsylvania. Como los Yamakasi originales, los dos muchachos que conocí en el aparcamiento se valían de su propio cuerpo para descubrir la forma animal más eficiente de volar por encima de los duros bordes del paisaje urbano, alrededor de ellos y por debajo de ellos, igual que los monos se desplazan entre los árboles dando saltos. «Me metí en esta historia porque estaba muy gordo», me contó Neal Schaeffer fuera del establecimiento. Había empezado a ir a fiestas al salir del colegio, y cuando cumplió los veinte, había pasado de sus 80 kilos iniciales a los 108 de ahora. Una tarde, mientras observaba a unos desconocidos hacer el llamado «salto Kong» por encima de las mesas de un merendero —corrían directos hacia ella, apoyaban con firmeza las dos manos en el tablero y pasaban ambas piernas por entre los brazos, como hacen los gorilas, volando hasta el otro lado—, invitaron a Neal a que lo intentase. Quedó impresionado al descubrir que, aun estando fuera de forma, una vez superaba su propio temor, podía dominar habilidades que en un principio parecían imposibles.

Bueno, quizá no «dominar» exactamente. «Entras en esa trayectoria infinita en la que siempre estás mejorando, pero nunca te parece suficientemente bueno», explicaba el propio Neal. «Es lo que tiene de excitante. Tan pronto como aterrizas después de un salto, sientes el impulso de intentarlo otra vez. Siempre estás viendo formas de ejecutarlo con más limpieza, más consistente, de flotar hacia tu siguiente movimiento.» Neal se convirtió en miembro de una tribu local de Parkour a la que le gusta entrenar pasada la medianoche, cuando la ciudad les pertenece por completo. Siempre que aparece un coche de la policía, lo que hacen es tirarse todos al suelo y comenzar a hacer flexiones. «No importa la hora que sea, nadie te molesta si estás haciendo ejercicio.» Al cabo de un año, Neal estaba tan en forma y delgado que era capaz de trepar hasta el techo de un edificio de tres pisos y colgarse para ondear del asta de la bandera, a la manera de Spiderman. «Has vuelto», se dijo a sí mismo.

Pero si yo quería aprender de verdad, me advirtió el propio Neal, me hallaba en el aparcamiento equivocado. Seguí su consejo y, unas pocas semanas después, me sorprendí luchando por alcanzar la parte superior de un muro de contención de seis metros de alto en un complejo residencial de Londres, mientras una mujer que medía la mitad que yo y tenía el doble de fuerza me tendía una mano para ayudarme a subir. Habitualmente, la ascensión no me hubiera resultado tan ardua, pero después de dos horas asistiendo al curso bestial de Shirley Darlington para sortear obstáculos urbanos, mis piernas y brazos parecían de mantequilla. Cada jueves, Shirley envía un correo electrónico a las cien o más integrantes —son solo mujeres— de su equipo en el que revela por fin el lugar para el desafío de esa noche. Suele guardarlo en secreto como una sorpresa de última hora para que sus chicas nunca sepan qué les espera y porque eso también mantiene a raya a los chicos, ya que la mayor amenaza para el Parkour es la testosterona, y en eso estarían de acuerdo los Yamakasi.

«Los chicos jóvenes muchas veces se dejan ver por aquí y todo lo que buscan es un poco de lucimiento y no los fundamentos», señala Dan Edwardes, el maestro instructor que inició a Shirley. «Quieren saltar hacia atrás desde una pared y revolotear por los tejados. En un grupo de muchachos tendrás al exhibicionista, al preguntón, al atolondrado, pero en un grupo de mujeres no hay nada de eso. Es todo muy silencioso. Se aplican al ejercicio sin más.»

En 2005, Dan vino a resolver un problema que los Yamakasi no estaban preparados para afrontar. Nadie fuera del círculo íntimo de los Yamakasi sabía de veras lo que supuestamente era el Parkour, y los Yamakasi tampoco es que estuvieran muy interesados en explicarlo. David Belle es un artista, no un maestro; quiere crear nuevos movimientos, no descomponer los antiguos. «La única forma de incorporarte a ello era estando decidido y lo suficientemente loco como para dar con algún grupo que estuviese practicando el asunto e intentar seguirlos», explica Dan. «No había enseñanzas, ni guía.» Dan era de la misma idea, pero tuvo suerte: conoció a François «Forrest» Mahop, un acólito yamakasi que vivía en Westminster, un barrio problemático de Londres. Forrest estuvo de acuerdo en dejar que Dan fuera su sombra, y ese fue el momento preciso en que surgió un dúo que combatía el crimen.

«Hay muchos crímenes con armas de fuego en la zona, muchos crímenes con cuchillos», explicaba Forrest. «La mayor parte ocurren cuando anochece, así que la mayoría de la gente no los ve.» Uno de los encargados del ocio en Westminster vio a Dan y a Forrest saltando un día por la ciudad y se dio cuenta de que hacían exactamente lo que se les dice a los niños que no deben hacer. Algo se encendió en su mente. Mientras más se empeñaban en mantener a los más jóvenes fuera de las calles por la noche, más se rebelaban ellos. Y como iban a convertirse de todas formas en unos salvajes, ¿por qué no dejarlos que se convirtieran en salvajes bajo la supervisión de un adulto? Decidió preguntar a Forrest y a Dan si estarían dispuestos a impartir unas pocas clases de muestra los viernes por la noche, solo para ver si funcionaba para mantener a algunos chavales alejados de las calles.

«Como consejo gubernamental, resultó visionario», se maravillaba Dan. «En Francia, en cambio, al Parkour se lo denigraba.»

Cuando el resto del Consejo Municipal de Westminster lo supo, quedó anonadado. «Pensaban que íbamos a entrenar a los chicos para que escaparan de la policía», recordaba Forrest. La mayoría de las escuelas del Reino Unido consideraban el Parkour algo tan peligroso y propiciador de la rebeldía, que ni siquiera lo permitían en los parques donde se jugaba a otras cosas. En Estados Unidos, un estudiante universitario fue noticia cuando la policía del campus lo abatió con una pistola taser y luego lo esposó después de confundir su entrenamiento de Parkour con un asunto de drogas. (A título personal, cancelaron una invitación para hablar en una biblioteca pública cuando mencioné que el tema de mi charla sería el Parkour.) Cualquier cosa tan salvaje y osada tiene que ser un imán para los delincuentes juveniles... Y lo era. Más de un centenar de chicos se presentaron a la primera sesión, que fue un caos total.

Entonces Forrest y Dan se pusieron manos a la obra. Lo primero que hicieron fue repetirles machaconamente la ética del Parkour —«Respeta el medio ambiente. Respeta a los demás»— y a continuación llevaron a los jóvenes delincuentes a las calles para entrenarlos. «Volvieron a apropiarse de su espacio urbano», comenta Dan. «Es menos probable que cometan actos vandálicos o lo ensucien o causen cualquier otro problema si sienten que les pertenece.»

Muy pronto, algo cambió. «Vimos chavales que dos semanas antes los habían insultado en las clases y que ahora asistían a ellas y decían: "Sí, Dan. Sí, Forrest"», señala Cory Wharton-Malcolm, el responsable de las actividades deportivas de Westminster. «Presenciar ese cambio en un lapso de semanas es asombroso.» La policía aún lo estaba más. «La Policía Metropolitana reveló que la tasa de delitos en ese segmento de edad había caído en un sesenta y nueve por ciento, que era una estadística que impresionaría a cualquiera», dice Dan. ¡Sesenta y nueve por ciento! «Fue la absoluta confirmación de que esto funciona de verdad.»

Dan sintió que algo estaba cambiando también en él: «Hasta entonces lo que buscaba era mejorar yo. Pero ahora pensé: "Muy bien. Veamos a cuánta gente podemos llegar y hasta dónde podemos llevarlo"».

La siguiente frontera alcanzada por Dan sobrevino de la mano de una madre soltera que hacía de compañía a su nervioso primo. Shirley

Darlington tenía dieciséis años cuando dejó el colegio para ayudar a sostener a su familia tras la muerte de su padre, y diecinueve cuando tuvo un bebé ella sola. Sabía que acababa de quedar atrapada en un triste futuro, así que decidió luchar por encontrar una salida. Durante el día vendía chocolatinas y por las noches se sacaba el graduado de secundaria, después comenzó sus estudios universitarios y, al mismo tiempo, se sacó de la manga un trabajo en el consejo de salud local como guía de otras madres adolescentes. «Tuve que crecer rápido», explica. «Estaba trabajando a jornada completa y criando un bebé, no me quedaba demasiado tiempo para jugar.» Tenía otras dos excusas cuando su primo se mostró demasiado tímido para ir solo al Parkour: «No me suena para nada» y «Dios mío, no hago ejercicio desde la clase de Educación Física en el colegio, y de eso hace ya cinco años».

Al final, Shirley terminó por rendirse —y por arrepentirse, ciertamente—. Ella y su primo llegaron a la clase en Westminster y se descubrieron solos en un mar de chicos que se impulsaban sobre muros de ladrillos el doble de altos que ellos. Pero ni las protestas ni las niñerías que ellos se esperaban finalmente se dieron. Cuando Shirley y su primo se peleaban con un ejercicio, dos de los chicos que ya habían terminado volvían silenciosamente atrás y lo completaban a su lado. «No hay un código escrito del Parkour, pero en casi todas partes te encuentras con los mismos principios», dice Dan. «En algún punto, hasta la persona más fuerte se paraliza ante un salto. Te enseña el valor de la humildad y te recuerda de dónde vienes.» Por eso nadie termina nunca un desafío en solitario. «Incluso en sus inicios con los Yamakasi, el Parkour fue siempre una actividad de grupo», concluye Dan.

Dan comenzó a tener su propio descubrimiento visionario. Noche tras noche, veía a Shirley acudir a las clases pese a que era torpe y débil y con frecuencia estaba agotada por su trabajo y sus clases y la alimentación del bebé, que empezaba antes del alba. Durante dos años, Shirley luchó para hacer su primera flexión en la barra. «Solía colgarse únicamente de la barra», cuenta Dan. «Empujaba y empujaba hacia arriba y no se movía ni un centímetro.» Pero siguió asistiendo y luchando con la barra, hasta que un año después logró al fin su primera flexión: una maniobra de Parkour desafiante y esencial en la que uno prosigue la flexión hacia arriba hasta quedar con la cintura a la altura de la barra y entonces puede girar sobre ella. En su quinto año, Shirley estaba no solo sobrepasando a los varones como una moderna Atalanta; se había convertido en la persona que ahora volvía atrás para ayudar a los chicos que tenían muchas dificultades con un ejercicio. El verdadero obstáculo no radicaba en la fuerza, descubrió por sí misma; era la confianza. «Nunca supe lo que mi cuerpo era capaz de hacer, así que me llevó mucho tiempo tener la confianza de impulsar todo mi peso en un movimiento», confiesa Shirley. «Una vez lo hice, todo cambió.»

«Es grandioso que estemos ganándonos a los chicos jóvenes y descartando a los predadores», pensó Dan al ver la transformación de Shirley. «Pero ¿qué pasaría si potenciáramos a todos los demás?» En 2005, solo cinco mujeres en el mundo practicaban Parkour, lo que a Dan le parecía demencial. «Ha llegado la hora de que todos, hombres y mujeres por igual, nos adaptemos al mundo en que ahora vivimos», reflexiona. Después de todo, para el año 2050, seis de cada siete personas sobre el planeta vivirán en una ciudad. «Tenemos que modelar nuestro entrenamiento para que encaje con nuestro estilo de vida», insiste. «Ya no estamos rodeados de árboles, así que debemos aprender a trepar muros.»

Dan comenzó a fantasear con una idea: ¿qué pasaría si las mujeres descubrieran que pueden ser tan fuertes en la ciudad como lo eran en el medio natural? ¿Qué pasaría si supieran que pueden escalar, correr, saltar y adaptarse con la misma fuerza que cualquier hombre? En realidad, Dan no podía ensayar su idea en él mismo, al ser un hombre, pero sabía de alguien que sí podía.

La mañana del jueves que llegué a Londres, mi teléfono sonó con un mensaje de Shirley: «Estación de metro Kilburn, 7 p.m.».

Llegué a la cita con diez minutos de adelanto, pero una veintena de mujeres estaba ya allí precalentando, incluida la actriz de cine inglesa Christina Chong y su hermana Lizzy, una bailarina profesional. Iniciamos todos juntos una ligera carrera, y unos ochocientos metros después llegamos a un edificio en construcción. Shirley hizo que formáramos una fila en la parte alta de una larga rampa de acceso zigzagueante y nos indicó que bajáramos con los pies y las manos. Así que caminamos como los monos unos cuarenta metros hasta la parte baja de la rampa, a continuación subimos saltando como conejos por las escaleras y volvimos a hacerlo hacia abajo; luego al estilo cangrejo; luego saltando en cuclillas, cada vez con un nuevo giro y una flexión entre cada circuito.

A la decimotercera vuelta, mis manos estaban raspadas por el cemento y la cabeza me daba vueltas de tanto estar agachado, pero el desfile de mujeres saltando, arrastrándose como los osos y haciendo flexiones no daba indicios de que pretendieran bajar el ritmo. Miré a mi alrededor en busca de Shirley, pero había desaparecido entre el grupo. «Los mejores entrenadores de Parcour son invisibles», me había advertido Dan. «Te ayudan a empezar y luego se hacen a un lado.» Solo volví a verla cuando tres hombres se sentaron en el muro a fumarse un cigarrillo y hacer comentarios en voz alta sobre los cuerpos femeninos. Shirley se separó silenciosamente del circuito y corrió hacia una barra metálica que colgaba de dos cadenas. Allí saltó hacia la barra y, en un movimiento indescifrable, de pronto se encaramó a ella en cuclillas. Es un movimiento que lleva su firma y una señal para poner fin al espectáculo.

No hace mucho, ella misma se unió a Felicity Hood, alias «Fizz», y Anne-Therese Marais, conocida como «Annty», para grabar las tres un vídeo extraordinario en YouTube, titulado *Movimiento de 3*. En poco más de dos minutos, las tres saltan como gatos por encima de un muro de dos metros, aterrizan con gran precisión sobre una barandilla de cinco centímetros de ancho, cruzan juntas una pasarela metálica y enseguida Annty y Fizz se catapultan a unos columpios mientras la madre soltera, que al empezar con el Parkour no era capaz de hacer una flexión en la barra, se pone de cuclillas en la barra que tienen sus compañeras encima y, en perfecto equilibrio, comienza a hacer pompas de jabón.

En esta ocasión, Shirley desciende de la barra tan suavemente, con tanta gracia y control, que los tres patéticos sujetos del muro se dejan el cigarrillo entre los labios para aplaudirla.

«¡A moverse!» La tribu de Shirley se dispone a partir, así que debo colgarme a toda prisa la mochila a la espalda para alcanzarla. Durante las siguientes dos horas, el noroeste de Londres es nuestro parque de juegos. Shirley nos guía a unos bancos de metal donde ejercitamos la rotación de hombros y recolocamos las vértebras, curvando la espalda en rápidos movimientos. Luego da con una «belleza» de pared donde trabajamos los saltos con carrera y manos: consisten en correr directamente hacia los ladrillos que forman la pared y alcanzar con las manos la parte superior para alzarnos sobre ella cuando el impulso decae y la fuerza de gravedad se impone. Cuando ya hace rato que ha oscurecido, estamos todos aferrados a una barandilla que atraviesa un muro de hormigón como si estuviéramos sostenidos en el aire y contra él. Mis pies se resbalan y estoy a un paso de caer cuando Lizzy Chong se pega a mí. «Pon tus rodillas más arriba», me dice. «Estás descansando en tus brazos, pero en esto lo importante son las piernas.»

Paso a paso, avanzamos todos hasta el final, nos dejamos caer a cuatro patas y nos arrastramos como un oso hasta el principio, hacemos nuestra cuadragésima flexión de la noche o algo así, y nos preparamos para otra ronda. Quiero agradecerle a Lizzy su ayuda, pero ella me indica que no tiene importancia. «Yo misma necesité que me echaran una mano cuando empecé, creyendo que era demasiado peligroso», dice. «Si me rompo un tobillo, hasta ahí llega mi carrera.» Pero después de su primera clase, aquello la enganchó por completo: «Pude apreciar la danza que hay en ello. El flujo, los ritmos, la fuerza y los riesgos. Siempre está uno al borde del miedo, porque nuestro cuerpo siente que puede más de lo que nuestra mente le permite».

Cuando Shirley nos dejó marchar por esa noche, yo ya no quería hacer Parkour nunca más y solo deseaba llegar a mi casa. No solo corrí y trepé por todo el noroeste de Londres, sino que aún tenía granitos de cemento bajo las uñas. «Esto debe de ser a lo que George Psychoundakis se refería cuando afirmaba que un verdadero cretense es un *dromeus*, un corredor», pensé para mí. «Alguien capaz de sortear cualquier obstáculo y rondar alrededor de su pueblo natal como un espíritu guardián.»

21

«Ahora vamos al "país de los evadidos"», dijo Chris, volviéndose hacia mí, guiándome fuera de los riscos y a través de un terreno sembrado de piedras muy irregulares, en dirección a la Garganta de Samaría: la más perversa entre las tierras perversas. «Es donde un montón de soldados aliados se ocultaron después de quedar abandonados en la evacuación.»

Samaría es como un relámpago hecho de piedra, como una cuchillada fina que divide dos torres rocosas y zigzaguea más de diecisiete kilómetros hacia arriba desde la playa, hasta coronar en una verde planicie montañosa. Es un lugar espléndido para esconderse, porque sus paredes están jalonadas de galerías, a la manera de un panal; entrar a una de ellas para desalojar a una persona podría ser fatal. Nadie puede llegar hasta su objetivo desde arriba y, al venir desde abajo, queda al alcance de sus disparos. Durante la guerra, la garganta se convirtió en una zona franca para los «evadidos», que podían ver a sus perseguidores a kilómetros de distancia cuando venían, y correr hacia la playa siempre que escuchaban el rumor de un barco de rescate aproximándose, o se acercaban los «hijos del viento»: bandidos cretenses cuya única lealtad era a su propia banda dedicada a rebanar gaznates.

George tuvo su propio encuentro con los hijos del viento cuando él y otro guerrillero cruzaban la garganta montañosa con un mensaje para la Resistencia. George se lo tomó con calma, bromeando con ellos y manteniéndose a una cautelosa distancia detrás de una roca mientras les apuntaba con la pistola en su bolsillo, pero su socio prefirió correr. Los hijos del viento le alcanzaron con uno de sus rifles y, en medio de la confusión, George desapareció entre las rocas y se escabulló del lugar. Milagrosamente, al día siguiente volvió a encontrarse con su colega, a unos kilómetros de distancia, desmayado a causa de una herida de bala en el brazo. George lo llevó a un escondrijo de la guerrilla y continuó con su misión.

Los hermanos White y yo dormimos al pie de la garganta, pero no mucho rato. Alrededor de las tres de la madrugada ya estábamos de nuevo en pie, camino hacia donde empieza el sendero ascendente. Trepar la garganta es desalentador incluso con buen tiempo, en especial cuando miras hacia arriba y comprendes que, en breve, te hallarás caminando entre esas nubes que ahora hay sobre tu cabeza y que, aun entonces, te faltará un buen trecho hasta la cima. Echamos otra ojeada a las nubes fosforescentes bajo una luna que parecía de leche. Si se abrían, estaríamos en problemas: nos veríamos sorprendidos por un chubasco que haría igualmente arriesgado volver hacia abajo o seguir subiendo.

—Tuvo que ser terrible para los alemanes —murmuró Pete—. Primero saltar de un avión sobre una isla llena de asesinos natos que te odian. Y cuando habías sobrevivido a esa parte, que te enviaran a este lugar —volvió la cabeza y miró al follaje de bosque lluvioso que circunda el sendero en sombras— a cazar hombres que son mucho mejores cazándote ellos a ti.

Encantador. No me sorprendió el amplio alcance de su empatía —a fin de cuentas, escogió una carrera especializada en plantas nutricionales y en enseñar a adultos discapacitados a crear con sus manos—, pero fue extraño que nos recordara, en ese preciso momento, lo horripilante que solía ser este lugar. Es difícil no sentirse atrapado al fondo de un cañón, especialmente cuando empiezas a sentir todas las miradas invisibles que alguna vez se ocultaron en sus cuevas y entre sus árboles nudosos. La garganta provoca todavía esa sensación de amenaza que tienen los lugares que gozan de oportunidades inmejorables para el mal, al menos hasta que vuelve a salir el sol. A media mañana, nos topamos con unos cuantos excursionistas que descendían el sendero y luego con un feliz arroyuelo. Samaría se ha convertido en una ruta turística muy popular, pero solo en una dirección: el autocar deja los grupos de turistas en la cima y luego los recoge al pie de la garganta en un transbordador, para llevarlos de vuelta a su hotel frente a las playas.

En nuestro ascenso, estábamos solos. Y coronamos el sendero a primera hora de la tarde, trepando para salir de los bosques y darnos de bruces con un viento helado de montaña y el repiqueteo de una ligera llovizna. Antes de seguir rumbo a Lakki, una aldea en algún punto lejano de la verde Planicie de Omalos, nos tomamos un descanso. Cuando nos disponíamos a gozar de las sardinas con trozos de pan que sacamos de nuestras mochilas, en el margen del camino vimos a un hombre cortando algo y luego meterlo en una bolsa de plástico de supermercado. Pete fue hasta allí a echar un vistazo y descubrió una de las armas singulares de la Resistencia cretense.

«Es capuchina», nos informó al volver: una hierba anaranjada de hojas y flores muy apetitosas. Como en la mayor parte del mundo, en Creta crecen hierbas en cada resquicio entre las piedras; pero a diferencia de la mayor parte del mundo, los cretenses las devoran. Recogen hierbas de toda clase —diente de león, verdolaga, achicoria, acedera—, las hierven y remueven a fuego lento, todas juntas, en una mezcla picante a la que llaman *horta*. Con un chorrito de limón y una pizca de aceite de oliva para que coja cuerpo y darle sabor, la *horta* es, nutricionalmente hablando, una central generadora de hierro, calcio, ácidos grasos omega-3 y una cantidad de vitaminas equivalente a una sopa de letras. Para un hombre en fuga, era un verdadero salvavidas; había provisiones para una supercomida en casi todas partes, casi todo el tiempo, y siempre fresca y deliciosa.

A menos, claro, que tuvieras el paladar de Paddy. «Él detestaba la *horta*», dice Artemis Cooper, «pero le tenía mucho respeto».

Por raro que parezca, descubrí un manual viviente de las antiguas artes de cocina cretense en una bailarina que frecuenta el Prospect Park de Brooklyn. Cuando no está enseñando danza en Manhattan o haciendo nuevas coreografías, a Leda Meredith le gusta pasear por el parque, tanto en invierno como en verano, y llenar su mochila de hallazgos silvestres: hierbas de ajo y pimienta, acedera con aroma a limón, brotes parecidos a espárragos de guamo (*phytolaca americana*), hojas de malva, «berza de perros» picante y el tan gustoso *ginkgo*... En efecto, el *ginkgo*, esos globulitos asquerosamente viscosos que cada primavera ensucian las aceras de cualquier ciudad y se adhieren con su hedor a nuestras suelas.

«Tengo que adelantarme a los coreanos para conseguir *ginkgo*», me dijo Leda una mañana de septiembre cuando íbamos al parque. «Si soy demasiado lenta, todo lo que encuentro son los restos, allí donde se han cepillado un montón: coges el fruto, escurres la parte amarilla y blandita y te quedas con los granos para tostarlos. Una delicia.» Pensé que la ola de frío que barría los primeros días de otoño haría que nos volviéramos a casa con las manos vacías, pero tan pronto como Leda se agachó, ya había localizado a su presa. «Berza de perros», dijo exultante, cogiendo un amasijo de hojas perdido en mitad del prado. Escogió un tallo y me indicó el polvo que recubría las hojas en forma de flechas.

—Parecen polvorientas, ¿no es así? Eso sirve para identificarlas.

—He visto esto llenando todo un prado siempre que me ha tocado segarlo —dije—. ¿Es comestible?

—Es como la col y la acelga —respondió Leda—. La venden a siete cincuenta el medio kilo en Park Slope Coop, pero adivina qué: ha comenzado a crecer en la acera justo delante de la tienda.

Leda se agachó y cortó un manojo de otra hierba que yo había visto con frecuencia. Me enseñó sus florecillas rosadas y la mancha oscura en una hoja muy fina y lánguida, parecida a la huella de un dedo pulgar manchado de tinta.

—Persicaria. Es un poco amarga, pero pícala en una ensalada con acedera y sabe de maravilla. Es de la familia del alforfón y el trigo, así que está llena de nutrientes.

Leda aprendió el arte de recoger hierbas de su familia griega inmigrante llegada a San Francisco. Su madre era bailarina de una compañía de ballet en Los Ángeles, así que la crió principalmente su abuela. «Cada primavera había un momento en que Yia-Yia Lopi, mi bisabuela, apagaba su cigarrillo Kool mentolado y anunciaba que era el día perfecto para ir a recoger la *horta* en el parque», me explica la propia Leda. «Tenía que ser el momento preciso: si era muy pronto, las hojas serían demasiado pequeñas; si era muy tarde, demasiado amargas. Yia-Yia era la experta que sabía hacia dónde dirigirse, porque había crecido recogiendo hierbas comestibles en Grecia.» De vuelta en su cocina, las mujeres cocían al vapor las hierbas y las mezclaban con aceite de oliva y ajo machacado. «Sus ojos brillaban de gusto», prosigue. «Las primeras hierbas de primavera eran mejores para ellas que el chocolate.»

Leda siguió el ejemplo de su madre en la danza, y obtuvo una beca completa para el Ballet Americano, luego fue contratada por el Ballet de Manhattan, pero no por ello dejó de rondar los parques en busca de comida silvestre; aquello llegó a sorprender a Cynthia Gregory, la primera bailarina de la compañía, cuando se sentó al lado de Leda en una cena de gala y exhibió sus brazos llenos de arañazos después de meterlos entre las ramas con espinas. En los parones entre una gira y otra, Leda pasaba meses cosechando aceitunas con sus parientes de Grecia o viajando por Europa y California como una recolectora estacional de frutos, feliz con esa vida de aromas y productos que podían recogerse del suelo y masticarse. Luego asistió a clases de etnobotánica en el nuevo Jardín Botánico de Nueva York y estudió con la experta en herbolarios Susan Weed (sí, es su verdadero apellido).* Leda guiaba a sus amigos y compañeros del ballet en jornadas completas de caza y recolección, y enseguida llevaba a los hambrientos caminantes a su apartamento para enseñarles la forma de cocinar lo que había encontrado por el camino. Al concluir su carrera de danza, se dio cuenta de que había estado trabajando en su nueva vocación desde que tenía seis años.

«El Departamento de Parques tiene un presupuesto limitado para el control de las malezas, lo cual me beneficia», dice. Actualmente, suele hacer de guía de excursionistas que recogen hierbas y da clases en los jardines botánicos de Nueva York y Brooklyn. «La gente no tiene idea de lo que tienen a su alcance», añade. Los arroyos y las lagunas en todo el nordeste del país están plagados de berzas acuáticas, un «superalimento» vegetal de hojas que supera a las espinacas y las acelgas en su valor nutritivo. Aun así, la berza acuática silvestre a menudo se la considera erróneamente como si fuera maleza, y se arranca o simplemente se la ignora.

«Como esto mismo...» Leda está señalando un repollo enredado

---

* *Weed* significa «hierba». *(N. del t.)*

que toda mi vida he odiado con solo verlo. De niño, solía rascarme los nudillos hasta que sangraban cuando todos los veranos intentaban arrancar esas cosas extrañas de las grietas en la acera delante de mi casa. «Esto es lampazo», me explica Leda. «Crece solo en las ciudades y es fabuloso.» El lampazo (o bardana) tiene una raíz principal larga y gruesa que es un engorro desenterrar, pero si lo haces y te la llevas a casa para picarla y saltearla en una sartén con aceite, tendrás un plato lleno de esa delicadeza japonesa llamada *gobo*.

El desafío para los principiantes es saber qué estás recogiendo. Tan solo Creta cuenta con más de cien variedades de hierbas silvestres comestibles. Muchas de ellas parecen idénticas, pero tienen distinto aroma y sabor, por no mencionar sus beneficios nutritivos y medicinales. «Problemas estomacales, afecciones de la piel, dificultades respiratorias, incluso trastornos emocionales... Todo puede tratarse con estas hierbas», explica Leda. «Es una desgracia que hayamos desarrollado la idea de que, si es natural y es gratis, no puede ser muy bueno.»

En realidad, un análisis detallado muestra que estos bocadillos cretenses adobados de hierbas silvestres aportan una enorme carga nutritiva, mayor incluso que casi cualquier fruta o verdura que uno suele comprar en los supermercados. Cuando, en 2006, científicos de Austria y Grecia hicieron un análisis químico de una empanada frita cretense, quedaron impresionados por dos cosas: la enorme variedad del relleno y el alto nivel de vitaminas, antioxidantes y ácidos grasos esenciales que contenía. Las medialunas no más grandes que un bocado, llamadas *kalitsounia*, tradicionalmente se las envuelve en una combinación de hinojo, puerros silvestres, cardos segados, tordillo, amapolas, acedera y flor de la zanahoria, todos ellos recogidos de la naturaleza y que cuentan con una gran densidad calórica. «En la mayoría de los casos», puntualizaban los investigadores, «el contenido en micronutrientes de las hierbas silvestres es mayor que el de las cultivadas».

Y lo que es aún más misterioso: las hierbas han mantenido a los cretenses en una relación armónica con los dos millones de años transcurridos de la historia del hombre. Durante la mayor parte de nuestra vida arcaica, los humanos mantuvimos un saludable equilibrio entre los ácidos grasos omega-6 —que proveen de una cuota sana de inflamación para protegernos— y los omega-3 —que mantienen la inflamación bajo control—. Si nos pasamos con los omega-6, tendremos un riesgo elevado de sufrir una enfermedad coronaria y trastornos neurológicos. Nuestros ancestros, que eran cazadores-recolectores, mantenían una relación de 1:1 entre ambos tipos. Hoy en día, la nuestra es superior, 16:1. Con la proliferación de los aceites vegetales y de soja en los alimentos procesados, el consumo de omega-6 se disparó por las nubes. En vez de un pequeño fuego para calentar la casa, hemos creado un infierno que la está abrasando.

Salvo en Creta. «Al incluir diariamente las hierbas silvestres en su dieta, la población cretense fue capaz de complementarla no solo con vitaminas y antioxidantes, sino también con ácidos grasos, en una relación similar a la mantenida por la población minoica local hace cuatro mil quinientos años», aseguraban los investigadores al resumir sus comprobaciones. «La dieta tradicional de Creta», añadían, «es similar en su ratio a la mantenida durante toda la evolución humana».

Aun así, para los principiantes proveerse de hierbas resulta algo desconcertante. Los libros no son de mucha ayuda: todas las hierbas se parecen mucho en las fotografías y con frecuencia se las fotografía cuando florecen, cuando las imágenes resultan más bellas, aunque el mejor período para recolectarlas haya pasado. Por fortuna, Leda dio con una solución genial: deja que tu odio te guíe.

—¿Hay algo alrededor de tu casa que no soportes? —me preguntó.

—Las ortigas —respondí de inmediato—. Que alguien queme las ortigas, ¡no logro quitármelas de encima!

—Pues deja de intentarlo. Eres afortunado: las ortigas son espinacas gratis.

En rigor, al cocer o desecar las ortigas, se neutraliza el efecto irritante y lo que nos queda es una hierba de hojas sabrosas que sirve para hacer una lasaña insuperable, un pesto, una sopa o un aderezo para la pizza.

—Si lo odias, sabrás reconocerlo —explica Leda—. Empieza

con dos o tres productos que ves todo el tiempo a tu alrededor, como los dientes de león o la persicaria, y añádele otros productos que detestes, como las ortigas; eso será suficiente para mantenerte ocupado a medida que vayas ampliando tu léxico a partir de lo visual.

Y, como les ocurrió a los «evadidos» de Creta, que tuvieron que escarbar entre las piedras más duras de la Garganta de Samaría para conseguir alimento, no pasará mucho tiempo hasta que te des cuenta de que todo cuanto necesitas para sobrevivir —y prosperar— está justo a tus pies.

Desde la cima de la Garganta de Samaría, Chris White enfiló rumbo a la aldea de Lakki, situada en lo alto del cerro.

Según el mapa, estaba a solo unos pocos kilómetros, pero eso no significaba mucho en una isla donde la geografía se mide por el grado de dificultad más que por las distancias. Encontramos un vago sendero, pero cuando este trepó hacia las tierras rocosas y altas y desapareció, decidimos que era mejor echar mano de un servicio de guías gratuito: las cabras. Las cabras vuelven al redil cuando empieza a oscurecer y, puesto que no había nada más entre nosotros y Lakki, todo cuanto debíamos hacer era seguir el tintineo de sus cencerros de cobre y ellas nos guiarían directamente a la aldea.

—Esperad, esperad. ¡Esperad!

Chris abrió del todo los brazos para obligarnos a parar. Ahora estaba mirando hacia abajo, a un extenso precipicio a pocos centímetros de sus pies y acordándose de un detalle crucial que habíamos olvidado: las cabras tienen un enfoque muy distinto al nuestro en cuanto a los riesgos. Nuestras guías habían saltado por encima del borde mismo del precipicio, y a continuación habían brincado por una escalera de peldaños diminutos que era imposible de seguir a menos que uno tuviera pezuñas o unas cuerdas a mano. Tuvimos que retroceder y abrirnos paso por una nueva ruta, que nos falló de nuevo, así que cambiamos el rumbo, y fracasamos otra vez...

Para cuando salimos del promontorio, hacía rato que no se oían los cencerros. Entonces dimos con el lecho seco de un arroyo y resolvimos aferrarnos a él, trepando por entre un revoltijo de maderitas que flotaban en los charcos y rocas brillantes, hasta que, justo antes de que anocheciera, llegamos al último cerro por debajo de Lakki. Gracias a Dios. Catorce horas de un arduo trayecto estaban llegando a su fin.

Una hora después, Lakki no parecía mucho más cerca.

En efecto, la aldea estaba justo allí, podíamos verla; podíamos olerla, percibir el humo de las fogatas encendidas al atardecer, descendiendo hasta nosotros, pero-no-podíamos-llegar-hasta-ella. Nos habíamos abierto paso entre las zarzas y trepado muros de roca, pero cada ruta que intentábamos era un callejón sin salida o un semicírculo que nos traía de vuelta al lecho del arroyuelo. El jodido cerro estaba embrujado.

Al diablo con él. Pete se tumbó en el suelo, tocándolo con su barriga, y comenzó a gatear hacia arriba rasgando con las uñas, ayudándose con las rodillas, impulsándose como haría uno para salir de unas arenas movedizas. Chris y yo lo observábamos, sabiendo que no llegaría muy lejos antes de dar con un risco que sería imposible trepar y tendría que desistir. Enseguida nos encogimos de hombros, nos pusimos de panza al suelo y lo seguimos. Un movimiento estúpido parecía mejor que ningún movimiento. En vez de llegar a un risco, Pete alcanzó una antigua aglomeración de roca volcánica encajada bellamente en la montaña; parecía una pared que podía escalarse; en la distancia y en su extremo más alejado, había un fangoso corral detrás de una solitaria granja. Así que gateamos y chapoteamos otro poco más y al fin conseguimos dar con el camino que nos conduciría hasta allí.

«Hay que ser un acróbata para estos menesteres», pensé cuando avanzábamos penosamente, bajo una luna que acababa de asomar, rumbo al pequeño pueblo, «así que es mejor que sepas lo que estás haciendo...». Estábamos sucios, exhaustos y tiritando de frío. Era duro solo imaginar lo que habría sido dormir apenas unas horas en una cueva de alrededor y enseguida prepararse para partir..., o escalar a toda prisa aquel cerro para salvar la vida, con un general alemán con muy malas pulgas pisándonos los talones.

22

[Xan] Fielding tenía un plan para secuestrar al oficial ALE-
MÁN al mando ... y retenerlo como rehén.

Informe de un oficial británico
sobre la Resistencia cretense
(1941-1945)

«Secuestremos al Carnicero.»

La idea era desquiciada, pero una vez tomó forma en la mente
de Paddy, ya no consiguió sacársela de la cabeza.

«Hagamos que el Carnicero... desaparezca.»

Si bien tenía pocas posibilidades de aprender las artes del Payaso,
podía cuando menos intentarlo. Sería una obra maestra, un truco de
magia callejera, el crimen perfecto perpetrado contra uno de los
peores criminales del mundo: un individuo que estaba protegido
por cinco divisiones alemanas que de pronto se desvanecía sin dejar
rastro. A George Psychoundakis le gustaba decir a los agentes secretos británicos que él les enseñaría el arte cretense de robar ovejas
para que volvieran a casa, después de la guerra, habiendo aprendido
una habilidad práctica. Pues bien, esta era su oportunidad de hacerlo. Aplicarían las reglas del pastor al campo de batalla.

Pero, aun siendo el poeta romántico que era, Paddy tenía una
faceta implacable. Había vivido a base de ingenio en sus años de
vagabundeo y había comprendido la diferencia que hay entre empe-
ñarse en algo y sobrevivir. Raptar al Carnicero no era el mayor de
los problemas; lo más serio era cómo escapar. Hasta donde Paddy
sabía, hasta el momento nadie había pensado siquiera en secuestrar a
un general. Colin Gubbins había escrito un completo manual sobre

El arte de la guerra de guerrillas que usaban los agentes del SOE después de que Churchill le encargara entrenarlos, pero nada de lo que había en ese manual hablaba de llevar a un general a través de las líneas enemigas y sacarlo de una isla fortificada. Es decir, nada excepto la consigna de Gubbins:

> Infligir daño y muerte al enemigo y escapar impune genera un efecto irritante y desolador. ... El objetivo debe ser golpear fuerte y desaparecer antes de que el adversario pueda responder.

Y, a su manera peculiar, John Pendlebury lo estaba demostrando. Por la época en que Paddy llegó a la isla, en el mes de junio, comenzaba a llegar información de algunos cretenses que habían estado con Pendlebury durante la invasión. Fragmento a fragmento, el asunto comenzaba a sonar como si de hecho nunca hubiera llegado a las Montañas Blancas. En rigor, podía ser incluso que Pendlebury hubiese muerto mientras las tropas aliadas aún eran evacuadas de la isla. Todavía era posible juntar los diferentes pedazos de la historia, pero, de ser esta cierta, existía la posibilidad de que, desde hacía un año o incluso más, los alemanes anduvieran a la caza de un hombre muerto. O sea que, incluso muerto, Pendlebury aún les daba guerra.

Puede que eso fuera lo mejor a que podían aspirar Paddy y George. «En algún sitio leí que la media de vida de un oficial de infantería en la Primera Guerra Mundial era de ocho semanas, y no había razón alguna para suponer que las probabilidades serían mucho mejores en la Segunda», reconocía Paddy. Como agente en misiones de sabotaje, corría aún más riesgos..., y si un individuo templado en la montaña, experto en Creta y amante de la naturaleza como Pendlebury no lo había logrado, ¿qué posibilidades tenía el propio Paddy? Por su parte, George sabía que él también era un hombre señalado. Las tropas de asalto alemanas ya habían intentado atraparlo una vez en su pueblo, y volverían a intentarlo. El nudo cada vez estaba más prieto alrededor de su cuello.

Así pues, ¿por qué no morir como un cazador y no como una presa? Cuando los alemanes tomaron Atenas, ordenaron al viejo cuidador de la bandera de la Acrópolis que arriara la bandera griega y la sustituyera por la *Reichskriegsflagge* con el emblema de la esvástica. Obediente, Konstandinos Koukidis arrió la bandera griega... y enseguida se envolvió en ella para arrojarse al vacío desde una almena. Los alemanes izaron la *Reichskriegsflagge* sobre su cadáver, pero pocas noches después, dos adolescentes griegos se colaron por detrás de los centinelas que montaban guardia, la cortaron y escaparon del lugar. La Gestapo emitió una orden de ejecución de los dos muchachos y de quienquiera que los ocultara, pero varios meses después todavía seguían buscándolos. En un momento en que ninguna fuerza sobre la Tierra parecía capaz de desafiar a los nazis, dos chicos encendieron a toda Europa honrando el sacrificio de un anciano y arrebatando la bandera de Hitler. Cabía imaginar lo que sería arrebatar a uno de sus generales.

Paddy dedujo que, para intentarlo, había una única posibilidad: tendrían que volverse tan fuertes y astutos como el Payaso. Tendrían que dominar el arte de la supervivencia en esas «montañas inmisericordes», como Paddy las calificaba, y apoyarse en todo lo que el Payaso hacía en un escenario semejante: correr, trepar, esquivar, confabularse, aprovisionarse sobre la marcha. Tendrían que acceder a lugares inaccesibles para los alemanes, y moverse más rápido y con más agilidad de lo que nadie creyera posible.

Tendrían que seguir los pasos de Ulises, ese otro griego ingenioso e imparable..., e intentar olvidar que, de toda su tripulación, solo él regresó vivo a casa.

Extrañamente, Paddy y Xan habían tenido los dos la misma idea. Antes de que Paddy le contara a Xan su plan de raptar al Carnicero, Xan ya estaba barruntando la posibilidad de capturar a un general para proteger a los aldeanos de los ataques alemanes.

«Atrapamos al cabrón, lo maniatamos y advertimos a los Jerries que, cualquier cosa que le hagan a un cretense, se la haremos nosotros a él.» Era una idea digna de considerarse, pero primero Xan tendría que pasar por un calvario distinto cuando George lo condujo por la noche hasta una aldeíta en las montañas donde ya se encontraban Paddy y Tom Dunbabin, otro arqueólogo de Oxford que habían enviado en sustitución de Monty Woodhouse, a punto de celebrar la Navidad.

Los tres hombres estaban convencidos de que los alemanes se relajarían durante las fiestas —bueno, bastante convencidos—, así que disfrutaron de lo lindo de las fiestas junto con los cretenses. «Fuimos felices yendo de casa en casa, comiendo y bebiendo con nuestros anfitriones, que se mostraban tan despreocupados como si nunca hubieran oído que había alemanes en Creta», recordaba Xan. «En cada pueblo que visitamos ocurrió lo mismo, durante nuestra lenta procesión de tres días descendiendo hacia el valle.»

Paddy sabía que los alemanes no estaban teniendo esa clase de diversión, porque había oído cómo lo comentaban. Poco antes de que volviera Xan por allí, la Firma había enviado a Paddy en una misión para hacer explotar barcos de guerra alemanes usando minas magnéticas. Paddy se infiltró en el puerto y rápidamente evaluó la situación: «No era ni remotamente posible». ¿Acaso pretendían que cruzara a nado la bahía del puerto entre potentes focos de vigilancia, con esos grandes trozos metálicos sujetos con correas a la espalda? La única posibilidad de que no le dispararan sería que se ahogara antes. Había otra dificultad técnica añadida: el compañero que le habían asignado no sabía nadar. Paddy decidió abortar la misión y abandonar la ciudad. Se refugió en una casa de seguridad a esperar que anocheciera, pero de pronto escuchó voces hablando en alemán. Se dio cuenta de que había dos sargentos alemanes delante de la casa de al lado y prestó atención; entonces escuchó algo que lo dejó intrigado: «*Weit von der Heimat...*», oyó decir a uno de ellos. «Lejos de la madre patria Alemania...»

«¿Lo ves? Están nostálgicos.» Esa era la pequeña labor de inteligencia que Paddy había hecho mientras Xan estaba fuera. «Este es el cuarto año seguido que se pierden la Navidad junto a sus familias. No están allí bebiendo y cantando con sus amigos como nosotros. Están rascándose los piojos y comiendo una comida horrible y pensando por qué motivo no han tenido noticias de sus esposas. Solos y sumidos en la incertidumbre. Podemos aprovecharnos de eso.»

A Xan no le quedó otra que maravillarse ante la astucia de Paddy.

Su primer invierno en Creta lo había dejado en los huesos y vestido con andrajos, peor que un mendigo, pero ahora... ¡qué tipo tan magnífico! Seis meses viviendo en cuevas y trepando las montañas lo habían transformado en un pirata de Hollywood. «Siempre lucía el bigote retorcido en las puntas y con gallardía», señalaba Xan. «Mantenía bellamente sus botas, que utilizaba a razón de un par al mes, hasta que se le caían a pedazos; se daba infinita maña en anudarse el turbante negro hasta lograr el ángulo más conveniente, y para completar su atuendo de operaciones, acababa de encargar un chaleco de paño azul oscuro con forro de seda tornasolada de color escarlata, y arabescos negros como galones.» De una u otra forma, Paddy pensaba sortear la guerra con estilo.

Tom Dunbabin era igual de guapo pero no tanto un dandi; cuando se trataba de algún camuflaje colorido, mientras peor se viera, mejor se sentía. Era un tasmanio imponente criado en una granja, con una mente suficientemente excepcional como para conducirlo hasta Oxford para impartir una cátedra acerca de los clásicos griegos, así que disfrazarse de inofensivo campesino de las montañas requirió de una puesta en escena bastante seria. Xan quedó muy impresionado con el resultado. «Vestido con unos pantalones miserables y un turbante negro con flecos, con su mostachón en espiral enrollándose y desenrollándose al ritmo de su respiración, tenía el aspecto de un ladrón de ovejas exitoso», apuntaba el propio Xan. «Hasta se las ingenió para introducir un matiz característico de histeria en su voz ya de por sí aguda.»

Los ladrones eran los mentores predilectos de Tom, y reclutó tantos como pudo encontrar. «El mejor hombre con el que puedes contar en los cerros es un ladrón de ovejas converso», explicaba él mismo. «Conoce todos los caminos posibles, y también los que parecen imposibles, y sabe dónde echarse a descansar, y reconocer el terreno. Se mueve fenomenalmente en cualquier terreno de día y de noche.» Ir acompañado de un buen asesino, tampoco te vendría mal. «Ha pasado, con seguridad, varios años en las montañas huyendo de la justicia y de los parientes de sus víctimas», insistía, «y conoce cada risco y cada cueva». Tom aprendió tanto de sus amigos bandidos que, en cierta ocasión, durante una misión de reconocimiento, se encontró cara a cara con un viejo conocido —un arqueólogo alemán ahora convertido en oficial de la Wehrmacht— que lo miró fijamente a los ojos sin reconocerlo disfrazado como iba de pastor.

Mientras los prófugos de la ley entrenaban a Tom y a Paddy en el arte de evadirse, los pastores les mostraron cómo aprovisionarse para sobrevivir. «Conocían las montañas, los senderos y los escondrijos, y la mayoría de ellos llevaban un rifle. Si era preciso, podían sobrevivir sin pasar por su aldea y las tierras bajas, sólo con la leche y la carne de sus ovejas», explicaba Tom. «Como es lógico, estaban en mejor condición física que nosotros, podían subir corriendo un cerro que para la mayoría de nosotros era difícil tan solo de subir despacio, y tenían unos pies maravillosamente ligeros.» Tom y Paddy subieron hasta la cima de tantas montañas durante su aprendizaje, que al final solo les quedó un único par de botas decentes a cada uno. «Esas botas me destrozaron los pies», decía Tom con una mueca de disgusto, «era un par demasiado pequeño para mí, mientras que Paddy se quedó con el bueno».

Pero a pesar de todos esos kilómetros recorridos, a los dos aún les quedaba afrontar el examen final para probar la autenticidad de sus disfraces: el brinco cretense. En cierta ocasión, Paddy subió a una gran pared de rocas para demostrar que ya lo tenía, pero solo consiguió hacer reír al Payaso al caer una vez más en el intento. «Los ojos veloces de los cretenses podían identificarnos por nuestra forma de andar», admitía Tom. «Otros detalles —la ropa, los gestos, los bigotes— podían pasar, pero ninguno de nosotros pudo adquirir el paso de un cretense de las montañas, pese a lo mucho que practicamos.»

El trío disfrutó de una espléndida Navidad. Durante cuatro días deambularon «algo borrachos y sin escolta», como lo resumió Xan, visitando a sus amigos de las tierras altas. Cantaron y bailaron y festejaron, olvidándose por un rato de que vivían con una sentencia de muerte pendiendo de sus cabezas. Sin importar lo elocuente que fuera su griego o lo muy convincente de sus capotes de campesinos y sus vestidos en el caso de las mujeres, sabían que no podrían seguir con este juego durante mucho tiempo más. Tarde o temprano se toparían con una emboscada, un traidor o un promontorio oscuro y cubierto de hielo, y Creta se convertiría para ellos —como ya lo había sido para John Pendlebury— en su propia versión de la *Cita en Samarra*.

Porque Paddy estaba en lo cierto: allí abajo, en los barracones, los alemanes no estaban teniendo ni de lejos una diversión igual. Estaban cargando las armas, apretando a los informantes y atentos al clima en las montañas. Hitler olfateaba problemas en la Astilla y quería que fueran resueltos ya.

Defenderse no era lo que mejor se le daba a Hitler. Sabía cómo abatirte, pero no tenía un plan para cuando volvías a levantarte. Le gustaban los ataques furtivos y las embestidas relámpago, la clase de tácticas de asalto que le funcionaban espléndidamente cuando sus tropas marchaban por el frente, pero inútiles cuando se las presionaba de vuelta y se las obligaba a agazaparse en las trincheras. Sin embargo, cuando el propio Hitler miraba el mapa gigante de su sala de mando en las últimas semanas de 1942, su instinto para prevenir una puñalada por la espalda le resultó muy útil, indicándole exactamente qué haría Churchill a continuación, y dónde.

Creta «tenía que» ser el próximo objetivo de Churchill; para cuando llegó la Navidad, la isla era de hecho el punto débil entre los omóplatos de Hitler. Había empujado a sus tropas a África y el interior de Rusia, y ahora estaban todas ellas atascadas, sumidas justamente en la pesadilla que él tanto temía: la afamada división panzer alemana boqueaba para mantenerse con vida en Egipto, mientras que Stalingrado parecía a un paso de convertirse en la derrota más sangrienta de Hitler. Los soviéticos, que en un primer momento habían sido rodeados por el VI Ejército del Tercer Reich, habían logrado revertir milagrosamente la situación y en esos momentos rodeaban a los alemanes, atrapándolos dentro de la ciudad y dejando en evidencia la incapacidad del Führer de contraatacar. La respuesta alemana a la presión soviética fue demencial. Día tras día, el alto mando alemán conjeturaba y vacilaba en torno a lo que debía hacer, mientras doscientos cincuenta mil soldados alemanes atrapados en Stalingrado eran barridos por las bombas, las balas, las enfermedades y el hambre.

Lo último que Hitler necesitaba ahora era darse la vuelta y tener que descubrir que Creta también estaba en llamas. Había visto ya la clase de estragos que esa panda de granjeros lunáticos podían ocasionarle con sus armas anticuadas y sus bayonetas caseras, y todo lo que hacía falta para que volvieran a surgir como la lava era la luz verde de Gran Bretaña indicándoles que la ayuda estaba en camino. Se decía que los soldados alemanes temían aventurarse en las Montañas Blancas porque algún fantasma de Nueva Zelanda había sustituido a John Pendlebury como el nuevo León de Creta.

Corría el rumor de que el León andaba cazando en las tierras altas con su propia banda de asesinos cretenses, y la verdad no distaba mucho de esa pesadilla. Cuando estalló la guerra, Dudley Perkins era un estudiante universitario que se preparaba para seguir los pasos de su padre en el sacerdocio. Muy pronto se encontró detrás de las alambradas en un campo alemán de prisioneros tras la caída de Creta, pero escapó hacia las Montañas Blancas y pasó un largo invierno aprendiendo a vivir de lo que le daba la tierra. Los leñadores cretenses le enseñaron a rastrear en las riberas de los ríos en busca de anguilas, caracoles y cangrejos de agua dulce, y a hervir los hongos del olivo y las setas silvestres para conseguir un abundante y sabroso estofado. Por la época en que conoció a Xan Fielding, el aspirante a predicador era un hombre nuevo y bastante más letal. El León se presentó «muy semejante a como me imaginaba que debió de parecer Lawrence de Arabia», comentaría Xan. «Y también en su temperamento se parecía bastante a lo que yo había leído sobre el famoso líder árabe.» Después de que las tropas alemanas incendiaran una aldea en las tierras altas, Dudley reunió a los supervivientes en una fuerza de combate de doscientos hombres. No mucho después, una patrulla alemana entró en territorio del León; ninguno de sus integrantes salió vivo. La guarnición alemana local envió a once soldados a requisar alimentos; sus cuerpos fueron hallados en el fondo de un barranco.

Esta era la pesadilla de Hitler: agitadores invisibles que podían conducir a la isla entera a la rebelión. Así que decidió ganarle la partida a Churchill: en lugar de enviar soldados a Rusia, donde eran tan necesarios por lo desesperado de la situación en el frente, en cambio los trasladó a Creta, reforzando el poderío de sus tropas terrestres, y los transformó en una fuerza combinada de tropas alemanas e italianas que superaba los ochenta mil hombres. Se excavaron búnkeres, se dispuso explosivos en los puentes, el acceso al litoral meridional se fortificó el triple y una advertencia salió de los muros de la Fortaleza Creta, la impenetrable guarnición de Canea, al oeste de la isla: «En caso de una invasión», anunció el mando alemán, «defenderemos Creta hasta el último hombre y la última bala».

Ahora quedaba una última cosa por hacer: exterminar a las ratas en sus madrigueras.

Poco después de Año Nuevo, George Psychoundakis iba traqueteando rumbo a la aldea de Alones cuando oyó el ruido seco de disparos. «Me arrastré detrás de una roca y, al mirar hacia abajo, vi que la aldea estaba llena de alemanes. Justo debajo de mí, diez de ellos trepaban la pendiente hacia mi punto de observación», recuerda George. «Y me oculté como el rayo.» Camuflándose entre los árboles, George rodeó Alones hasta dar con alguien que pudiera ponerlo al día. Las noticias consiguieron aterrorlo:

—Los alemanes fueron directos a la casa del cura y comenzaron a destrozarla —le contó un aldeano—. Lo sabían.

Los alemanes descubrieron una radio británica que funcionaba con baterías enterrada en el jardín del cura y una nota dirigida al operador de radio inglés oculta en el bolsillo de su hijo. De haber llegado un poco antes, hubiesen encontrado allí al propio agente. Por fortuna, y sin que el chivato que condujo a los alemanes hasta allí lo supiera, los británicos habían abandonado Alones justo después de la Navidad, aunque sus perseguidores supieron que no podían andar lejos y se pusieron manos a la obra. El hijo del cura, con el rostro aporreado y cubierto de sangre, fue conducido para torturarlo y sacarle información, mientras las tropas rodeaban el valle y comenzaban a marchar hacia arriba para ajustar un poco más el nudo a cada segundo.

Normalmente eso implicaba que una parte significativa de los lugareños se convertían, de la noche a la mañana, en familia de acogida. «Vienen nuestros parientes», era el aviso. Otros aludían a problemas con el ganado. «¡Cuidado con las ovejas negras! Vuelven a estar en el trigal», se quejaban repetidamente y en voz alta.

La voz de alerta cundió hasta llegar a Paddy, a pocos kilómetros de allí. Él y cuatro de los primos de George reunieron un grupo para hacer desaparecer el aparatoso equipo de radio inalámbrico, cargándolo a la espalda junto a las grandes baterías y esa barbaridad de generador. «Trasladar nuestra base de operaciones se convertía en una auténtica prueba de resistencia», explicaba Xan, puesto que era preciso evitar cualquier sendero razonablemente transitable. Paddy y su pandilla «tuvieron que llevar los incómodos componentes del equipo de radio a la espalda por pendientes donde no había ningún camino y en plena noche».

Una lluvia capaz de helar a cualquiera cayó durante toda la noche, volviendo resbaladizo el flanco nevado de la montaña y duplicando el peso de la carga que cada cual llevaba a la espalda. En total, tardaron doce horas, pero al despuntar el día habían trepado hasta una altura suficiente como para esconder el equipo y volver al punto de reunión con Xan. Lo único que la pandilla de Paddy quería era estirarse un rato y descansar, pero antes escalaron un pico cercano para echar una última ojeada alrededor... y vieron docenas de cascos oscuros avanzando penosamente por la nieve en dirección a ellos. «Como si hubieran recibido un chivatazo de nuestros movimientos», diría un inquieto Xan tiempo después, «los alemanes habían desplazado su atención de Alones a este punto». Quienquiera que les estuviera dando información, estaba siendo mortalmente preciso.

La niebla matinal brindó a Paddy y a su grupo la ventaja justa para desvanecerse antes de ser localizados. Cuando asomó el sol, la mayoría de los cretenses se habían refugiado en las cuevas de los acantilados. Xan se ocultó en una vieja choza de piedra, mientras que Paddy trepó a las ramas de un gran ciprés. Muy pronto aparecieron por allí las pesadas botas..., hicieron un alto..., desaparecieron... y luego volvieron, una y otra vez, rastreando todo el bosque en busca de su objetivo. Paddy estaba empapado y tiritando; apenas si había comido algo y no había dormido, su cuerpo estaba aterido de frío y le dolía todo el cuerpo después de acarrear el equipo de radio. Tuvo que hacer un esfuerzo para no moverse cuando los alemanes pasaban bajo sus pies, yendo y viniendo.

Y cuando el sol ya se ponía y por fin era seguro bajar a tierra, una sola cosa le quedó clara: el playboy que había aparecido por allí seis meses atrás, ahora podía correr, gatear, pensar y perseverar como un cretense. Quizá todavía no pudiera pasar por uno de ellos..., pero para lo que tenía en mente, aquello era más que suficiente.

23

De pronto, el tiroteo cesó, no por una orden de «alto el fuego», sino debido a otro ruido bastante más aterrador...

XAN FIELDING

«¡Oveja Negra!»

Una noche, pocos meses después de casi perder al operador de radio, Paddy y su grupo se disponían a hacer un alto en el camino cuando a lo lejos oyeron a un vigía gritar la alarma. Los alemanes estaban de nuevo en movimiento, trescientos o más de ellos, aún a cierta distancia pero acercándose rápido. Paddy cogió su fusil y se quedó blanco cuando, sin previo aviso, se le disparó. A pocos metros de allí, Yanni Tsangarakis —su mejor amigo cretense— cayó al suelo sangrando. La bala disparada por el fusil de Paddy había destrozado la cadera de Yanni y rebotado a través de sus tripas. Desesperados, Paddy y los demás taponaron con sus manos las heridas, pero fue inútil. Yanni susurró un último adiós y murió.

Paddy quedó horrorizado. Sabía bien lo que debía hacer: tan pronto como se hubieran librado de los alemanes, iría a visitar a la familia de Yanni y se pondría en sus manos.

—Es una idea terrible —argumentó un amigo de Yanni—. ¿De qué pueden servirnos dos cadáveres en lugar de uno? Algunos cretinos dirán que lo hiciste a propósito y otros te creerán. Yanni no llegó a considerarte el culpable de lo ocurrido, pero sus familiares sí lo harán. Tenemos que decir que fueron los alemanes los que le dispararon. Es lo mejor para Yanni. Será recordado como un patriota. Y tú tendrás la opción de morir como uno.

Paddy le dio vueltas al dilema mientras se llevaban el cadáver de Yanni a un lugar seguro y lo enterraban a la sombra de dos viejos robles. Su grupo tenía razón en una cosa: el cotilleo en la isla era algo notable. «¿No hay noticias? Entonces, miénteme», era uno de los chistes favoritos de los cretenses.

«Pues, muy bien.» Paddy estuvo de acuerdo en mentir y simular que Yanni había muerto en combate.

—Quiero decir que estoy de acuerdo con esta ficción odiosa no por un afán de eludir mi responsabilidad, sino por el bien de Yanni y su familia, y de nuestra labor en Creta —explicó, desolado, al grupo.

Ahora bien, que el clan de Yanni lo creyera o no, era otra cosa. Obviamente, estarían ansiosos por saber los detalles; querrían averiguar quién más había resultado herido y por qué Yanni había caído en esta emboscada con la de veces que se había librado de otras tantas. «A ver, dinos de nuevo, ¿cuántos alemanes murieron en ese combate en que murió nuestro Yanni...?» Al segundo en que olfatearan algo sospechoso, querrían obtener respuestas.

Paddy estaba aún abatido por aquel desastre cuando le conminaron a que hiciera una pizca de esa magia de las calles. Los aliados habían invadido Sicilia, y los italianos, hartos de Mussolini, lo habían defenestrado de su cargo. Hitler no tardaría en restituirlo en su puesto, pero mientras tanto el mando alemán le planteó a las fuerzas italianas dos alternativas feísimas: podían integrarse en el ejército alemán o acabar confinadas en un campo de trabajo alemán.

Al general Angelo Carta, un comandante italiano, se le ofreció en secreto una puerta trasera para huir. En los ambientes clandestinos corrió el rumor de que, si estaba dispuesto a colaborar con las fuerzas aliadas, un agente británico hallaría la forma de sacarlo de la isla. Carta estuvo de acuerdo y Paddy recibió el encargo de llevar a cabo la operación. Justo antes de partir, recibió además una rara advertencia: un grupo de comunistas cretenses amenazaba con traicionarlo si se prestaba a cualquier negociación alegre con los italianos. Se suponía que estaban combatiendo al mismo adversario, pero los comunistas no descartaban cometer alguna pequeña artimaña en su contra si sospechaban que los británicos y la Resistencia no comunista estaban ganando demasiado poder.

Por entonces, los amigos de Paddy estaban causando incluso más problemas que sus adversarios. Manoli Bandouvas, el más feroz jefe guerrillero de Creta, entró en éxtasis cuando tuvo noticias de la retirada de los italianos y decidió que había llegado la hora de rebanarles el cuello a los alemanes. Sin asegurarse de contar con el respaldo de sus aliados, Bandouvas y su cuadrilla de trescientos vigorosos seguidores llamaron a un levantamiento popular e iniciaron una ofensiva, barriendo dos guarniciones completas y matando a más de treinta alemanes, lo que bastó para enfurecer al general Müller pero no para persuadir a Bandouvas de que no tenía ninguna posibilidad real de ganar esa pelea. El Carnicero lanzó como represalia una incursión que acabó con el asesinato de quinientos civiles y la devastación de seis aldeas enteras. Más de dos mil hombres irrumpieron en las montañas con una sola orden: traer de vuelta la cabeza de Bandouvas. De algún modo, el jefe rebelde logró escabullirse y apareció en el escondite de Tom Dunbabin pidiendo ayuda. Ya que Paddy se disponía a sacar al general italiano de la isla, ¿no podía sacar también a Bandouvas? ¿Solo hasta que las cosas se calmaran?

Maravilloso. En la ruta de huida de Paddy había ahora un enjambre de bandos combatientes. En vez de llevar consigo a un único objetivo caliente, ahora debía hacerlo con dos, y en lugar de un único y maldito adversario, ahora podía ser que tuviera que escapar de tres: los alemanes, los comunistas y los familiares del pobre Yanni buscando venganza. De todas formas siguió adelante, y el 16 de septiembre emergió de las sombras para su cita con el general Carta. Justo antes de partir, el teniente Franco Tavana, jefe de inteligencia de Carta, lo llamó aparte por señas.

—No pierda esto —le susurró a Paddy mientras ponía una cartera en sus manos—. Y no diga al general que lo tiene.

Tavana había llenado la cartera de documentos clasificados.

—Ahora, todo lo que sabemos de los operativos alemanes, usted también lo sabe.

Ya por entonces, Tavana se había granjeado entre sus adversarios una reputación de individuo honorable, valiente y que parecía estar de su lado. Nunca había disparado contra un cretense; siempre que capturaba un líder de la guerrilla, se limitaba a ordenarle que se desplazara a la zona alemana. Tavana sentía desprecio por la situación a la que lo habían expuesto los alemanes y estaba a punto de probarlo: teniendo la opción de escapar con Carta, decidió quedarse y unirse a la Resistencia.

Muy pronto aprendió los peligros que eso entrañaba. El Carnicero era un individuo sagaz y no le llevó mucho tiempo atar cabos. No podía ser que Bandouvas hubiese perdido el juicio así, de pronto, y por su cuenta; no, tenía que haber visto alguna oportunidad para tomar esa salida: él sabía que los italianos estaban tramando algo. Entonces, el Carnicero en persona y un escuadrón de seguridad se personaron rápidamente en el cuartel general de Carta, pero llegaron tan solo unas horas tarde; Paddy y el general ya habían desaparecido en la maraña de pinos de los montes Dikti, entonces cubiertos de nieve, mientras Tavana escalaba rumbo a las cuevas de la Resistencia con un cargamento de armas italianas.

—Sin piedad —dijo el Carnicero echando humo.

Quería a Carta vivo o muerto, y para incentivar a los cretenses, ofreció una recompensa de treinta millones de dracmas, una fortuna para cualquier familia de granjeros que pasaba hambre. Aviones de reconocimiento zumbaban sobre las montañas buscando al general perdido y esparciendo octavillas con la recompensa prometida. Una de esas octavillas descendió revoloteando hasta caer a los pies de Carta cuando él y Paddy se escabullían por los bosques.

—Treinta monedas de plata —musitó el propio Carta—. Parecido a lo de Judas.

En ese momento decidió que si lograba llegar a Egipto, le enviaría al Carnicero una carta apropiada en respuesta.

Bandouvas y Tom Dunbabin se unieron a Paddy en la huida final hacia la costa, y todos juntos se arrastraron hacia abajo hasta una ensenada oculta. Una semana antes, el general Carta y el jefe rebelde se habrían disparado nada más verse; ahora se tumbaron juntos en la playa, barajaron unas cartas y echaron una partida mientras Paddy y Tom escrutaban el horizonte. Mucho después de la medianoche, una lancha neumática llegó a la orilla de la playa haciendo sentir su ronroneo. Tom acompañaría a Bandouvas a El Cairo y disfrutaría de un permiso largamente postergado. Paddy también quería acompañar a Carta hasta el final y entregar personalmente los documentos secretos al capitán de la lancha, y antes de que Tom pudiera sugerirle que él podía hacerlo, ya estaba dentro de la embarcación.

—Esto sería todo —dijo el capitán cuando Paddy y Carta llegaron a la lancha—. Es hora de marcharnos.

El mar estaba encrespado y amenazaba con azotarlos contra las rocas. Así que Tom y Bandouvas vieron consternados desde la playa cómo Paddy —el único de los cuatro que esta vez se suponía que no debía partir— seguía a bordo del barco de rescate, que se perdía en la noche rumbo a Egipto. Carta se sintió cómodo durante la travesía y puede que comenzara a elaborar su respuesta a los alemanes, porque al poco de desembarcar en El Cairo, Creta fue bombardeada con una nueva oleada de octavillas cayendo del cielo.

«Estoy en Egipto», escribió Carta al Carnicero. «¡Y ten por seguro que un gran número de cretenses estarían dichosos de matarte sin cobrar la menor recompensa!»

Ya en El Cairo, Paddy volvió a Tara, la casa de descanso bautizada así en honor a la fortaleza construida por monarcas irlandeses, que Paddy compartía con Xan Fielding y otros agentes secretos. Paddy fue acogido por la condesa Zofia Tarnowksa, «Sophie» para los amigos, una heredera polaca exiliada de veintiséis años que había llegado a Egipto con poco más que un vestido de noche, un bañador y dos mangostas como mascotas. Sophie se convirtió en la anfitriona residente de Tara, una labor que exigía habilidades extrañas: en varias ocasiones, hubo de sustituir los candelabros que habían servido para practicar puntería, utilizar la bañera para elaborar licores de ciruela y vodka, reparar el mobiliario arrasado en alguna corrida de toros dentro de la casa y encontrar sitio para el piano robado al Club de Oficiales egipcio. Tara se transformó en un foco tan efervescente que incluso atraía a la realeza: una noche, Sophie abrió la puerta y se encontró en el umbral con el rey Farouk, provisto de un cajón de champán y con cara de estar listo para la acción.

El apodo de Paddy en Tara era «Lord Rakehell» («Lord Calavera»), y no perdió mucho tiempo en ponerse a la altura de su apodo tras su inesperado regreso desde Creta. Una noche se encontró por sorpresa en un club nocturno a Billy Moss, un guardia real británico tan ansioso por enrolarse, al principio de la guerra, que buscó un yate privado para que lo trajera a casa desde Suecia a través del turbulento Mar del Norte, ya infestado para entonces de submarinos alemanes.

—Menudo trabajo sacar a Carta de Creta —le dijo a Paddy cuando este le contó su plan de raptar al Carnicero—. Pero ¿podrás hacerlo con un general que no esté dispuesto a irse?

Paddy tenía al respecto una doble respuesta:

—Puede hacerse —comenzaba a decir— con tal sigilo y sincronización que se evite tanto un baño de sangre como las represalias.

Luego venía la verdad:

—Aunque solo tengo una vaga idea de cómo hacerlo.

En el baño de Tara comenzó a tomar forma en su mente un plan básico. Paddy y Billy terminaron allí una mañana nubosa después de pasar una larga noche fuera, y mientras holgazaneaban y charlaban, un par de inquilinos de Tara se les sumaron para saber qué se contaban. Billy McLean y David Smiley acababan de participar en algunas operaciones estupendas en Albania, así que Paddy esbozó un mapa de Creta en los azulejos cubiertos de vapor del baño y los cuatro procedieron al instante a señalar en el croquis los lugares propicios para una emboscada.

¿El paso siguiente? Comprar los juguetes. Paddy y Billy Moss fueron a visitar al «Mago de la Guerra» en su laboratorio secreto de El Cairo. Se trataba de Jasper Maskelyne, un famoso prestidigitador cuyas mágicas transformaciones habían cautivado al público de Londres (incluido el joven Paddy) antes de la guerra. Jasper era la tercera generación de una familia de magos cuyo padre había entrenado a Lawrence de Arabia en los juegos de manos, y cuyo abuelo fundó la legendaria sociedad del Círculo Mágico. Durante una de sus actuaciones, Jasper se estaba bebiendo un vaso lleno de hojas de afeitar cuando advirtió a un capitán del ejército abandonando su asiento y saliendo por el pasillo. Con la sospecha de que quizá hubiera algo para él, convirtió un ramo de flores rojas en una bocanada de humo, hizo las reverencias pertinentes y abandonó el escenario para encontrarse con el oficial, que le esperaba detrás de bambalinas con una pregunta: ¿podía desplegar su magia en el campo de batalla y desconcertar con ella a los soldados enemigos?

Muy pronto, Jasper estaba a la cabeza de la «Pandilla Mágica», una cuadrilla de embusteros capaces de inventar cualquier cosa, desde adminículos para espías del tamaño de un botón hasta ilusiones ópticas de un batallón al completo. Uno de sus primeros éxitos fue adaptar una de las rutinas del abuelo de Jasper para hacer desaparecer un puerto entero. «Envuelto en una nube de humo, aparentaba ascender del escenario hasta la lámpara de araña de la cual permanecía colgado y respondía a las preguntas del público», explicó Jasper cuando expuso por primera vez su plan. El secreto de su abuelo, dijo, era la sustitución: unos alambres levantaban un maniquí vestido exactamente como él valiéndose de la nube de humo como cobertura. «Pienso que podemos adaptar ese principio a esta situación», propuso.

La Pandilla Mágica construyó una réplica del puerto de Alejandría en una bahía sin mayor utilidad a pocos kilómetros del puerto real, a continuación la sembró de chozas llenas de pólvora y flotadores que explotarían simulando ser depósitos de combustible y barcos de carga. Mediante unos focos, proyectaron falsas sombras a la luz de la luna que alteraban la percepción en profundidad de los pilotos de los bombarderos y hacían que los modelos a escala parecieran buques de guerra de tamaño real. Como broche de oro, la Pandilla Mágica decoró el verdadero puerto de Alejandría con escombros artificiales y falsos barcos hundidos, de modo que los aviones de reconocimiento alemanes creyeran, al día siguiente, que el puerto había sido bombardeado de verdad.

Billy y Paddy comenzaron entonces a rondar el laboratorio de Jasper, llevándose consigo toda clase de explosivos en forma de excrementos de cabra, o estilográficas que disparaban sin aviso previo. Aunque por entonces Jasper era mayor del ejército, aún parecía más un místico que un militar, con el pelo engominado hacia atrás y el bigote que arrasaba los corazones femeninos y exhibía en los escenarios. «¿Queréis algún juguete más?», les ofrecía antes de añadir: «Estoy muy contento de no tener que ir con vosotros».

• • •

«¡Fuera!», gritó el oficial de salto.

Paddy fue el primero en saltar del avión, cayendo de cabeza al oscuro vacío. A sus pies, la luz de la luna iluminaba las montañas de Creta, sus picos escarpados cubiertos de nieve. Era una locura: este era el primer salto en paracaídas real de Paddy y con él pretendía: *a)* colarse entre las montañas de Creta como se enhebra una aguja, *b)* hacerlo por la noche, *c)* con viento fuerte y *d)* entre puestos de observación alemanes. En cualquier caso, al final había asistido a algunas clases. Billy ni se había molestado en ello, y prefirió improvisar antes que arriesgarse a sufrir una lesión durante el entrenamiento.

Paddy daba vueltas como un molinete directo al suelo. Hasta que, no se sabe cómo, logró enderezarse y tiró de la cuerda que abría el paracaídas, a la espera de lo mejor. Milagrosamente, las ráfagas de viento lo arrastraron en la dirección correcta, llevándoselo a un sector entre los riscos justo sobre las fogatas que le señalizaban el campo de pastoreo. Los guerrilleros aparecieron de su escondite, y le echaron una mano para despojarse del paracaídas y enterrarlo. Enseguida se prepararon para recibir a Billy. Miraron hacia arriba y...

Siguieron mirando un rato. El avión pasó una vez, dos veces, luego viró hacia las montañas y desapareció del lugar. «¿Nervios?», se preguntó Paddy. «¿O el clima?» En esos momentos las patrullas alemanas debían de estar en camino, así que lo mejor era que todos salieran de allí para ocultarse. Regresaron a la zona prohibida la noche siguiente, y la siguiente, pero aun cuando se veía un avión sobrevolando las alturas, ninguna seta de color verde oliva se abrió en los cielos para caer donde ellos se encontraban. ¡Maldición! ¿Qué estaría pasando allí arriba? Esta era la última oportunidad de Billy de saltar; había tantas patrullas enemigas en las montañas que comenzaban a chocar entre sí. Una noche, los guerrilleros lograron escapar solo porque comenzó un tiroteo delante de ellos, en el sendero por el que transitaban: un escuadrón alemán había sido sorprendido en una emboscada... alemana, con el resultado de dos muertos a causa del fuego amigo.

De mientras, nada se sabía de Billy, y tampoco del secuestro. Paddy no veía otra forma de llevarlo a cabo. Para hacerlo, necesitaba a su lado un auténtico combatiente, alguien con quien pudiera contar para matar en un momento de apuro y que tuviera conocimientos militares como el código morse; en cierta ocasión, el propio Paddy estuvo a punto de estropear una cita con un barco de rescate porque no supo cómo hacerle señales desde la playa. A Billy no se le veía muy convincente vestido con el uniforme de alemán —parecía demasiado británico, un inglés que pretendía pasar por alemán, pensó Paddy—, pero en ese sentido resultaba mucho mejor que Xan. Si uno le ponía a Xan —bajo como era, nervioso y bronceado por el sol— un vestido, una sotana o unos pantalones de pastor, se volvía invisible. En cambio, si le ponías cualquier ropa con el gris marcial de la Wehrmacht, parecía pedir a gritos que le pegaran un tiro. Justo por entonces estaba de regreso en El Cairo, tomando un descanso en Tara tras unos pocos y furibundos meses en que había participado en varias misiones de sabotaje, setenta y dos horas de caminatas escapando del enemigo y un tiroteo que acabó con seis alemanes muertos y le dejó a Xan en la frente la marca del roce de una bala. Sin embargo, aunque hubiera estado inmediatamente disponible, Paddy en ningún caso lo quería cerca de los focos rastreadores del general. Xan podía ayudar en la fuga, pero para el secuestro en sí, Paddy quería tipos altos y rubios.

Además... En fin, era feo decirlo pero imposible de negar: Billy era un recurso prescindible. Xan y Tom eran ahora unos activos muy valiosos: durante los meses que habían pasado en las montañas, habían dominado el dialecto cretense, el arte de disfrazarse y las rutas para el contrabando de material, lo que los convertía en insustituibles. Billy, en cambio, a pesar de su gran sagacidad y sus nervios de acero, sin olvidar su imaginación, aún era solo otro tipo duro con un arma. Tom Dunbabin acababa de hacerle una jugarreta a Rommel valiéndose para ello del buen espionaje que se hacía cerca de la pista de aterrizaje, donde sus fuentes le indicaban en qué momento abandonaría Creta un convoy aéreo, y así los cazas británicos podían derribarlo antes de llegar al norte de África. Rommel avanzaba en tromba por Egipto, así que el personal aliado se preparaba para dejar El Cairo sumido en el pánico; pero sin combustible, alimentos ni repuestos, los tanques de Rommel eran lo mismo que cadáveres en mitad del desierto. Habían propuesto a Tom para una medalla por

Servicios Distinguidos gracias a esa delicada operación de espionaje, así que no había muchas ganas de exponerlo en una de las misiones más peligrosas que se habían hecho hasta el momento en la isla.

Tenía que ser Billy. Solo que no había ningún Billy.

Paddy pasó tantas noches escudriñando el cielo que aseguraba que podía mirar hacia Orión e identificar sus partes pudendas. El tiempo se estaba acabando, y muy rápido. Xan había pasado por una situación similar, Paddy lo sabía, y le había costado la anulación de la operación que había planeado: secuestrar al general Alexander Andrae, el antecesor del Carnicero como comandante de la isla, pero Andrae fue sustituido antes de que Xan pudiera ultimar su plan. Un objetivo nuevo implicaba un reconocimiento nuevo; Xan tendría que empezar de nuevo, pasarse semanas analizando los detalles de la seguridad que rodeaba al nuevo general y rastrear la rutina en sus desplazamientos y su trabajo. No había tiempo para eso, se decidió en El Cairo, no con otras misiones de sabotaje pendientes. El secuestro propuesto por Xan fue descartado.

Finalmente, llegaron noticias desde la capital egipcia: los cielos cubiertos y los vientos fuertes habían impedido el salto de Billy, pero no se habían dado por vencidos: el agente viajaba en esos momentos a la isla por mar. Así, cerca de tres meses después del aterrizaje de Paddy, una balsa neumática agujereada llegó por fin a las playas de Creta. Billy saltó de ella y se vio rodeado de varios hombres barbudos y amenazadores, como los piratas.

Uno de los piratas le preguntó si era amigo de Paddy. Billy contestó que sí, y les preguntó si Paddy estaba allí.

Le dijeron que no. Paddy estaba con los alemanes.

La impresión casi le provocó a Billy un paro cardíaco. Durante semanas, se había arriesgado por cielo y por mar solo para llegar allí, ¿y ahora resultaba que Paddy había sido capturado? Entonces advirtió unos andares inequívocos aproximándose a ellos en la oscuridad desde un punto alejado de la playa. No es que los alemanes hubieran hecho prisionero a Paddy, sino que él por su cuenta había hecho prisioneros a cuatro alemanes. Bueno, en realidad eran desertores, pero añadía un sabroso ingrediente más a la campaña de brujería emprendida por el británico. El propio Paddy acababa de arreglarlo todo para que fueran trasladados a El Cairo en el mismo barco que había traído a Billy, y con ello dejaba a los soldados alemanes de la isla cuatro desapariciones más en que pensar.

Billy estaba tan sorprendido como Xan del cambio que experimentó Paddy al volver a la Astilla. ¿Era este el mismo Lord Calavera con resaca al que había visto por el suelo y en paños menores en un baño de El Cairo? En su lugar, había una especie de lord Byron con un revólver y una daga de plata en la faja morada de bucanero. Aun en la oscuridad, a Billy le impresionó su físico. Independientemente de qué hubiera comido en esas cuevas cretenses o qué hubiera hecho, lo cierto es que se había convertido en una máquina. Billy no podía creer lo fuerte y autoritario que parecía Paddy.

Esas eran las buenas noticias. Entonces Paddy le dio las malas: el Carnicero se había marchado.

24

Con paciencia primero y paciencia al final,
y sin que falte jamás nunca la tenacidad,
alguien puede idear lo más descabellado,
y lograr desde luego que se haga verdad.

GEORGE PSYCHOUNDAKIS,
improvisando un poema
mantinada en honor de Paddy

Mientras duró el retraso de Billy, el hijo de un tendero de West Virginia acabó metido en medio de la conspiración.

Casi cuatro años antes, Nicholas Alexander había llevado a su esposa y sus tres hijos a Grecia a visitar a sus parientes. Nicholas emigró a Estados Unidos en 1919, y como hasta entonces había trabajado y ahorrado mucho para comprar su propia tienda de comestibles en Wheeling, localidad de West Virginia, aún no había vuelto a la isla. Junio de 1940 no era, por cierto, el mejor momento para un viaje con la familia a Europa, pero Nicholas entendía perfectamente que bien podía ser el último para él. Estados Unidos era aún neutral y Grecia estaba haciendo todo lo posible por mantenerse fuera de la guerra, incluso viéndose forzada a tragar mucha saliva cuando un submarino italiano disparó tres torpedos contra el santuario de Tinos y hundió un crucero griego pacíficamente anclado allí. Así, antes de que el mundo hiciera por fin erupción y sus hijos siguieran con sus vidas, Nicholas quería tener la ocasión de volver a reunir a la familia. Así pues, los Alexander navegaron rumbo a Creta.

Hacer ese viaje fue el primer error de Nicholas. Olvidar registrarse en la embajada de Estados Unidos en Atenas fue el segundo. Enredarse con el Turco fue el último.

Cuando la invasión alemana dejó a los Alexander varados en Creta, Nicholas y su familia se refugiaron en casa de sus parientes, en la ciudad portuaria de Rethymno. Nicholas colgó una bandera norteamericana en la fachada de la casa y adornó el tejado con otra, esperando que eso los protegiera de los bombarderos y de la Gestapo. De manera sorprendente, pareció funcionar. Tan bien funcionó, de hecho, que Nicholas accedió a ocultar a dos soldados australianos que se habían quedado atrás en la evacuación. Una noche, un grupo de la Gestapo irrumpió en la casa y fue directamente a la portezuela que daba a un cuarto secreto. Nicholas intentó bloquearles el paso, argumentando que no tenían derecho a entrar de esa forma en casa de un ciudadano estadounidense. El Turco lo mató de un disparo y, a continuación, se llevó a rastras a los dos australianos y a John, el hijo de diecisiete años de Nicholas, a prisión.

Pocos meses antes de que esto sucediera, John era un estudiante en su último año de secundaria, preparándose para otro verano apacible en Wheeling. Ahora estaba asustado y hambriento tras los alambres de espino en un campo de prisioneros de guerra alemán en una isla del Mediterráneo. A diferencia de los soldados aliados capturados, John era un chico delgaducho y no parecía que fuera a escaparse, así que le asignaron la tarea de trasladar fuera del campo, con una carreta, los cadáveres en descomposición y enterrarlos en una fosa común. Él y otros dos muchachos cretenses parecían, de hecho, tan inofensivos que solo se asignó un guardia para acompañarlos. Un día, los chicos le asestaron un golpe en la nuca con una pala y los tres corrieron para salvarse hacia las Montañas Blancas.

El cañón de un fusil en las costillas despertó a John en su segunda mañana de libertad. Con el arma apuntándoles, los tres prófugos gatearon fuera de su escondite... y se encontraron con George Psychoundakis. El Payaso pasaba por allí en su ruta para entregar un mensaje de la Resistencia, cuando sus amigos de una aldea próxima le advirtieron que habían visto a tres extraños en las proximidades. Unos vagabundos rondando por los bosques solían implicar problemas; por su propio bien, George tenía que seguirlos y averiguar qué pretendían, para evitar que atrajeran patrullas alemanas. George compartió su comida con ellos y enseguida se desvió de su misión para conducirlos por las montañas hasta dejarlos en manos de los heroicos monjes del monasterio de Preveli. John quería volver a Rethymno a buscar a su madre y sus hermanas, pero el abad lo persuadió de que solo conseguiría que los mataran a todos si se dejaba ver por allí. En lugar de eso, el 20 de agosto, el adolescente estadounidense fue conducido a la playa y subió a un submarino con destino a Egipto.

La tenacidad de John, su dominio del griego y su conocimiento de primera mano de las montañas cretenses lo convertían en un recurso natural para las Fuerzas Especiales. Se enroló en el ejército británico y, tras seis meses de entrenamiento en combate, estaba camino de unirse a la Firma. El SOE tenía la misión perfecta para él: necesitaban de alguien que acompañara a un escuadrón de sabotaje a Creta, en una rápida misión de entrada y salida para volar aviones alemanes en el aeródromo de Heraklion. La misión fue un éxito, pero en lugar de regresar a Inglaterra para recibir un nuevo encargo, John se quedó con la Resistencia. A través de las vías de comunicación clandestinas de la guerrilla, se enteró de que su madre y sus hermanas estaban a salvo en una casa perdida de algún pariente en las montañas. Entonces recibió otro dato: las guerrillas conocían una forma de acceder a la residencia privada del Turco. Schubert no lo sabía, pero como muchas casas construidas en primera línea de playa durante la ocupación turca, la que él escogió tenía un túnel secreto para escapar de ella en caso necesario. Le dieron a John un plano dibujado a mano en el que se mostraba por dónde acceder al túnel a través de una cortina de bambú en el patio trasero. Entonces fue enviado a cumplir con el código cretense y vengar la muerte de su padre.

Pasada la medianoche, una noche sin luna, John se coló en Rethymno, encontró la entrada oculta al túnel y se filtró gateando en su interior. A diferencia de otros muchos que habían cedido o que habían sido transformados en sótanos, este estaba despejado. John se arrastró en la oscuridad hasta llegar a una portezuela, la abrió y se encontró en un dormitorio vacío. Al final de un corto pasillo, alguien trabajaba a la luz de una lámpara en un escritorio. John preparó su pistola y caminó de puntillas hasta el salón..., solo para comprobar que había estado acechando al hombre equivocado. Con la pistola de John apuntándole, el sorprendido oficial de la Gestapo le dijo que el Turco hacía poco que se había trasladado. Como explicaría el propio John tiempo después, prefirió no asesinar a un desconocido a sangre fría, así que golpeó al oficial de la Gestapo en la sien con su pistola y huyó de allí a través del túnel.

John descubriría más tarde que, a diferencia de Rommel, el Turco no había necesitado de ningún sexto sentido parecido a un hormigueo en los dedos para alertarle de que estaba en peligro. Hacía poco, uno de sus comandantes le había advertido que su brutalidad estaba a un paso de convertir la isla en un barril de pólvora a punto de explotar. Era preciso saber calibrar la crueldad; si el Turco y el Carnicero presionaban demasiado a los cretenses, la isla entera podía hacer erupción en una oleada de ataques suicidas. La Resistencia ya contaba con un buen número ,de efectivos: no era difícil imaginar qué podrían lograr si actuaban dejando a un lado su instinto de supervivencia. Todo deseo de protesta por parte del Turco se extinguió cuando ocho miembros de su fuerza de élite —el *Jagdkommando Schubert*— sufrieron una emboscada y murieron a manos de las guerrillas comunistas cerca de la aldea de Meskla. Era tal el odio que inspiraban los hombres de Schubert, que todo el pueblo desenterró las armas escondidas y se preparó para combatir hasta la muerte si el Turco decidía hacerles una visita de «cortesía» a sangre y fuego.

En vez de eso, lo dejó correr. Schubert debió de intuir el peligro que se avecinaba cuando sus comandantes decidieron abandonar Meskla. «Los alemanes concluyeron de manera evidente que unos gángsteres no merecían su apoyo y dejaron su muerte sin venganza», informó el servicio de inteligencia británico. El *Jagdkommando Schubert* fue disuelto y su líder huyó a la capital, donde se ocultó como «un déspota medieval», según la inteligencia británica, «viviendo en una casa defendida como una torre de vigilancia y sin moverse jamás sin la presencia de guardaespaldas». En enero, poco después de que

John Alexander hiciera su tentativa de asesinarlo, Schubert abandonó Creta rumbo a Atenas.

Quizá Paddy tendría que haber previsto el siguiente movimiento. Después de todo, solo había otro hombre al que los cretenses tuvieran más ganas de matar que al Turco, y ese individuo viajaba casi todos los días en su vehículo, y a plena luz del día, por un camino solitario hasta su residencia privada. Una residencia que casualmente pertenecía, a ojos de los cretenses, a su adorado hijo adoptivo, John Pendlebury. Si el objetivo de Müller era escoger una residencia que rápidamente pusiera hechos una furia a todos sus enemigos, no podría haberlo hecho mejor al seleccionar Villa Ariadna y el vecino palacio de Knossos. Los cretenses reverenciaban Knossos como la cuna de la cultura universal; los británicos lo consideraban una joya entre sus éxitos nacionales. A un nivel más emotivo, quedarse con Ariadna era como saquear la tumba de Pendlebury, «un hombre dorado» —así lo calificaban los cretenses— cuyas últimas palabras eran un puro grito de guerra al estilo griego.

Finalmente, se halló un testigo que lo había visto morir. Pendlebury había resultado herido cuando luchaba por abandonar Heraklion, y dos mujeres lo habían cuidado en sus casas. Allí fue descubierto por paracaidistas alemanes, que se llevaron a las mujeres a prisión. Un vecino, Calliope Karatatsanos, vio cómo los paracaidistas sacaban a Pendlebury a la calle y le ordenaban cuadrarse. Tres veces los alemanes le gritaron una pregunta; Calliope creía que tenía que ver con el paradero de las fuerzas inglesas. Y tres veces, enfrentado a esos hombres que decidirían si vivía o moría, Pendlebury les respondió a voz en grito lo que había sido como un himno griego desde el inicio de la guerra:

—¡No!

Las balas le desgarraron el pecho y el estómago. Los paracaidistas enterraron al hombre dorado de Creta en una fosa junto al camino; tiempo después, volvieron para extraer su ojo de vidrio de la calavera.

«Para los cretenses fue la pérdida de un aliado y un amigo con un estatus similar al de Ares o Apolo», reflexionaría Paddy. «John Pendlebury había pasado doce años en Creta. En ese tiempo se había convertido en una figura mítica en la isla, famoso por su energía y entusiasmo, su dedicación y tenacidad.»

Ahora el Carnicero dormía en su cama. Hasta que, de pronto, ya no estaba.

«Bien avanzado marzo, llegó una noticia que nos impactó», informaría Paddy: Müller había abandonado repentinamente la aislada Villa Ariadna. El SOE pensó que el Carnicero había salido a su vez de la isla, para bien de todos, igual que había hecho el Turco, pero entonces descubrió que aún seguía en Creta, solo que había trasladado su base de operaciones a un lugar más seguro, la Fortaleza Creta, la plaza fuerte alemana en la costa.

Paddy se quedó atónito. No había forma de que pudieran sacar a Müller de la Fortaleza y un secuestro al aire libre sería imposible en las angostas y abarrotadas callejuelas de Canea. Tenía que asumirlo: en el último minuto, el Carnicero se había escabullido de su tenaza. En su lugar, ahora había en Heraklion un nuevo comandante, un oficial desconocido cuya única ofensa hasta el momento era lucir una Cruz de Hierro alrededor del cuello y haberse trasladado a Villa Ariadna.

Era el general de división Heinrich Kreipe, recién llegado del frente ruso.

«Entonces, ¿qué vamos a hacer?», preguntó Billy.

Paddy había pasado en Creta el tiempo suficiente para saber que en ciertas ocasiones no queda más remedio que echar mano de lo que haya. Uno de los dioses singulares de la isla es Kairos, el veloz duendecillo y último hijo de Zeus. Kairos era joven y de pies alados y eternamente bello, pese a no tener pelo, salvo por una mata en la frente. Kairos es el dios de las oportunidades de oro y el guardián de los proscritos, y podía hacer maravillas si uno era suficientemente rápido y lograba cogerlo por la coleta. Pero, una vez que pasaba, ya no volvía más. Naturalmente, el dios del «coge lo que puedas cuando puedas» era venerado en una isla donde los tiranos habían generado una generación tras otra de proscritos. Kairos es la fuente de inspiración del viejo dicho «La ocasión hace al ladrón». Lo que importa es la oportunidad, no el objetivo: aprovechar la ocasión, aunque no sea la que planeaste.

Paddy lo expuso sin rodeos: un general es tan bueno como otro. Pero tendrían que moverse rápido; si había más dilaciones, la operación sería descartada, como había ocurrido con la de Xan. Incluso un reconocimiento adicional los ponía en un riesgo tremendo; Paddy tenía que dispersar su primer equipo de cómplices dentro de la guerrilla, porque los lugareños los vieron entrando y saliendo de su escondite y comenzaron a murmurar qué estarían haciendo esos extraños que llevaban armas. Necesitarían un plan rápido y fácil, un operativo que no dependiera de excesivos recursos humanos ni de un calendario complicado. Paddy tenía la fórmula precisa. Todo cuanto debían hacer era saltar la tapia de Villa Ariadna, prender a Kreipe en su dormitorio, meterlo encogido en su coche oficial y salir pitando hacia la costa. Luego se citarían con un submarino y pondrían rumbo a casa.

Paddy lo propuso a sus muchachos. Los cretenses vienen de una rica tradición de secuestros variopintos; ya fueran ovejas, turcos o chicas para convertirlas en sus novias, el rapto ha sido un pasatiempo venerado durante mucho tiempo en la isla, así que no tardaron mucho en calificar la propuesta de Paddy como *autoktonia*: suicida. En el momento en que estuvieran en el patio de Ariadna, bastaría con un perro de vigilancia o un estornudo ahogado para acabar rodeados. «La triple alambrada —una sección de la cual se decía que estaba electrificada—, los numerosos guardias y la frecuencia de las patrullas hacían que las posibilidades de error fueran muchas», tuvo que conceder Paddy. «Además, para evitar toda excusa o pretexto para desatar las represalias sobre los cretenses, yo estaba decidido a que la operación se realizara sin derramamiento de sangre.» En ese punto se mostró muy firme: todo plan que pudiera desencadenar un tiroteo —el suyo también— quedaba descartado.

No obstante, incluso si daba con la forma de hacer desaparecer al general delante de las narices de sus guardaespaldas, iba a necesitar de una gran ventaja inicial para tener alguna oportunidad de sacarlo de la isla. Había demasiados barcos de guerra en el puerto y demasiadas rocas en el mar cerca de la capital para traer hasta allí cualquier tipo de nave y fugarse por el litoral septentrional. Eso implicaba dirigirse al sur, a pie, subiendo y bajando el obstáculo natural más duro de la Europa meridional, con setenta mil soldados detrás abocados a una persecución febril. Además, Paddy había perdido la única ventaja con que había contado desde un principio: en vez de tener al Carnicero en sus garras, ahora lo tendría en sus talones.

En otras palabras, solo había una manera de sacar esto adelante: y era la difícil.

25

Pocas horas antes de la medianoche, el 26 de abril de 1944, Paddy
se agazapó en una zanja a la vera del camino y escudriñó en la oscuridad buscando un destello de luz. Iba vestido con el uniforme gris
de un policía militar alemán, que había birlado para él un marinero
cretense que vivía cerca de la base alemana. A su lado, también vestido con un uniforme robado, estaba Billy Moss, a punto de descubrir que se podía hacer pasar perfectamente por un soldado alemán
sin hablar ni una palabra de su lengua.

¡Allí!

A lo lejos, un cómplice de Paddy comenzó a enviar un código
intermitente con su linterna.

Un destello: «Coche del general».

Dos destellos: «Sin escolta».

Tres destellos: «¡Acción!».

Había llegado el momento de ponerse en marcha, así que salieron de la zanja gateando justo cuando un Opel sedán negro, con el
blasón del águila emblemática de la Wehrmacht en cada guardabarros, dobló una curva y aceleró hacia ellos por el camino a oscuras.

Paddy encendió una linterna roja, Billy alzó una pequeña señal
de stop, y ambos se colocaron en un recodo del terraplén justo donde tendría que detenerse el coche del general. ¿Serían convincentes
sus disfraces? ¿Estaría el general rodeado de guardias nerviosos con
enormes ametralladoras? Paddy no tenía idea.

Alzó su linterna y se situó de lleno en el resplandor de las luces
que aceleraban en su dirección.

—*Halt!* —gritó.

El coche negro rugió hacia ellos, pero luego aminoró la marcha.
Paddy y Billy amartillaron las pistolas que ocultaban detrás de la es-

palda y, a continuación, cada uno se acercó a las ventanillas delanteras del vehículo.

—*Ist dies das Generals Wagen?* —ladró Paddy a la oscuridad del cristal del asiento del copiloto.

—*Ja, ja.*

Paddy solo alcanzó a ver una barbilla prominente, los galones dorados, la Cruz de Hierro negra. Kreipe iba en el asiento de delante, junto al conductor.

—*Papier, bitte schön* —exigió Paddy. Papeles, por favor.

Antes de que el general pudiese soltarle a este par de reclutas imbéciles que se apartaran de su camino, Paddy pegó la pistola a su pecho.

—*Hände hoch!* —exclamó. ¡Manos arriba! Enseguida advirtió al general tragando saliva.

El chófer tenía los ojos desorbitados de miedo, pero su mano derecha, fue lo que advirtió Billy, empezaba a deslizarse hacia su automática. Billy lo golpeó al instante con su porra reglamentaria. De pronto apareció una pandilla de cretenses desde la espesura junto a la carretera y abrieron las puertas de un tirón. El asiento trasero estaba vacío; no viajaban con guardaespaldas, el general y su chófer iban solos. Billy y los cretenses sacaron al aturdido chófer del coche y lo tumbaron en la carretera, pero el general decidió plantar batalla y sorprendió a Paddy con una certera patada y un tortazo en la cara. Los cretenses se apresuraron a contener esa reacción absurda: uno le puso una daga bajo el mentón y otro lo esposó.

—*Was wollen Sie in Kreta?* —le gritó en su cara uno de los cretenses. ¿Qué está haciendo usted en Creta?

Paddy le suplicó que se callara. Los raptos de furia justo en ese momento solo conseguirían que los mataran.

En cualquier momento, otro vehículo alemán podía aparecer y descubrirlos. La mejor revancha de los cretenses era sacar al general de circulación cuanto antes, y Paddy lo sabía. Paddy apenas si sabía conducir, así que Billy se colocó detrás del volante, esperando encontrar la manera de arrancar un sedán alemán. Buenas noticias: el motor del vehículo aún estaba en marcha e incluso el depósito de combustible estaba lleno. Tres cretenses empujaron al general al asiento de atrás y subieron a su lado, mientras Paddy, enderezando la gorra del general que ahora él mismo llevaba puesta, se colocó delante. Dos cretenses arrastraron al chófer —aturdido y sangrando— hasta los arbustos.

—Vamos —dijo Paddy.

De pronto, dos focos los cegaron. «Un convoy venía hacia nosotros», comprendió Paddy. «Dos camiones repletos de soldados con los fusiles entre las rodillas, algunos con el casco de acero puesto, otros con la gorra de campaña.» Apenas un minuto antes y hubiera sido el final. Pero los vehículos de transporte de tropas pasaron a su lado con estruendo, ignorándolos, y Billy se puso en marcha.

—¿Dónde está mi gorra? —insistía en preguntar el general—. Mi gorra. ¿Dónde está?

—Silencio —musitaron los cretenses desde el asiento trasero. Y luego, dirigiéndose a Paddy—: ¿Qué dice?

¡El parloteo! Paddy tenía que cortarlo, y rápido. Se aproximaban a toda velocidad a Villa Ariadna. Dos centinelas ya los habían avistado y se cuadraron al pasar el coche. Un tercero estaba abriendo la barrera que bloqueaba la entrada a la villa. Cualquier imprevisto ahora y los centinelas dispararían contra los neumáticos.

—Yo tengo su gorra —le advirtió Paddy al general.

Enseguida se quedó inmóvil, justo cuando cruzaban a toda velocidad junto a los desconcertados centinelas, y entonces se volvió hacia el general. Si todos ellos querían sobrevivir, incluido Kreipe, tenía que dejar algo claro:

—Herr general —empezó—, soy un mayor británico. A mi lado hay un capitán británico. Los hombres junto a usted son patriotas griegos. Buenos hombres. Estoy al mando de esta unidad y usted es un prisionero de guerra honorable. Vamos a sacarlo de Creta y llevarlo a Egipto. Para usted, la guerra ha terminado. Lamento que hayamos sido tan rudos. Haga todo lo que le digo y todo saldrá bien.

—¿De verdad es un mayor británico? —dijo el general Kreipe.

—Sí, de verdad. No tiene nada que temer.

—Entonces, ¿me puede devolver mi gorra?

—Puesto de control a la vista —advirtió Billy. Dos soldados alemanes en la carretera hacían oscilar una luz roja que los obligaba a detenerse.

—Ahora mismo necesito su gorra —dijo Paddy—. Luego se la devolveré.

Billy redujo la velocidad pero siguió yendo directo hacia los soldados.

—*Halt!* —gritó uno de ellos.

De pronto retrocedieron y se cuadraron, al parecer cuando vieron las enseñas del general. Billy aceleró y pasó velozmente junto a ellos.

—Esto es maravilloso —dijo pisando a fondo el pedal del acelerador.

—Herr mayor —dijo el general Kreipe—, ¿adónde me llevan?

Dios Santo. ¿Iba a preguntar de nuevo por el condenado sombrero?

—A El Cairo —repitió Paddy.

—No, ahora mismo.

—A Heraklion —respondió Paddy.

—¿¡A Heraklion!?

Sí, en realidad ese era el plan de Paddy: conducir al general lejos de la seguridad que ofrecían las montañas y directo a una ciudad que bullía de alemanes.

Pocas semanas antes, el mismo Paddy había viajado en autobús hasta Heraklion disfrazado de un granjero que iba al mercado. De manera más bien inconveniente, la mejor ruta para el secuestro era ir directo desde la residencia del general al corazón de Heraklion y las colinas de más allá. Pero el acceso por las vías colindantes, comprobó Paddy, era horrible: cada camino estaba plagado de puestos de control. Había una sola vía para entrar y salir, y todas las calles laterales estaban cerradas con alambres de espino y bloques antitanques, o bien estaban resguardadas por tropas. Era una locura; no importaba lo bien que falsificaran sus documentos de tránsito, ni tampoco que drogaran al general; lo cierto era que pasar conduciendo justo frente a la puerta de acceso al cuartel general de la Gestapo, con un general alemán desvanecido en el maletero, y exponerse al escrutinio de más de veintidós puestos de control, era demasiado arriesgado.

Al pasear por la ciudad, Paddy se descubrió cruzando repetidamente frente al edificio de la Gestapo, atraído morbosamente por la cámara de tortura «que había significado la condena de tantos amigos», pensó. Esa era la apuesta que se estaba jugando: si el secuestro salía mal, esas puertas se cerrarían tras él y ya nunca más volvería a salir por ellas. Mejor era alejarse del lugar y dirigirse al sur, recorriendo unos cinco kilómetros por el camino que conducía a Villa Ariadna. Por pura suerte, el mejor de los espías cretenses de Paddy vivía justo en la casa vecina. Micky Akoumianakis era el hijo del antiguo cuidador de la villa y aún se le permitía vivir en el viejo barrio de su padre. Y fue allí, donde Paddy y Micky simularon charlar con un pastor que apacentaba su rebaño a la vera del camino, aunque en realidad estaban evaluando la seguridad del recinto, en ese punto preciso, donde Paddy y el general Kreipe se vieron por primera vez.

El sedán del general apareció de pronto, disparado hacia ellos por el camino. A través del parabrisas, Paddy alcanzó a divisar unos ojos azules y el pecho lleno de medallas. Sin pensar en lo que hacía, levantó su mano y saludó al general de forma amistosa. Sorprendido, el general respondió alzando con solemnidad su mano enguantada hacia su..., su...

Paddy tuvo un destello de inspiración: «¡La gorra del general!». Era la única cosa que llevaba a los centinelas a cuadrarse y hacía desaparecer las barreras. ¿Quién se iba a tomar la molestia de verificar el rostro que había debajo? ¿Quién sabía incluso qué aspecto tenía esa cara? El general Kreipe había estado en Creta escasas cinco semanas, tras pasar dos años en el frente ruso. Pocos de sus soldados de tropa lo reconocerían, pero distinguirían al instante —y se postrarían ante ella— la hoja de roble bordada en hilo dorado y el águila rampante.

Era perfecto. En lugar de hacer desaparecer al general, lo usarían como pasaporte para tomar un atajo a través de las entrañas mismas del cuartel general alemán. «Los resultados de un contratiempo en la ciudad eran demasiado desastrosos como para tenerlos en cuenta», adivinó Paddy, «pero que alguien se internara en la plaza fuerte del enemigo con su comandante recién capturado sería lo último que se les ocurriría».

Tres generaciones de Maskelyne habrían aplaudido. Si Jasper y su Pandilla Mágica eran capaces de imitar un puerto entero, Paddy estaba seguro de poder simular que era otro hombre. Especialmente de noche.

A menos que esa noche fuera sábado.

Billy comprobó que habían elegido el peor momento para dirigirse a la ciudad. Tocó la bocina, sonriendo por entre la multitud que bloqueaba la calle. La película del fin de semana acababa de terminar y Heraklion era un caos de autobuses de tropa vacíos y soldados deambulando por las calles. Paddy se hundió en su asiento al tiempo que los tres cretenses en el asiento trasero empujaban al general al suelo del coche. Uno de ellos tenía su mano puesta en su boca y mantenía una daga en su cuello; los otros dos apuntaban los subfusiles Marlin a las ventanillas.

Paddy había reunido un equipo soberbio, muy capaz de mantener la sangre fría bajo presión. Manoli Paterakis era un pastor de cabras y cazador de alta montaña que había sido mentor de Paddy casi todo el año anterior. George Tyrakis era una versión más joven de Manoli, que en un primer momento había simpatizado con Billy, aunque solo podían comunicarse entre sí mediante «sonrisas y gestos», en palabras de Paddy. Su último recluta era Stratis Saviolakis, nacido y criado para esta clase de operaciones: en su vida cotidiana, Stratis era un poli del enclave rebelde de Sfakiá, al sur de la isla, así que sabía cómo mantener la paz y, al mismo tiempo, cómo generar un infierno.

Los rostros alemanes se arracimaban en torno al coche, cruzando a pocos centímetros de las ventanillas. Billy avanzaba a veinte por hora, rogando que el automóvil no se fuera a recalentar o detenerse. «La tensión aumentó varios grados», apuntó Paddy de manera escueta. Después de lo que parecieron horas, circundaron la rotonda del mercado central e iniciaron el descenso en línea recta hacia la Puerta de Canae. Una vez traspasado el grueso arco de piedra, tendrían vía libre... solo que, en ese preciso momento, Paddy dedujo que habían sido descubiertos: enfrente de ellos, un centinela se había colocado en el centro de la carretera, rígido, sosteniendo una linterna roja en alto. Detrás se apreciaba una gran cantidad de hombres. «Además de los centinelas y los guardias habituales, también había un gran número de soldados custodiando la puerta», comprobó Paddy. «El que agitaba la luz roja se negaba a apartarse; parecía que iban a detenernos fuera como fuese.» ¿Podrían cruzar si arremetían con todo? Era dudoso; habían estrechado el paso con bloques de hormigón y lo habían bloqueado con una gruesa barricada de madera.

Paddy se preparó a abrir su puerta de una patada y arrancar a correr para salvar su vida. Cierto era que los superaban en armamento y en número, pero también lo era que ellos habían sido entrenados en las montañas cretenses. «Había un laberinto de callejones, muros que uno podía saltar, tuberías por las que trepar, claraboyas, techos planos que permitían saltar del uno al otro, sótanos y desagües, y alcantarillas», pensaba para sí Paddy, «de los que los alemanes no tenían idea». Billy amartilló su automática y la dejó sobre sus rodillas. Paddy ya empuñaba su pistola. Tres subfusiles Marlin sonaron con un clic en el asiento trasero. Billy hizo que el coche avanzara lentamente, esperando la señal para detenerlo. Paddy bajó el cristal de su lado.

—*Generals Wagen!* —gritó. Ningún general hubiese gritado nunca así, pero en fin...—. *Generals Wagen!*

Billy aceleró. El centinela se hizo a un lado. Los soldados se dispersaron esquivando apenas el parachoques del Opel. Billy se preparó para el tiroteo, pero lo que oyó fue la voz de Paddy gritando:

—*Gute Nacht.*

Billy no pudo evitar echar una rápida mirada hacia atrás. Todos los centinelas y soldados se habían cuadrado.

Dejaron atrás Heraklion y condujeron hasta campo abierto, subiendo y bajando por las estribaciones costeras. Billy encendió un cigarrillo y dio una larga calada con satisfacción. Extendió el paquete a Paddy y los cretenses y...

—¡Esperad, alto! —exclamó Stratis.

Era el camino equivocado. Billy se había desviado de la carretera a Rethymno y estaba yendo de cabeza hacia Rogdia: un callejón sin salida, con una guarnición alemana en el centro. Billy dio la vuelta en U y condujo de regreso a la ciudad de la que acababan de escapar, rogando para que aún no se hubiese dado la voz de alarma ni los estuviese persiguiendo un escuadrón de alemanes. Tras unos minutos en que solo cabía morderse las uñas, Stratis avistó el desvío que se habían saltado y regresaron a la carretera correcta.

De ahí en adelante, avanzaron a toda velocidad y en solitario, con la cumbre del monte Ida reluciente a la luz de la luna. Billy y Paddy rompieron a cantar *The Party's Over* («La fiesta ha terminado»). Los tres cretenses cantaban con ellos, felices y chapurreando la letra. El general se levantó del suelo. Paddy le devolvió su gorra.

A unos treinta kilómetros de Heraklion, Billy se paró en el terraplén y bajó del coche. Manoli y Stratis empujaron al general Kreipe fuera del asiento trasero. Paddy y George siguieron dentro del vehículo, esta vez con Paddy al volante. Mientras pugnaba con el freno de mano, tocó accidentalmente la bocina en lugar de dar el contacto, pero al fin dedujo cómo meter primera. Enseguida, Paddy y George se alejaron de allí, cambiando de dirección por la carretera descendente, mientras Billy y los cretenses iniciaban la marcha con el general hacia las montañas.

Al llegar a la línea de playa, Paddy y George abandonaron el coche, no sin antes dejar en su interior una boina de las Fuerzas de Asalto británicas, varias colillas de tabaco Player's, una novela de Agatha Christie y, por último, el envoltorio de una chocolatina Cadbury, pasándose ligeramente de la raya en su intento por simular que todo había sido una operación solitaria del más desordenado de todos los comandos británicos existentes.

Paddy comprobó la hora. Eran ya las 11.00 p.m. Tiempo de moverse.

Nos vamos, dijo George. *Anthropoi tou Skotous!* ¡Hombres de la Oscuridad! La propaganda alemana había acuñado el término para ensuciar el nombre de los cretenses furtivos, sin darse cuenta de que a los cretenses furtivos les encantaba y comenzaron a cantarlo como grito de batalla antes de alguna misión nocturna. A Paddy solo le quedaba una cosa más por hacer. La noche anterior, él y Billy habían escrito una carta y la habían sellado con cera caliente y sus respectivos anillos. Paddy la sacó del sobre y la clavó en el asiento delantero:

A las autoridades alemanas en Creta, 23 de abril de 1944

Señores:

Vuestro comandante de división, general Kreipe, ha sido capturado hace poco rato por un comando de la Fuerza de Asalto BRITÁNICA bajo nuestro mando. Para cuando lean esto, él y nosotros estaremos camino de El Cairo. Quisiéramos señalar con el mayor énfasis que esta operación se ha realizado sin la ayuda de CRETENSES o de partisanos CRETENSES y que los únicos guías empleados fueron soldados al servicio de las FUERZAS DE SU HELÉNICA MAJESTAD destinadas a Oriente Medio, que vinieron con nosotros.

Vuestro general es un prisionero de guerra honorable y será tratado con toda la consideración que corresponde a su rango. Cualquier represalia contra la población local será, así, completamente injustificada e injusta.

Auf baldiges wiedersehen!

P. M. LEIGH FERMOR
Mayor, oficial al mando del comando

C. W. STANLEY MOSS
Capitán. 2/i.c.

P. D.: Sentimos de veras tener que dejar atrás este hermoso vehículo.

Paddy y George quitaron del capó las enseñas del general para llevárselas como recuerdo —«No pudimos resistirlo», diría Paddy tiempo después— e iniciaron juntos la escalada —temible para sus pulmones— con la que darían alcance al resto del equipo. Tal vez el Carnicero se lo tragara. Tal vez se creyera que un submarino ya había venido y los había rescatado y que se habían ido hacía mucho.

Tal vez. Porque si no, al amanecer se desencadenaría el infierno sobre la isla.

26

«Hemos perdido al general.»

Transmisión alemana por radio, mayo de 1944,
interceptada por la inteligencia británica

Chris White fue fiel a su palabra: a los pocos meses de haberse nega-
do a mostrarme la ruta de huida de Paddy, convino en mostrarme la
ruta de huida de Paddy.

—¿Crees que podré con ello? —le pregunté.

—Estoy seguro que Paddy se preguntó lo mismo —replicó Chris,
o algo parecido; no lo registré en mi mente porque ya estaba consul-
tando mi agenda para ver cuánto tiempo de preparación tenía.

Por un lado, me sentía aliviado; aquello significaba que había
pasado el proceso de selección de los hermanos White durante nuestra primera excursión a través de la isla, tres meses atrás. Por otro,
sabía que entraríamos en un territorio más duro y remoto que cualquier otro lugar al que me habían llevado hasta entonces. Ese era el
plan de Paddy desde un principio; su única esperanza de tener éxito
con el secuestro era correr y esconderse en una tierra de nadie, yendo a lugares donde las tropas alemanas no pensarían en ir, ni siquiera las fuerzas alpinas.

Chris estaba ansioso de volver sobre el rastro de Paddy, y empezaba a sentir que conocía mejor que el propio Paddy adónde se había
dirigido. Lo cual tenía, en rigor, bastante sentido. Paddy y Billy huían
en la oscuridad, guiados por forajidos a lugares que solo esos mismos
forajidos conocían. Habría sido en sí complicado si la fuga hubiera
salido bien, pero en el momento en que el general Kreipe bajó del

coche, las cosas comenzaron a ir mal. A partir de ese día, cada jornada fue un ejercicio de improvisación. Cada ruta que Paddy tenía en mente tuvo que descartarla y, al instante, pensar en otra sobre la marcha, para esquivar la persecución del Carnicero. En cierta ocasión, al despertarse en una cueva, Paddy llegó a estar tan confundido que, al asomarse para ver el sol iluminando una montaña, se equivocó al identificar esa montaña. No era algo para sorprenderse: cuando setenta mil hombres armados y un criminal de guerra apodado el Carnicero te vienen pisando los talones, seguro que estás más preocupado de lo que tienes detrás de ti que de lo que tienes delante.

Chris había hecho una labor extraordinaria al conectar los puntos extraviados, gracias en buena medida a Tim Todd, el detective retirado de Oxford que se convertiría en historiador de guerra, al más puro estilo Sherlock Holmes, y a dos aventureros con un único pasatiempo: Christopher Paul, un abogado londinense, y Alun Davies, un mayor retirado del Regimiento de Gales, especialistas ambos en volver sobre los pasos de las fugas en tiempos de guerra. Un invierno, se batieron a través del Mar del Norte para seguir la huella de Jan Baalsrud, el comando noruego de *We Die Alone* («Morimos solos»), que atravesó a nado las aguas del Ártico, se cortó él mismo nueve dedos gangrenados de los dos pies y sobrevivió a tormentas de nieve, heladas y el hambre, para finalmente escapar de los alemanes y alcanzar la libertad en Suecia. En 2003, Christopher y Alun estaban haciendo una recreación similar en Irán cuando una avalancha los arrastró centenares de metros montaña abajo. Magullados y al borde de la congelación, sobrevivieron esa noche entrando a la fuerza en una choza para refugiarse. Al año siguiente, fueron arrastrados por otra avalancha, esta vez en Turquía y el monte Ararat. Alun y su colega de escalada desaparecieron bajo toneladas de nieve. Sus compañeros de cordada comenzaron a tantear y a excavar frenéticamente en la nieve. Después de veinte minutos, consiguieron localizar a Alun y sacarlo aún con vida, pero su compañero de expedición escocés, Alasdair Ross, no tuvo tanta suerte.

«Decidimos que si íbamos a cualquier otra parte, tendría que ser a un lugar cálido», me dijo Alun cuando los conocí, a él y a Christopher, en Londres, un día al atardecer. Ese día me llevaron al viejo club de Paddy, el Travelers («Viajeros»), y me enseñaron el mapa sobre la chimenea con el viaje de Paddy por Europa cuando era un adolescente, firmado con el garabato que hacía las veces de marca registrada de Paddy, representando una bandada de pájaros en pleno vuelo. Rastrear a Paddy a través de Creta, me dijeron, resultó más difícil de lo que habían supuesto. «Miras los mapas disponibles, pero no son en absoluto fiables», advirtió Christopher. «Y aunque sí te muestren hacia dónde dirigirte, igualmente es muy difícil encontrar la ruta. Anduvimos, por ejemplo, buscando una cueva en particular y alguien nos dijo que estábamos justo delante de ella. Te juro por nuestra vida que no pudimos encontrarla.»

También tuvieron que aprender a hilar fino entre los cretenses: la *xenía* aún rige la vida por allí, salvo cuando lo que está en juego es la lealtad. «Cuando la policía fue a arrestar a alguien en Anogia mientras estábamos allí, fue recibida con fuego de ametralladoras a la entrada del pueblo y tuvo que retroceder», me contó Christopher. Y que la aldea entera estaba dispuesta a ir a la guerra, incluido el cura, si la policía intentaba siquiera arrestar a algún muchacho de la localidad. «Conocimos a un cura griego con una pistola Glock debajo de la sotana», añadió. «La sacó de su calcetín.»

Alun y Christopher se habían enfrentado antes a infinidad de experiencias muy duras, pero nunca a eso de que las rocas destrozaran las botas de un colega de equipo en las primeras seis horas de marcha. Llegaron delgados, en forma y bien aprovisionados (a diferencia de Paddy y Xan, que sobrevivían con las hierbas locales), pero aun así perdieron peso a razón de casi ocho kilos y medio en dos semanas. «Siempre que estés en una expedición como esta, algo inesperado te ocurrirá», me advirtió Alun. «Y es la pregunta que siempre ha conseguido intrigarme: ¿cuán fuerte ha de ser tu carácter para lidiar con el desastre?»

Por fortuna, gocé de dos ventajas previas antes de saber lo que Chris y yo nos encontraríamos —o nos encontraría a nosotros— en la ruta seguida por Paddy: un contacto, seis meses antes, con mi propia Escuela para Héroes, y el acceso a ella.

• • •

La escuela en cuestión nació, como Alun Davies habría esperado, de la reacción de un hombre a una pesadilla. Durante la primera semana de mayo de 1902, un oficial naval francés de veintisiete años, llamado Georges Hébert, estaba destinado en el buque de guerra *Suchet*, cerca de las costas de la Martinica, el conocido «París del Caribe». Durante varios días, el monte Pelée de la Martinica había estado arrojando fumarolas, pero a nadie le preocupó verdaderamente todo ello. El volcán había estado inactivo durante más de un siglo, y tanto el gobernador de la isla como el alcalde de la capital, Saint-Pierre, insistían en que no había nada de lo que preocuparse. Incluso se colgaron pósters por todo Saint-Pierre alentando a los habitantes a que descansaran y disfrutaran de unos fuegos artificiales gratuitos. Incluso cuando a las fumarolas se sumó un penacho de humo negro y el hedor del sulfuro, la Martinica siguió sin ser evacuada y, en buena medida, despreocupada.

El 7 de mayo todo seguía en calma. «El sol brillaba alto y claro», anotó en su cuaderno de bitácora el capitán Ellery Scott, a cargo de un vapor en la localidad, «y todo parecía agradable y propicio». Tan agradable, de hecho, que hubo infinidad de asientos disponibles en el último transbordador de la jornada, el cual abandonó la isla con solo un tercio de su capacidad ocupado. Las fumarolas habían cesado y el volcán había vuelto a dormirse...

Hasta que a la mañana siguiente, a primera hora, los gases comprimidos en su interior hicieron estallar la cima de la montaña. Hubo dos grandes explosiones: una alcanzó los once kilómetros de altura, la otra fue como un cañonazo de gases ardiendo y rocas al rojo vivo apuntando directamente a Saint-Pierre. La lava chisporroteante chorreó por la ladera del volcán, impulsando hacia abajo y con ella auténticos enjambres de víboras y animales enloquecidos en su huida. La gente salía despavorida de sus casas y en cuanto pisaban la calle, recibían una lluvia de rocas incandescentes, se asfixiaban por las cenizas y el humo, eran mordidas por serpientes venenosas y zarandeadas por vientos de 190 kilómetros por hora. La oscuridad descendió sobre todo el lugar; el gas volcánico recalentado al máximo cubrió la ciudad con una nube negra que solo se abría para dar paso a las llamas y los rayos. La lluvia caía hirviendo. Alaridos, explosiones, cosas que golpeaban contra el suelo sacudiéndolo, un caos de agonía y pánico...

Y fue en esa pesadilla que se sumergió Georges Hébert. El *Suchet* intentó acercarse al puerto en misión de rescate, pero el calor abrasador y los vientos furiosos agitaban el mar y amenazaban con arrojar el barco contra las rocas. Hébert ayudó a bajar una balsa y se aproximó con un puñado de marineros a la playa. Mientras todo el mundo en Saint-Pierre huía del horror, Hébert y su tripulación intentaban abrirse paso hacia él. Fueron de los pocos que vieron directamente la pesadilla y sobrevivieron para recordarla. Cuatro horas lucharon él y sus hombres para mantenerse a flote, mientras sacaban de las aguas a supervivientes quemados y los llevaban remando hasta la seguridad del *Suchet*. Había más de treinta mil personas en la ciudad. Más de veintinueve mil murieron.

«Una de las mayores calamidades de la historia acaba de caerle encima a nuestra isla vecina de la Martinica», se lamentaría el presidente Theodore Roosevelt. Más allá del recuento de los cuerpos, la tragedia suscitó una fascinación morbosa: parecía tan misteriosamente «evitable». ¿Cuántos avisos necesita una población para escapar de un volcán? ¿Tanto se han atrofiado nuestros instintos de supervivencia que, incluso cuando las llamas suben a los cielos, no prestamos atención? Pero un interrogante en particular aguijoneaba a Georges Hébert: ¿a cuánta gente le traicionó su propio cuerpo? Es decir, no murieron por la explosión, sino por la parálisis y la indecisión que los atenazó, cuando podían haber corrido, reptado, saltado y nadado para salvar sus vidas.

Años después, un joven escritor británico reflexionaría en el mismo sentido en torno a la Martinica. Paddy Leigh Fermor quedó tan fascinado por la erupción que la convirtió en tema de su primera y única novela, *Los violines de Saint-Jacques*. En el cuadro que Paddy ofrece en su novela, en la Martinica hubo dos tipos de supervivientes: unos pocos europeos tontorrones pero afortunados, y astutos nativos que se salvaron gracias a su propia fuerza y destreza. «Eran los descendientes de los caníbales salvajes que habitaban el archipiélago mucho antes de que los blancos o los negros hubiesen llegado al lugar», escribe Paddy. «Una sabiduría inconsciente y atávica los había impulsado a escapar, igual que había impulsado a las iguanas y a las serpientes y a los armadillos, mientras que los intrusos negros y los blancos no habían tenido, o al menos registrado, ningún indicio del desastre que se les venía encima. Esos individuos primitivos cuentan con una maña innata para la supervivencia al lidiar con sus problemas ancestrales, maña que faltaba en todos los demás.»

La «maña innata» de los indios caribeños no era, en realidad, nada especial; era tan solo esa familiaridad con su cuerpo y el mundo natural en que los seres humanos se han apoyado la mayor parte de su existencia. Los caribeños fueron suficientemente rápidos como para llegar al agua y suficientemente fuertes como para mantenerse a flote cuando el refugio de sus canoas zozobró bajo los trozos ardientes de rocas que volaban en todas direcciones. Los caribeños son lo que Homero tenía en mente cuando creó a Ulises, su último héroe incombustible: no superfuerte, sino lo bastante astuto y vigoroso como para adaptarse a cualquier obstáculo. «Una vez que el agitado mar haya reducido mi balsa a pedazos», proclama Ulises, «entonces nadaré».

¿Es posible recuperar esa maña innata? Georges Hébert rumió el problema durante todo su viaje de vuelta a Francia, donde fue recibido como un héroe, pero sintió que su verdadera misión de rescate acababa de comenzar. Hemos estado viviendo una fantasía letal, se dio cuenta Hébert. Hemos sido arrullados para creer que, en una emergencia cualquiera, alguien más vendrá a salvarnos siempre. Hemos dejado de confiar en nuestros cuerpos maravillosamente adaptables; hemos olvidado que podemos pensar, trepar, saltar, correr, arrojar, nadar y pelear con mayor versatilidad que cualquier otra criatura sobre el planeta. Pero ¿cuántos de sus conciudadanos de París, se preguntaba Hébert, eran capaces de alzarse hasta un alféizar, saltar por encima de un abismo de un metro de ancho, llevar a un niño a hombros para ponerlo a salvo? ¿Podía hacerlo él? No lograba recordar la última vez que había visto a un individuo adulto gatear, subir a un árbol, hacer una voltereta para amortiguar una caída o siquiera arrancar a correr.

Lo cual era muy extraño porque, hasta tiempos recientes, a uno no se le veía como un adulto hasta que demostraba que era capaz de rescatar a alguien. En la mayoría de las culturas conocidas, los ritos de iniciación se basaban en la pura funcionalidad física: uno contaba como persona solo cuando demostraba que se podía contar con él. Algunos lo probaban con sangre, como los espartanos y los *impi* zulúes; los *impi* tenían que pisar con los pies desnudos en arbustos de espinas para demostrar que estaban listos para afrontar cualquier situación sin inmutarse, mientras que a los adolescentes espartanos se les entregaba una daga y se los enviaba al campo para acechar en secreto y matar a los más audaces entre los campesinos locales «de manera tal», según Tucídides, «que ningún hombre pudiera decir, entonces o después, cómo había encontrado su muerte». En la lógica implacable de los espartanos, esta *krypteia* era la senda perfecta y multiusos hacia la plena ciudadanía: mantenía la insurrección bajo control y convertía a los jóvenes espartanos en maestros del sigilo y la supervivencia.

La velocidad y la fuerza no eran solo un asunto de hombres jóvenes. El *kinaaldá* navajo y el *na'ii'ees* apache eran ceremonias de acceso a la mayoría de edad para mujeres jóvenes, centradas en la velocidad, la resistencia y una vida entera de entrenamiento muscular. Las jóvenes empezaban el día con carreras matinales en pos del sol naciente y se les daban masajes en la espalda y los brazos con la esperanza de que fueran siempre fuertes y ágiles. Cuanto más fuertes fueran las mujeres, creían ambas tribus, más fuerte sería la comunidad. «Durante la mayor parte del *na'ii'ees*, el poderío de las chicas está a su servicio personal», apunta un antropólogo, «pero inmediatamente después de la ceremonia, este poderío se vuelve propiedad de todos y está disponible para cualquiera».

Así pues, Georges Hébert se preguntó: ¿qué fue mal?, ¿por qué le dimos la espalda a esta tradición de fuerza y permitimos que nos convirtiésemos en unos seres tan indefensos? Pero al tiempo que Hébert se hacía la pregunta, un trabajador de un taller mecánico de Filadelfia ya tenía la respuesta.

Edwin Checkley nació en Inglaterra en 1855, justo en el punto de inflexión en que la revolución industrial estaba dejando de ser una etapa de innovación radical a pasar a convertirse en un gigante destructor imparable. Era el fin de la era del aficionado, una época en que todo el mundo tenía que ser un poquito de todo. Uno ayudaba a sus vecinos a construir su casa, combatía los incendios, cultivaba y mataba y preservaba su propia comida. Sabía cómo reparar un arma, sacar una muela, herrar un caballo y ayudar a nacer un niño. Pero la industrialización promovió la especialización... y fue algo fantástico, qué duda cabe: los profesionales entrenados eran mejores que los aficionados autodidactas, y su sabiduría les permitió exigir y desarrollar mejores herramientas para su disciplina, herramientas que solo ellos sabían cómo hacer funcionar. Con el tiempo, un cáncer sutil comenzó a diseminarse: donde había más expertos se creaban, a la vez, espectadores más simples. Los profesionales libraban ahora todo el combate y arreglaban todo lo que requeríamos para apañárnoslas; hasta nos quitaron la diversión, pues ellos jugaban por nosotros nuestros juegos mientras nosotros nos tumbábamos en el sillón y mirábamos.

Checkley vivió a caballo entre ambos mundos: consiguió trabajo en una fábrica como operario, pero pronto lo dejó para viajar con su propio salto acrobático. Tenía diecinueve años cuando emigró a Estados Unidos en 1874, y pasó los siguientes años convertido en una suerte de tornado humano: estudió medicina en el Long Island College Hospital, entrenó y enseñó en un gimnasio de Brooklyn y tuvo un empleo secundario los fines de semana como mecánico en un taller de Filadelfia. Todo ello lo estaba conduciendo a una obra maestra: en 1890 lanzó un librito explosivo con el título de *A Natural Method of Phyisical Training: Making Muscle and Reducing Flesh Without Dieting or Apparatus* («Un método natural de entrenamiento físico: desarrollo de la musculatura y reducción de grasas sin necesidad de dietas o aparatos»).

Las reacciones de la crítica fueron extrañas y más bien desquiciadas: a todo el mundo le gustó, sin saber exactamente de qué se trataba. Las revistas científicas incluyeron fragmentos del libro y también los suplementos literarios, las revistas femeninas, las publicaciones para mantenerse en forma y hasta esas que había solo en las mesas de centro como *Ladie's Home Journal* («La revista hogareña para las damas»). Los únicos que detestaron el libro de Checkley fueron, al parecer, aquellos de quienes escribía: los dueños de los gimnasios y los científicos del ejercicio. Porque la única cosa equivocada con la industria del ejercicio físico, proclamaba Checkley, era toda ella.

¿Pesas? Olvídalo.

¿Máquinas de fuerza? Una pérdida de tiempo.

¿Las mujeres son dulces, los hombres sudan? Ridículo.

¿Dietas, circuitos de ejercicio, entrenamiento de resistencia? Todo descorazonador, inútil y antinatural.

Pensad en cualquier otra criatura sobre el planeta, nos urgía Checkley. Ninguna de ellas suele darse atracones y luego matarse de hambre, o levantar cosas con esfuerzo y tensionar partes de su cuerpo para abultarlas. No se sientan en una banqueta y levantan un peso a la altura de su nariz una y otra vez. ¿Por qué habrían de hacerlo? Uno nunca hace eso en la vida real, ¿cuál es la razón de hacerlo en el entrenamiento? Todo lo que estamos creando es «músculo duro» y «fuerza rígida», como él lo decía; justo lo contrario de lo que verdaderamente es estar en forma.

«Se pasa usted tirando de esto y presionando aquello tantas veces al día y todo lo que logra es convertirse en un pequeño Sansón aficionado», escribía Checkley. «Puede usted sentir cómo los músculos se expanden, en especial los bíceps, como si fueran sinónimo de salud y fuerza. La fuerza del hombre entrenado de este modo no confía en sí misma. Es superficial —solo al nivel de la piel, cuando la hay— y no "permanece". La verdad es que no puede haber un entrenamiento apropiado si este no educa el sistema completo de un hombre.»

Un momento: mejor decir el sistema completo de «un ser humano», ¿o no? Esta idea de que las mujeres eran frágiles florecillas es una farsa con la que Checkley quería terminar de una vez. «El sexo "débil" no ocuparía dicha posición de relativa debilidad si se siguieran las leyes naturales», razonaba Checkley. «Si en efecto las mujeres fueran físicamente inferiores ante la fuerza del hombre —tal suele ser la queja gratuita—, no habría razón para que esa disparidad fuese tan grande como a menudo lo es. Allí donde las mujeres llevan una vida activa, su fuerza y su resistencia se acercan notoriamente a la fuerza y la resistencia del sexo masculino, y en el control de sus propios sistemas pueden superar fácilmente al otro sexo, si se desarrolla.

En otras palabras, la tradición tiene que ver más con la "debilidad" de las mujeres que con su naturaleza.»

El ejercicio convencional era tan malo, creía Checkley, que uno estaba mejor si no hacía nada en absoluto. Al menos sabría que no estaba haciendo nada —en lugar de dejarse engañar para creer que sentirse agotado, lesionado o inflamado es lo mismo que estar en forma— y, con suerte, al final se sentiría a disgusto y haría lo correcto.

¿Y qué era lo correcto?

El entrenamiento natural.

El entrenamiento natural, como lo testimoniaba uno de los discípulos de Checkley, se lo daba todo: «forma, velocidad, fuerza, flexibilidad, resistencia, salud en abundancia y cualquier bendita ventaja física de la que un individuo puede disfrutar». El método de Checkley no implicaba repeticiones, ni pesos, ni quisquillosas restricciones en la dieta. Se basaba en la diversión y el juego, y parecía ser efectivo en lo sustancial: el negocio era floreciente en el Gimnasio Edwin Checkley de Filadelfia, y aunque hacía años que había superado los cincuenta, parecía esculpido en mármol. Después de estudiar al amparo de Checkley, el fundador de una empresa fabricante de barras y pesas declaró públicamente que hasta entonces había estado equivocado en lo referente a las pesas.

Entonces, ¿qué era exactamente el «entrenamiento natural»? Bueno, siendo estrictos, los detalles no aparecían en el libro de Checkley, que era más un manifiesto que un manual y solo ofrecía los rudimentos del asunto. Checkley era a la vez un actor y un hombre de negocios, de modo que sabía cómo ganarse al público y mantener para él los secretos de su negocio. Primero despertaría los apetitos y ganaría adeptos; luego, con el tiempo, alimentaría a los fieles con futuros libros. Era un excelente plan de marketing salvo en una cosa: la fuga de gas que hubo en su casa. Antes de que llegara a escribir un segundo libro, murió envenenado por el gas en 1921.

Cuando Georges Hébert se dispuso a crear su propia versión francesa del entrenamiento natural, retomó el asunto allí donde Edwin

Checkley se había quedado corto. Hébert no solo haría que la gente estuviera más sana. Los convertiría en héroes. Porque si uno hace lo correcto, sospechaba Hébert, eran una y la misma cosa. Era la fórmula matemática en que se fundamentaba todo relato heroico, desde la *Odisea*, pasando por el Antiguo Testamento, hasta *Xena: la princesa guerrera*:

$$\text{Salud} = \text{heroísmo.}$$
$$\text{Heroísmo} = \text{salud.}$$

Los héroes protegen a los demás, y proteger a los demás implica contar con fuerza suficiente para dos. Ser lo bastante fuerte como para salvarse uno mismo no es suficiente; tienes que ser mejor, siempre, de lo que lo serías solo por ti mismo. A los antiguos griegos les encantaba esa contradicción que ligaba las dos cosas, la idea de que solo eres más fuerte cuando tienes una debilidad por los demás. Veían la salud y la compasión como los dos componentes químicos del poderío de un héroe: irrelevante cada uno por sí mismo, pero inspirador de un temor reverencial cuando se combinaban.

Lo que aquí buscamos es la santísima trinidad del héroe: *paideia*, *arete* y *xenía*: habilidad, fuerza y deseo. Mente, cuerpo y alma. Sobrecarga uno de los tres y lograrás desequilibrar a los otros dos. Uno puede arremeter con las más nobles intenciones de la *xenía*, pero no llegará a ningún lado sin el saber de la *paideia* y el arsenal bruto de puños, agilidad y resistencia que supone el *arete*. Esto es lo que hacía de Ulises —embaucador y medio canalla como era— el mayor héroe griego. No era el mejor luchador; de hecho, era algo así como un desertor del servicio militar que intentó eludir la invasión de Troya simulando que andaba majara y que estaba demasiado confuso para dejar su hogar. Uno de sus colegas guerreros adivinó lo que había detrás de esa excusa, porque Ulises era bien conocido por rehuir cualquier pelea si no veía una gran probabilidad de triunfo, y por usar la lanza solo cuando no conseguía desplegar sus mañas.

Pero como héroe, era único en su categoría, algo que incluso un guerrero superestrella como Aquiles admitía. Cuando Ulises visita el inframundo durante su viaje de regreso desde Troya, el fantasma de

Aquiles le dice, envidioso: «Preferiría ser un criado en casa de un hombre pobre, pero sobre la Tierra, que ser el rey de reyes entre los muertos». Aquiles cayó en el campo de batalla, pero Ulises salió vivito y coleando. ¿Y por qué? Porque su *paideia* y su *arete* estaban en equilibrio con su *xenía*: su leal corazón. Nada le impediría volver a casa para proteger a su esposa y su hijo: ni las tormentas, ni la vanidad, ni un cíclope, ni tan siquiera una diosa del sexo con sus trucos. Mente, cuerpo y alma: era lo que hacía a Ulises «el mejor de los aqueos».

Georges Hébert captó todo esto, y fue el motivo por el que pudo apreciar lo que estaba faltando en esa noción de Edwin Checkley del «sistema completo del hombre». El entrenamiento natural de Checkley era la bomba en cuanto a la fuerza y las habilidades, pero ¿dónde estaba el propósito elevado?

«El ejercicio con la mera intención de obtener un beneficio físico o triunfar sobre los competidores es brutalmente egoísta», creía Hébert. Y el egoísmo brutal, concluía, simplemente no es humano. Nos gusta pensar en nosotros mismos como dueños de nuestro destino, como lobos solitarios en un mundo donde un perro se come al otro, pero a que no adivináis algo: los perros no se comen entre sí. Trabajan juntos. Como hacen la mayoría de las especies. Como hacemos nosotros. De hecho, cuando se trata de tácticas propias de una manada de lobos, los humanos son incluso mejores que los lobos. Somos la especie más comunicativa y solícita que ha existido nunca. En todo caso, compartimos en exceso. Compartimos cada idea, cada herramienta, cada creencia. Incluso cuando peleamos, lo hacemos como equipo; en la guerra, nos unimos en cantidades extraordinarias de sujetos.

Así que olvidémonos del egoísmo brutal, razonaba Hébert. Esa no es nuestra verdadera fuerza. El gran momento de su propia vida llegó cuando bajó la balsa de su barco al caldero hirviendo de la Martinica y comenzó a subir a bordo a los supervivientes quemados y asustados. El joven Georges Hébert no estuvo allí por su ego. Estuvo allí porque era algo natural; porque ser un pequeño dios en la Tierra es un deseo humano natural, y salvar a alguien más es lo más cerca que nunca estaremos de lograrlo. Toda la mitología griega y cada credo fundamental de la humanidad se ha ceñido en rigor a esa única premisa: el héroe que lidera la marcha es mitad dios y mitad hombre, impulsado tanto por la piedad como por su poderío.

A raíz de ello, Hébert postuló enseguida la propuesta más extraña jamás formulada sobre la misión de ponerse en forma. Lo llamó *Méthode Naturelle* («Método Natural») y estaría regido por un credo de cinco palabras que no tenían nada que ver con lograr ponerse en forma, adelgazar o ir en pos del oro. De hecho, no tenían nada que ver con «lograr» nada. Hébert iba en la dirección contraria.

«Être fort pour être utile», decía Hébert: «Ser fuerte para ser útil». Era verdaderamente brillante. En esas dos palabras finales, Hébert postuló una filosofía de vida completa. Con independencia de quién seas, de lo que estés buscando o esperes dejar sobre la tierra en el tiempo que te toque vivir en este planeta..., ¿acaso hay un mejor enfoque que simplemente aspirar a ser útil? «He aquí el gran deber del hombre para consigo mismo, su familia, su tierra natal y la humanidad», escribió Hébert. «Solo el fuerte demostrará que es útil en las circunstancias difíciles de la vida.»

Ahora que tenía el propósito, necesitaba el método. Por fortuna para él, tenía el caso práctico ideal justamente delante de sus narices: sus hijos. Se dio cuenta de que, cuando los niños juegan, en realidad suelen representar roles en un escenario de desastres. Dejadlos libres y se dedicarán a correr, luchar, esconderse, rodar, pelear a patadas y encaramarse a cualquier cosa que puedan trepar: exactamente las destrezas que podrían mantenerlos con vida en una emergencia real. Hébert resolvió que el entrenamiento natural debía emanar de la naturaleza, de modo que el juego de los niños sería su punto de partida. No le llevó mucho tiempo darse cuenta de que la mayoría de las peleas son una selección de tres menús básicos:

Persecución: caminar, correr, reptar.
Escapar: trepar, equilibrarse, saltar, nadar.
Atacar: arrojar, levantar, pelear.

Con su lista de «10 habilidades naturales» en mente, comenzó a buscar sus conejillos de Indias. La armada francesa dio un paso al frente y convino en dejarle experimentar con una clase entera de nuevos reclutas. Hébert empezó evaluando a los jóvenes marineros en maniobras básicas de rescate y evasión. ¿Podían subir a un árbol, una cuerda, una vara apoyada en la pared? ¿Levantar un tronco resbaladizo, un cuerpo humano desmadejado, una roca pesada? ¿Arrojar algo a distancia, y con precisión, con ambas manos? ¿Contener la respiración, caminar de puntillas sobre una barra estrecha, defenderse de dos atacantes que arremeten dando puñetazos?

Enseguida se puso a organizar unas instalaciones de entrenamiento al aire libre, pues pensaba que los gimnasios son una broma. ¿Qué puede haber de vigorizante en el hecho de estar encerrado en un espacio de aire viciado y ruidos metálicos? ¿Cuál es la idea de practicar destrezas útiles para la vida real con equipos artificiales? Los gimnasios favorecían solo a una persona, creía Hébert: al dueño del gimnasio. No, el Método Natural debía darse todo el tiempo al aire libre, «bajo la lluvia, en la oscuridad y con nevadas».

Para ello creó un gigantesco parque de juegos, dotándolo de torres para escalar, potros de madera, fosos de arena y piletas. Esparcidos alrededor había rocas y troncos y largas pértigas que servían para arrojarlas, impulsarse y saltar con ellas, equilibrarse, subir por ellas, pasarlas de una mano a otra en carrera o cualquier otro ejercicio que se le ocurriera a un atleta en el momento. Todo lo que había que hacer era escoger una serie de desafíos, combinarlos en una secuencia parecida a un recorrido de obstáculos y entregarse a ello. «Uno puede seleccionar unos pocos ejercicios de cada grupo, aunque lo ideal es hacerlos todos si el tiempo lo permite», decía Hébert. «Y entre los ejercicios debería haber poco descanso, o ninguno.»

Hébert tenía una sola regla inflexible: nada de competir. Nunca. Eso descartaba los campeonatos, las marcas mundiales, las carreras. Uno no obtenía cinturones de colores, medallas o clasificaciones por puestos. Para ser honestos, Hébert tenía poca estima por los deportes competitivos, que descartaba como «entretenimientos» artificiales.

«Un individuo que se satisface participando en ejercicios o deportes de entretenimiento como, por ejemplo, esa clase de partidos —de fútbol, de tenis— pero ignora el arte de nadar o la autodefensa, o siente vértigo en las alturas, no posee una fortaleza útil», argüía.

«Un levantador de pesas o un luchador incapaz de correr o trepar, o un corredor o un boxeador que no sabe nadar, o no puede trepar, no cuenta con una fortaleza integral.»

Creía que la competición pervierte la verdadera puesta a punto física. Te tienta a hacer trampas; a desarrollar en exceso algunas destrezas ignorando otras; a guardarte para ti indicaciones que podrían serle útiles a cualquiera. Es un atajo: todo cuanto debes hacer es vencer al otro y ya está, pero el Método Natural es un desafío de autoperfeccionamiento que nunca termina. Además, los deportes de competición se centran en las rivalidades y las divisiones de clase. El Método Natural era esencialmente una cuestión de cooperación; cada maestro era un alumno, cada alumno un maestro, aportando ideas frescas y nuevos desafíos. Levanta la barra tú, pero ayuda al que viene a continuación de ti a hacerlo: *paideia* y *arete*.

Lo que resultaba más fascinante de la teoría de Hébert es que abarcaba bastante más que la mera preparación física y entraba en cada parcela de la vida. Hébert creía que el entrenamiento natural haría que la gente fuese más noble, más inteligente, más ocurrente, generosa, exitosa y feliz. ¿Por qué? Porque cada día de nuestras vidas practicamos la solución de problemas en condiciones extremas y, una vez que uno ha deducido cómo llevar un trozo grande de madera a través de un pantano y descalzo, nada de lo que suceda luego en nuestro trabajo logrará ponernos tensos. El entrenamiento natural lo hace a uno introspectivo, no combativo; le hace ver el conflicto como algo que hay que resolver con fuerza y destreza, no con violencia ni con su par: el miedo.

En 1913, Hébert asombró al Congreso Internacional de Educación Física con los resultados de pruebas efectuadas a trescientos cincuenta reclutas navales que habían sido entrenados con el *Méthode Naturelle*. En un sistema de clasificación que puntuaba la fuerza, la velocidad, la agilidad y la resistencia, los marineros franceses estaban teniendo unos resultados al nivel de los decatletas de nivel mundial. El ministro de Defensa galo asignó a un grupo de coroneles para que estudiaran el caso bajo la supervisión de Hébert, y los «parques de juegos» del Método Natural pronto comenzaron a instalarse en ocho bases militares de todo el país.

A diferencia de Edwin Checkley, Georges Hébert estaba ansioso por dar a conocer todo lo que había descubierto. Y publicó una obra monumental —*L'Éducation Physique, ou, L'Entraînement Complet Par la Méthode Naturelle*— que reunió más de quinientas páginas de teoría, práctica, fotografías, secuencias de entrenamiento y nociones de anatomía muscular. Pero todo el mamotreto, admitía Hébert, podía resumirse en una única frase: «Enseñad a vuestros hijos a caminar, correr, saltar, boxear y nadar, y dejad de lado esos movimientos artificiales de estiramiento, pues solos ¡no significan nada!».

Había llegado la hora de entregar el *Méthode Naturelle* al mundo. Hébert escogió al detalle un equipo de entrenadores de élite y los preparó para desplegarse por toda Europa, Asia y América. Justo antes de que se diseminaran, Hébert capturó el instante en una foto en que él y su equipo aparecen casi desnudos, con un pantaloncito que se parece alarmantemente a un taparrabos, y todos lucen fantásticos. Son de todas las edades y tamaños, pero comparten un mismo cuerpo; ante cualquier hombre, se los ve fibrosos y bien esculpidos, con la agilidad y la fuerza de una manada de leones. Ninguno de ellos aparece con la musculatura tensa, porque ninguno de ellos siente la necesidad de hacerlo; saben que su verdadera fuerza reside debajo de los músculos, y también saben que, cualquiera que sea el desafío que se presente, estarán listos para afrontarlo.

Esa fotografía fue hecha a finales de 1913. Meses después, las tropas alemanas entraron en tromba a través de Bélgica y Luxemburgo, rumbo a Francia. Los hombres del *Méthode Naturelle* se unieron a la lucha y, dadas su soberbia condición física y su vocación de servicio, muchos de ellos lideraron las cargas de la primera línea de fuego en la Gran Guerra. Cuatro años después, todos ellos —junto a otros nueve millones de combatientes— habían muerto.

Georges Hébert quedó desolado, pero no sorprendido. Era realista y entendía que, sin importar cuán habilidoso fueras, ser útil puede resultar en ocasiones letal. El Método Natural nunca implicó un empeño por vivir eternamente; la meta era hacer alguna diferencia antes de morir. Hébert apenas sobrevivió a sus propias heridas y pasaría el resto de su vida luchando por recobrar la facultad de caminar y hablar. Fue distinguido como Comandante de la Legión de

Honor, pero eso fue como colocar una ofrenda floral en un barco que se iba a pique; su noble sueño de promover una salud heroica fue barrido por un mundo obsesionado con el peligro y que gustaba de simular que este había desaparecido para siempre.

El Método Natural cayó en el olvido. Hasta muchos años después, cuando un muchacho que vendía pulseras fosforescentes en una playa de Córcega se topó con una vieja edición de bolsillo y comenzó a leerla...

27

Cuando llegué a gobernador, el campeón de los pesos medios de Norteamérica estaba por casualidad en Albany y logré que viniera de visita tres o cuatro veces por semana... Cuando fui presidente, solía boxear con algunos de mis asesores.

THEODORE ROOSEVELT,
único presidente de Estados Unidos que nadaba desnudo
en el Potomac en invierno, quedó ciego de un ojo
por boxear en la Casa Blanca, dio un discurso
inmediatamente después de haber recibido una bala
en el pecho, y casi perece explorando un río
que no figuraba en los mapas de la Amazonia.

Casi cien años después de que el Método Natural desapareciera de escena, soy testigo de su renacimiento reencarnado en un hombre semidesnudo que entra por la ventana del segundo piso en el que me encuentro... dando una voltereta.

—¿Listo para jugar en la selva? —me dice—. No le tienes miedo a la altura, ¿supongo?

—No soy un fanático de ella.

—Eso es porque nunca aprendiste a escalar. Comencemos.

Entonces desaparece por la misma ventana por la que había aparecido, que está a un metro escaso de una puerta que no tiene echada la llave y que funciona perfectamente. Para un hombre cercano a los cuarenta, su energía y su flexibilidad son fuera de serie; no son ni las seis de la mañana y Erwan Le Corre ya está ansioso de salir. Su apellido suena parecido a las palabras francesas para «el cuerpo» (*le corps*) y ciertamente su físico está a la altura de su nombre: es un individuo alto y bronceado, musculoso como un puma, que anda habitualmente descalzo y rara vez viste algo más que unos pantaloncitos de hacer surf.

El día antes llegué a la que es su base de operaciones en Itacaré, un pueblecito comprimido entre el bosque lluvioso brasileño y el Atlántico. Itacaré es, habitualmente, un puesto avanzado adormilado de pescadores y surfistas errantes, pero se ha convertido hace poco en un laberíntico campo de entrenamiento al aire libre para una bizarra selección de aventureros que intentan rescatar el Método Natural del olvido, el método que la Gran Guerra cercenó.

A pesar de su aspecto un poco salvaje, Erwan se muestra muy serio respecto a una cosa: está convencido de que la industria que invierte miles de millones de dólares en centros de preparación física está basada, en su totalidad, en una mentira. Y a juzgar por las cifras crudas y los resultados, probablemente tenga razón: estos centros son el único negocio que depende de clientes que no acuden a ellos. Es una historia asombrosa de un éxito financiero rotundo, en particular si se piensa que está basada en un producto tan deficitario. Ocurre que los centros de entrenamiento, evaluados con su propia vara de medir, no funcionan: mientras a más gimnasios vamos, más engordamos. En realidad, la subida en la curva de obesidad discurre de forma paralela a la subida en la curva de los ingresos de estos centros de salud física, y ambas variables están aumentando en forma constante, a razón de un dos por ciento anual.

«Para la mayoría de la gente, el gimnasio es una opción fracasada», coincide Raj Kapoor, el famoso empresario tecnológico y cofundador de Snapfish, citado en una entrevista acerca de su novedoso interés en la salud de Norteamérica. «Globalmente, es un negocio de 75.000 millones de dólares, pero más del sesenta por ciento de la gente no asiste a él aunque lo esté pagando.» Veamos cómo funciona: cada enero, las inscripciones en el gimnasio llegan a la estratosfera. La cadena Gold's duplica habitualmente sus miembros, mientras que otros centros informan de aumentos de hasta un trescientos por ciento. Al máximo nivel, esto significa cuatro veces la cantidad de cuerpos que suelen hacinarse en el mismo espacio. Ninguna instalación puede manejar una marabunta como esta sin que las paredes colapsen.

«Es como un maldito rebaño en masa» cuando se abren las puertas para dar inicio a la clase de ejercicios, se quejaba un cliente habitual de estos centros en el *Wall Street Journal*. Pero no hay que preocuparse. Los dueños de los gimnasios saben que pueden asumir todo ese efectivo sin molestarse en ampliar sus instalaciones, porque al cabo de pocas semanas comienza un nuevo ciclo: en la primavera, poco menos de la mitad de los asistentes a cualquier gimnasio no vuelven a aparecer. Con frecuencia, esto significaría la muerte de una operación basada en que el negocio dure, pero la propia vergüenza y el pensamiento mágico son poderosas herramientas de marketing: al enero siguiente, la mayoría de esos desertores —poco más o menos un sesenta por ciento— volverán a sentirse culpables y decidirán, una vez más, abrir la billetera y ponerse en forma. No es sorprendente, por tanto, que las aspas de la preparación física sigan bombeando mientras otros negocios se tambalean: en los días más negros de la recesión, los asistentes a los centros de salud física aumentaron un diez por ciento.

Entonces, ¿dónde estuvo el error? ¿Cómo es que los modernos gimnasios, con toda su parafernalia sonora y su tecnología digital para eliminar calorías, ha resultado tan defectuosa a la hora de mejorar de verdad la salud? Con un total de ingresos que sobrepasa los 50.000 millones de dólares al año, cabría esperar cuando menos algunos efectos visibles en la salud general. Es una inversión asombrosa con un enfoque probadamente fallido, y no es que la gente no lo esté intentando con todas sus ganas: vamos al gimnasio; es solo que no perseveramos. Uno puede culpar al público por no obligarse a ello, pero eso es como si un restaurante culpara a los clientes porque no les gusta la comida; en última instancia, uno es responsable de lo que hay en el menú.

Y en torno a 1980, el menú de los centros de salud física había sufrido una revisión radical. Hasta entonces, los estándares para los gimnasios estadounidenses los fijaban los atletas más en forma del país: los boxeadores. Una pelea es el arte del movimiento perpetuo —«muévete o muere», como les gusta decir a los practicantes de las artes marciales mixtas—, así que los viejos preparadores te mantenían dando saltitos con movimientos verdaderamente funcionales.

Si uno iba, digamos, al Gimnasio Wood's, en la calle Veintiocho Este de Manhattan, como hacía el joven Teddy Roosevelt, allí era entrenado por boxeadores profesionales. Cuando Teddy cruzó por primera vez las puertas del Wood's, era un adolescente miope, con problemas respiratorios, y sufría constantes abusos por parte de otros chicos. Entonces su padre lo sentó frente a él y le explicó que sin *arete* no hay *paideia*. «Theodore, tienes la mente pero no el cuerpo», le dijo, «y sin la ayuda del cuerpo, la mente no llega todo lo lejos que debiera. Tienes que "forjarte" el cuerpo».

Y Teddy se puso a ello. El «profesor» John Wood no lo adosó a una banqueta acolchada y le indicó que levantara una barra quince veces, o lo confinó a una bicicleta estática para que le diera a los pedales. Wood juntó a Teddy con el boxeador profesional John Long y, juntos, practicaron los «bellos y efectivos ejercicios» de Wood: saltar con la cuerda, ejercicios en las barras paralelas, volteretas sobre el potro, lanzamiento en carrera de una pelota medicinal, boxeo con el saco, boxeo con la propia sombra y uso de las mazas del gimnasio. Una de las especialidades de Woods era el arte olvidado de las anillas de fuerza: dos círculos de acero que sujetaban un par de discípulos, cada uno aferrando un extremo con las manos. Entonces comenzaban a moverse, estirando y resistiendo, cada uno tratando de que el otro soltara la anilla o perdiera pie. Las anillas eran un arte de combate tan complejo como la esgrima; John Wood podía hacer un croquis con al menos treinta y ocho combinaciones de estocadas, embestidas y giros corporales distintos.

«Estos podían clasificarse, ciertamente, dentro de los movimientos que se utilizaban más a menudo», puntualizaba uno de los discípulos de Wood, «porque ponían en juego cada articulación y músculo del cuerpo, garantizaban el ingenio y la emulación provechosa, y aportaban una buena dosis de ejercicio en un intervalo muy breve». Dominio y fuerza: *paideia* y *arete*.

Pero a finales de los años setenta, el telón cayó de pronto sobre el entrenamiento pugilístico. Por lo general, es raro que se llegue a identificar el «paciente cero» que inicia una epidemia, pero en este caso ocurrió delante de las cámaras. En 1977, un mujeriego, fumador de hierba y habanos, asiduo a los esteroides y figura de portada en revistas gais, se convirtió en el emblema que retrataba al chico americano en forma. Se estrenó *Pumping Iron* («Bombeando hierro»)* y, gracias al carisma fanfarrón de Arnold Schwarzenegger y su físico químicamente realzado, el culturismo pasó de ser un entretenimiento clandestino a ser un fenómeno mundial. Arnold habría de convertirse en la estrella más cara de Hollywood y el culturismo —una forma de modelaje masculino que no guarda relación con la agilidad, la resistencia, el espectro de movimientos posible o la destreza funcional— pasó a ser el nuevo estándar dorado del entrenamiento en los gimnasios. De un día para otro, los atletas más en forma del mundo eran sustituidos por algunos de los peores.

Desde el punto de vista del entrenamiento físico, supuso un paso atrás, pero en términos económicos, fue genial. El entrenamiento pugilístico requiere de mucho espacio, pero el culturismo consiste siempre en estarse quieto en un punto. Requiere significativamente menos espacio y menos suelo; cuando no estás sentado o acostado, estás de pie o en cuclillas. La idea es aislar un grupo de músculos al mismo tiempo y explotarlo hasta el desgarro, repitiendo el mismo movimiento una y otra vez hasta acercarse al límite en que el músculo se vence. Como ocurre con cualquier tejido dañado, el punto tensionado se inflama. Es una reacción de emergencia, la sangre acude a toda prisa a ese punto para inmovilizar el área e iniciar el proceso de curación. Extrañamente, esa incomodidad se convirtió en un gancho comercial: dado que el culturismo es en esencia una cuestión de apariencia, no de destreza, los músculos doloridos e inflamados comenzaron a convertirse en un signo de fortaleza.

Y justo cuando el culturismo se estaba transformando en la nueva modalidad de preparación física, apareció un nuevo invento que hizo de él una opción tan ordenada y eficiente como es la línea de montaje en una fábrica de producción en serie. En 1970, en el torneo para elegir a «Mr. América», un bizarro individuo de Florida se presentó con un nuevo producto a la venta. Arthur Jones era un fumador empedernido que había abandonado la escuela secundaria para convertirse en un aficionado a la caza mayor y cuyo pasatiempo

* Docudrama de 1975 sobre las competiciones de culturismo. *(N. del t.)*

era intentar alimentar a su caimán de 4,20 metros de largo para batir con su tamaño el récord Guiness. Era también un mecánico autodidacta que había construido una máquina de ejercicios a la que él mismo denominó el «Monstruo Azul». La genial idea de Jones era una leva o palanca en forma de riñón que distribuía uniformemente la resistencia cuando el peso era levantado. Visto que el engranaje se parecía a una concha marina, Jones rebautizó su creación como «Nautilus».

Finalmente, los gimnasios podían ofrecer algo que la banqueta que cada uno tenía en el sótano de su casa no podía: una máquina especializada capaz de hacer que uno se sintiera como un profesional. El Nautilus era compacto, silencioso·y seguro, y permitió a los gimnasios asumir una clientela mucho mayor en un espacio mucho más reducido. Ni siquiera en el torbellino de Año Nuevo tenía uno que preocuparse de que los socios fueran chocándose con sus balones medicinales o el antro se convirtiera en un combate de *full contact* improvisado cuando chocaban al dar vueltas por ahí trabajando su cuerpo con anillas y mazas de ejercicios. No había que mantener anaqueles con distintas pesas o enseñar ninguna técnica; ni siquiera era preciso que hubiese alguien supervisándote cuando estabas en la banqueta. La experiencia no era necesaria, así que tampoco hacía falta un personal experto: todo cuanto hacía falta era que el espacio se viera bonito, cobrar la cuota y limpiar el equipo.

«La idea de un centro de salud realmente cambió y se convirtió en un gran negocio. Fue Arthur Jones quien inició todo eso», declararía tiempo después uno de los diseñadores de Jones al *New York Times*. «La invención del señor Jones condujo al ambiente plagado de máquinas que predomina hoy en los centros de ejercicio», proseguía el artículo del *Times*. «Las máquinas ayudaron a convertir los gimnasios húmedos de antes, con pesas libres y grandes mastodontes masculinos, en elegantes y populares centros de entrenamiento para atletas que buscan divertirse.»

Pero la·«rebelión de las máquinas» tuvo un coste. La meta se convirtió ahora en afanarse por crear cuerpos cuanto más parecidos, mejor. Y eso se lograba insistiendo en repeticiones exactas de los mismos movimientos una y otra vez. Hasta el léxico cambió para adecuarse a una mentalidad parecida a la que impera en la industria: nuestros padres se ejercitaban, nosotros «trabajamos». Y, como en cualquier industria, el progreso no se mide viendo si uno domina una nueva destreza; se mide viendo si uno modifica sus propias cifras: en este caso, los kilos y los centímetros. El ideal griego de un físico flexible, equilibrado... y útil quedó al margen. Era el auge de los McCuerpos.

¿Y por qué? Porque, junto con la «rebelión de las máquinas», llegó el «amanecer del supermacho».

«Con el advenimiento de los esteroides anabólicos, en los últimos treinta a cuarenta años a los hombres les ha sido posible volverse mucho más musculosos de lo que se conseguía solo con medios naturales», advierte el doctor Harrison Pope, médico y profesor de Psiquiatría en Harvard, quien acuñó el término «vigorexia nerviosa» para describir nuestra idea peligrosamente equivocada de que cuanto más grande, más sexy. Pope sabe muchísimo de entrenamiento físico; a los sesenta y seis años, aún podía desprenderse de su chaqueta de traje y hacer media docena de flexiones con un solo brazo en su oficina. Al mismo tiempo, podía mirar la portada de una revista o el avance de una película y adivinar al instante quién usaba esos menjunjes inyectables; tristemente, bastantes de esos cuerpos famosos —más de los que uno se piensa— se mantienen a golpe de inyecciones. ¿De veras alguien se sorprendió cuando pillaron a Sylvester Stallone en Australia con casi cincuenta frascos de hormona del crecimiento en su equipaje?

Incluso los juguetes infantiles y los tebeos se vieron infectados por el asunto; las figuritas y los héroes de las historias de acción pasaron a ser tan artificialmente musculosos como el semental italiano. Tómese como ejemplo *La guerra de las galaxias*: ¿alguien recuerda haber visto tabletas abdominales o bíceps venosos entre los miembros de la Alianza Rebelde? Luke Skywalker y Han Solo apenas si se quitan alguna vez la camisa en el filme y, cuando lo hacen, resulta que son individuos que están sorprendentemente... en la media. Solo un par de muchachos flacuchos que salen adelante a base de destreza, no de Dianabol. Pero en los últimos treinta años, sus *doppelgängers* de plástico se han vuelto tan fornidos que resulta desquiciante. Lo mismo ocurre con G. I. Joe y Batman: sus músculos de juguete casi se han triplicado.

«Nuestros abuelos rara vez (o puede que ninguna) estaban expuestos a imágenes de "supermachos"», apunta Pope. «No hacían ejercicios en una banqueta o abdominales tres días a la semana.» Sus nietos, en cambio, están atrapados en una vorágine sin fin en pos de la autoimagen. «Un hombre joven está hoy expuesto a miles y miles de imágenes de supermachos», se queja Pope. «Cada una de ellas asocia la apariencia al éxito: social, económico y sexual. Pero estas imágenes se han vuelto constantemente más tonificadas y musculosas, y de ese modo, cada vez más alejadas de lo que cualquier hombre normal y corriente puede lograr.» Se supone que el beneficio de todas esas repeticiones en el gimnasio es un cuerpo hollywoodense, pero cuando uno descubre que la senda que va de Rambo I a Rambo II está pavimentada de jeringuillas, se enfrenta a la misma sensación de desazón que los ciclistas profesionales debieron de tener cuando olfatearon el secreto de Lance Armstrong: o te ensucias las manos o te vas para casa.

«Hay un límite muy preciso en el grado de musculatura que un hombre puede lograr sin drogas», explica Pope. «La mayoría de los chicos y hombres adultos que exceden ese límite y que dicen haberlo hecho sin drogas, mienten.» Antes de la rebelión de las máquinas y la alborada del supermacho, uno iba al gimnasio para convertirse en atleta. Teddy Roosevelt se centraba en el desempeño, no en la apariencia, y eso lo convirtió en un atleta de por vida. Como todos los individuos que se lo deben todo a su propio esfuerzo, tenía miedo de involucionar, de modo que, incluso después de haberse convertido en presidente, siguió haciendo lo que había aprendido en el gimnasio de Wood: boxear con soldados, nadar desnudo al anochecer en el Potomac y enfrentarse a su amigo, un general de ejército, en combates con porras de madera que los llenaban de moretones.

Algunas tardes, Roosevelt se escabullía de la Casa Blanca, escogía un punto lejano y se iba directamente hasta allí. El desafío era llegar a la meta sin importar los obstáculos que hubiera en el camino. «En varias ocasiones, nadamos así en el parque natural de Rock Creek a principios de la primavera, cuando aún flotaban en la laguna gruesos trozos de hielo. Si nadábamos a través del Potomac, normalmente nos quitábamos toda la ropa», recordaría más adelante el presidente. «Nos gustaba Rock Creek por estas caminatas, porque podíamos trepar y escalar muchísimo en los acantilados. ... Por cierto que, en tales circunstancias, debíamos arreglárnoslas para que nuestro regreso a Washington fuera cuando ya hubiese oscurecido, de modo que nuestra apariencia no escandalizara a nadie.»

Décadas después, los paseos nocturnos de Roosevelt inspiraron una de las modas más extrañas de la Administración Kennedy. Después de convertirse en presidente, John F. Kennedy quedó abrumado al descubrir que la mitad de los hombres jóvenes llamados al servicio militar fueron rechazados por no estar en forma. Los norteamericanos se estaban volviendo peligrosamente fofos y, por ese camino, también estúpidos a los ojos de Kennedy. «La inteligencia y la habilidad solo pueden funcionar al límite de su capacidad cuando el cuerpo está saludable y fuerte», declaró Kennedy. «En este sentido, la preparación física es la base de todas las actividades en nuestra sociedad.» JFK tenía un interés singular en ponerse en forma de verdad, no en las banquetas de ejercicios o en la musculatura para lucir en las playas, así que centró todos sus esfuerzos en los dos factores que le importaban más: resistencia y fuerza elástica.

Así comenzó el extraño y breve amorío de Norteamérica con la larga distancia. JFK dio con una antigua orden de Teddy Roosevelt que requería a los marines de Estados Unidos caminar 80 kilómetros o cabalgar otros 160 en menos de setenta y dos horas. (Naturalmente, Teddy fue un ejemplo él mismo al hacer esa caminata durante una lluviosa tormenta de invierno.) Algunas de las tropas de la época de Roosevelt terminaron la marcha en un solo día, así que JFK planteó el siguiente desafío: ¿podrían los marines de su tiempo cubrir 80 kilómetros de terreno agreste en veinticuatro horas? Pero antes de que el mando militar diera la orden, los civiles —incluido el hermano menor de Kennedy— se dispusieron a intentarlo. A las cinco de la mañana, un helado domingo de febrero, Bobby Kennedy partió con cuatro asesores del Departamento de Justicia en una excursión a pie a lo largo del canal que abarca Chesapeake y Ohio y que va desde Washington, la capital, hasta la localidad de Harpers

Ferry. Los cuatro asesores abandonaron antes de concluir, pero a la medianoche Bobby había caminado 80 kilómetros en menos de dieciocho horas.

La carrera estaba lanzada. Las fraternidades universitarias, los chicos exploradores, cursos enteros de secundaria, carteros y policías, «bonitas secretarias» y «chicas guapas» (en los términos empleados por el *U. S. News & World Report*) se abocaron todos al «desafío de Kennedy». Personal del Congreso lo hizo en grandes grupos y un pub de Massachusetts ofreció cerveza gratis al término de sus propios 80 kilómetros. «La caminata de 80 kilómetros bordea la demencia», advertía la Asociación Nacional de Actividades Recreativas, y la sombría predicción fue secundada por la Asociación Médica Estadounidense: «Nos inquieta cuando la gente sale al descampado a exigirse al máximo». Los reporteros gráficos se dispersaron para captar la carnicería..., pero en lugar de ello se toparon con la misma expresión en los rostros de todo el país: sonrisas de orgullo. Gente que nunca movía las piernas durante más de una hora, por vez primera se emocionaban al descubrir que, con solo poner un pie fuera de la puerta de la calle, podía seguir adelante. Las marcas de velocidad comenzaron a caer una tras otra: Bobby Kennedy fue vencido por una estudiante de secundaria de California, que a su vez fue superada por un cartero de cincuenta y ocho años en New Jersey, el cual fue sobrepasado por un marine que lo hizo en un tiempo inferior a las diez horas.

El asesinato de Kennedy provocó que los ejércitos de interesados en el desafío hicieran un parón (excepto en un pueblecito de Maryland, donde el mismo asombro asociado a esos descubrimientos personales ha seguido ocurriendo cada año desde 1963). Solo cuatro personas terminaron la primera carrera. Siete la siguiente. Dieciocho la que vino luego. Sin embargo, mientras que todos los restantes «desafíos de Kennedy» desaparecieron, en Boonsboro se hizo cada vez más fuerte. Es una carrera áspera; la JFK 80 te envía a subir pendientes y la rocosa Senda de los Apalaches, y luego hacia abajo por largos senderos zigzagueantes hasta el canal de Chesapeake y Ohio, siguiendo a partir de allí las huellas de Bobby Kennedy. Medio siglo después, Boonsboro sigue estando ligada a la visión de Kennedy.

Hoy, cerca de mil participantes salen el sábado anterior al día de Acción de Gracias para descubrir por sí mismos lo que Kennedy sospechó desde un principio: si tenemos confianza para empezar, daremos con lo que haga falta para terminar.

Pero la JFK 80 ya no es la carrera más larga del país, y nunca ha sido, por cierto, la más sexy. Las maratones de las grandes ciudades cuentan hoy con bandas de rock y estrellas de cine en su haber; el *Tough Mudders** incluye zambullidas en una piscina de agua helada y hielos («Enema Ártico»), revolcones en el barro y riesgos de sufrir una descarga eléctrica, mientras que el JFK solo tiene... el silencio. En largos y solitarios intervalos, uno solo está consigo mismo y con sus dudas. Nada de ovaciones, miraditas de Pamela Anderson y Will Ferrell, o vueltas victoriosas por Central Park. Pero como esos viejos restaurantes familiares que quedan empequeñecidos por los locales de más altura, JFK sobrevive por una razón: es donde a los soldados y marines se los honra como una élite, y donde una niña de trece años a la que le han dicho que es demasiado jovencita para correr la maratón de Nueva York puede correr el doble a través de las montañas. Es donde Zach Miller, un empleado anónimo a bordo de un crucero, que entrena normalmente en una noria a bordo, impactó a todo el mundo, e incluso a él mismo, en 2012 al destaparse con una de las mayores actuaciones de la historia. La JFK bien podría haber sido diseñada por Teddy Roosevelt y Georges Hébert; es una suerte de testamento vivo del espíritu del movimiento natural —a la pericia y a la existencia de un propósito— que ya casi no se encuentra a estas alturas.

A menos, claro, que uno esté en Brasil con Erwan Le Corre. Allí abajo, otra vía a la excelencia también ha sido desempolvada del pasado y... su guía acaba de salir por mi ventana dando una voltereta, y ahora espera impaciente debajo para conducirme a la jungla.

---

* «Enfangado Extremo», una modalidad de carrera de obstáculos ideada en Harvard, que oscila entre los 16 y los 20 kilómetros. *(N. del t.)*

28

El atleta al que recuerdas es el bello atleta bailarín.

EDWARD VILLELLA,
Boxeador invicto de los pesos *welter* y bailarín
en el Ballet de la Ciudad de Nueva York

Erwan Le Corre y yo nos alojamos en la pequeña cabaña de un hotel en los bosques, construido por una pareja hippy francesa que llegó a Itacaré hace veinte años para explorar la selva y nunca más abandonarla. Detrás de las cabañas, un sendero suave de tierra sube por las colinas boscosas y desciende hasta la playa, a unos cinco kilómetros de distancia. En beneficio de su mente y su cuerpo, a Erwan le gusta correr por el sendero descalzo. El conocimiento del mundo parte por los pies, cree él.

—¿Sabes por qué experimentas estrés después de pasar media hora ante el ordenador? —me pregunta después de reunirme con él fuera—. Porque los humanos evolucionaron para estar siempre atentos a las amenazas que hay a su alrededor. Ese estrés que sientes gestándose en tu interior es el recordatorio que tu cuerpo te hace para que te levantes y eches un vistazo al paisaje. Lo mismo pasa con tus pies: si no los dejas que hagan su trabajo y le digan a la espalda y a las rodillas cuándo pueden relajarse, tu cuerpo permanece rígido, y entonces perjudica a las rodillas y a la espalda.

En otras palabras, nuestros pies descalzos pueden sentir cuando estás en equilibrio y en terreno sólido, y pueden avisar al resto del cuerpo que está a salvo y se puede relajar un poquito.

Hacemos un trote suave y corto zigzagueando entre los árboles, hasta emerger en una playa en forma de una serena media luna, justo cuando los primeros rayos oblicuos del sol matinal inciden sobre las olas. La tenemos entera para nosotros... hasta que una pandilla de sujetos aflora desde la arboleda a nuestras espaldas.

—*Mais uma vítima!* —grita un bravucón tatuado que parece recién fugado de alguna prisión. «¡Otra víctima!»

Erwan echa una ojeada a su alrededor. Ve sobre la arena una roca del tamaño de una bola para jugar a los bolos. Se agacha rápidamente, la recoge y lanza con las dos manos y gran precisión contra el pecho del bravucón. En vez de hacerse a un lado, el tipo atrapa la roca como si fuera una pelota de baloncesto, la deja a un lado y se viene directamente hacia Erwan, alzando el puño y gruñendo como un gran oso gris. Los dos se agarran al cuello y la nuca con las manos y enseguida se separan con una sonrisa.

—Él no es una víctima —dice Erwan en portugués, y me señala con un gesto de la cabeza—. Es una obra en proceso, igual que tú.

Erwan me presenta a su amigo Serginho, un rudo instructor de jiu-jitsu que trabaja ocasionalmente como pescador de peces espada. Los otros siete están ahora quitándose la camiseta y pateando lejos sus chanclas, listos para entrar en acción.

Erwan llegó hasta aquí vagando desde su hogar cerca de París hace más de un año, y rápidamente se dio cuenta de que Itacaré tiene todos los aparatos de entrenamiento natural que hubieran fascinado a Georges Hébert, además de la pandilla perfecta de colegas: una pequeña comunidad de luchadores brasileños que se mantiene con el trabajo adicional de sus miembros como instructores de surf y guías para la pesca del pez espada. Es una alianza ideal: los luchadores ayudan a afinar las destrezas en la lucha y la natación de Erwan, mientras él idea nuevas formas de frustrarlos hasta lo indecible.

Zuqueto da testimonio de ello. Zuqueto es campeón mundial de jiu-jitsu y un buceador autónomo que una vez mató un tiburón valiéndose tan solo de un cuchillo de buzo y una bocanada de aire. Pero la tarde anterior había encontrado la horma de su zapato. Erwan había amarrado una larga vara de bambú entre dos árboles, a modo de barra de equilibrio flexible de unos dos metros y medio de largo y tan alta como mi cabeza. Erwan se encaramó a ella e hizo una seña a Zuqueto para que se le uniera.

—¿A qué esperas? —lo picó.

Zuqueto agarró la vara con sus dos grandes manazas, se encaramó a ella valiéndose de su musculatura igual que un nadador saliendo de la piscina y... perdió el equilibrio y cayó al suelo. Volvió a saltar una y otra vez, mientras Erwan se burlaba a su costa saltando de un pie a otro.

Cuando Zuqueto finalmente desistió, con el pecho palpitándole de fatiga y frustración, Erwan regresó a tierra de un salto, agarró a Zuqueto por los hombros y le dio una amistosa sacudida.

—Es impresionante lo en forma que está este tío —dijo Erwan—. Es fuerte y tiene una resistencia tremenda, pero... ¿qué pasa aquí? Todo cuanto debía hacer era subirse a esta vara y no pudo hacerlo. Yo sí puedo. El bisabuelo de Zuqueto posiblemente podía. En algún momento de la historia, prácticamente cada hombre vivo podía hacerlo, pero Zuqueto no puede. ¿Y por qué? Porque su cuerpo no es suficientemente astuto.

Un «cuerpo astuto», explica Erwan, sabe cómo transformar fuerza y velocidad en un menú casi infinito de movimientos prácticos. Encaramarse uno mismo a una vara puede parecer trivial, pero si alguna vez se encuentra uno en mitad de un diluvio o tiene que huir de un perro que le persigue, elevar su cuerpo a un metro y medio del suelo puede hacer toda la diferencia.

—Siempre me topo con hombres que pueden levantar seiscientos cuarenta kilos tumbados en la banqueta de ejercicios, pero son incapaces de trepar hasta una ventana para entrar por ella y rescatar a alguien de un edificio en llamas —prosigue—. Conozco tíos que pueden correr maratones, pero no pueden correr al rescate de nadie si antes no se han puesto sus zapatillas. Montones de nadadores hacen muchas series cada mañana, pero no pueden sumergirse lo suficiente para salvar a un amigo ni saben cómo llevarlo hasta donde hay rocas para sacarlo de las corrientes.

Erwan hablaba de espaldas a la vara. Sin aviso previo, dio una voltereta y se proyectó en el aire. En su vuelo, cogió la vara, se arqueó bajo ella para darse impulso y entonces, justo antes de levantarse, ralentizó lo suficiente sus movimientos para que pudiéramos seguirlos. Dobló sus caderas y rodillas, alzándose en la posición de un surfista cuando entra en una ola. Luego saltó al suelo de nuevo, ligero como un gato, y volvió a subirse a la vara dos..., tres..., seis veces más, valiéndose de sus codos, tobillos, hombros y cuello para crear nuevas combinaciones que le permitieran hacer el ejercicio.

—Estar en forma no consiste en ser capaz de levantar una barra de acero o terminar una competición Ironman —concluye—. Consiste en redescubrir nuestra naturaleza biológica y liberar al animal salvaje que llevamos dentro.

Entonces retrocede para que Zuqueto pueda intentarlo de nuevo, y sonríe satisfecho cuando su colega maniobra para saltar a la vara y encontrar su punto de equilibrio, alzando luego el puño en el aire como si hubiera acabado de ganar su tercer campeonato mundial.

Esto es lo que llegué a descubrir: el Método Natural, en su hábitat natural. Georges Hébert había hecho algunas promesas muy poderosas y bellas respecto a lo que el método podía lograr, y si estaba en lo cierto, serviría para explicar la razón por la que Paddy y otros británicos en Creta consiguieron algo que la mayoría del resto de los practicantes del juego sucio no lograron: llegar a su siguiente cumpleaños.

Solo en el primer año de operaciones, más de la mitad de los colegas de Xan y Paddy en la Brigada de Operaciones Especiales que operaba en el continente fueron asesinados, capturados o eliminados de algún otro modo. Un agente del SOE fue destinado a infiltrarse en los casinos de la Riviera, pero desapareció misteriosamente —con una valija llena de dinero— antes de haber hecho ninguna apuesta. En Holanda, un operador de radio del SOE fue capturado por la Gestapo y obligado a punta de pistola a enviar mensajes que sirvieron como señuelo para que otros agentes fueran al encuentro de su propia muerte. En Austria, una de las principales figuras del SOE —Alfgar Hesketh-Prichard, el mejor «cerebro matemático de su generación en Inglaterra» e hijo de un legendario francotirador del ejército— subió caminando a las montañas y nunca más volvió.

«Este no es sitio para un caballero», confesó en un mensaje enviado antes de desaparecer. En Francia, Gus March-Phillipps evidenció un talento espectacular para acercarse sigilosamente a los soldados alemanes y capturarlos para llevárselos prisioneros a Inglaterra. «Cada tanto emerge del mar una mano de acero que remueve a los centinelas alemanes de sus puestos con creciente eficacia», se jactó Churchill en un discurso por radio..., pero no dijo nada cuando, poco después, la mano de acero se topó con una ráfaga de balas.

Aun así, en Creta, una verdadera ratonera humana acechada por los submarinos y plagada de tropas enemigas e informadores, las operaciones encubiertas británicas no habían perdido un solo hombre desde que John Pendlebury murió durante la invasión. No cabe atribuirlo a su entrenamiento, por exigente que este fuera, o a sus habilidades naturales; con su afición a los estoques y la poesía, su tendencia a caracterizar las minas alemanas en los puertos como «del tamaño de una botella grande de champán», la facción de Creta parecía sentirse más cómoda en los cócteles que en medio de un combate. En el mejor de los casos, detentaban lo que Anthony Beevor calificó como «la elegancia y la excentricidad del aficionado, eso que cabía esperar de una fusión de románticos y arqueólogos».

Pero, una vez en la Astilla, no solo aprendieron, sino que aprendieron rápido. Georges Hébert sabía la razón, aunque no tal vez el término moderno: es muy probable que los hubiera ayudado la biofilia o el proceso de «rescatar el salvajismo de la psique». Todos estamos familiarizados con la evolución del cuerpo humano: nuestra espalda se enderezó y nuestras extremidades inferiores se hicieron más largas a medida que nuestros ancestros dejaron los árboles y se adaptaron a la vida en el suelo, como cazadores-recolectores de amplio espectro. Si bien la selección natural no afectó solo a la forma en que nos vemos; también modeló la forma en que pensamos. Somos la prueba viviente de que nuestros ancestros —esos debiluchos y enclenques sin pelo ni garras— desarrollaron una habilidad soberbia de leer los árboles, el aire y el suelo. A fin de cuentas, vivían o morían por sorpresa, lo cual implicaba que debían detectar el peligro antes de que el peligro los detectara a ellos, y rastrear a su presa interpretando los más leves olores, roces y susurros.

Es la razón por la que aún nos atrae lo que los ecopsicólogos denominan «la suave fascinación» del mundo natural —la luz de la luna, los bosques en otoño, los prados susurrantes— y no nos sorprende demasiado cuando nos enteramos de que algunos primeros ministros y ex presidentes sienten la compulsión de pintar una y otra vez las sierras montañosas y los caballos pastando. Winston Churchill comenzó a pintar durante la Primera Guerra Mundial y fue una actividad que practicó el resto de su vida para mantener a raya al «perro negro» de la depresión, mientras que George W. Bush tomó los pinceles inmediatamente después de su presidencia, que incluyó dos guerras, y desde entonces ha estado produciendo un aluvión de paisajes y gatitos, y perritos.

Es por la propiedad tan relajante de la naturaleza, ¿no es cierto? Pues no: es porque es un verdadero Red Bull para el cerebro.

O eso fue lo que comprobó un grupo de investigadores de la Universidad de Michigan tras llevar a cabo una serie de pruebas en 2008 que contrastaban «nuestro cerebro en los bosques» con «nuestro cerebro en el asfalto». Se entregó a estudiantes voluntarios una secuencia de números y se les pidió que la recitaran al revés. A continuación, los investigadores dividieron a los sujetos del estudio en dos grupos y los enviaron a hacer una caminata de aproximadamente una hora: la mitad de los voluntarios caminaron por Huron Street y el centro de Ann Arbor, mientras que la otra mitad dio vueltas por el *arboretum* (jardín botánico). Al volver al laboratorio, fueron evaluados de nuevo. Esta vez, la mitad del *arboretum* no solo superó a los caminantes del sector urbano: se superó también a sí misma. «El desempeño en una secuencia inversa de dígitos mejoró significativamente cuando los participantes caminaron por la naturaleza, pero no cuando lo hicieron por el centro de la ciudad», concluyeron los investigadores. «Adicionalmente, estos resultados no ocurrieron por cambios en el estado de ánimo ni se vieron afectados por variaciones en el clima.»

Pero ¿sería quizá un tema del ruido ambiente? Tal vez los caminantes urbanos estuviesen temporalmente agotados a causa de todo el estrépito de la ciudad. En ese punto, los investigadores diseñaron un nuevo experimento y fue entonces cuando las cosas se volvieron verdaderamente interesantes. Se administró a los voluntarios la misma tarea, pero en vez de pedirles que hicieran una caminata, se les mostró imágenes de escenas urbanas o campestres. Luego fueron sometidos nuevamente a la prueba y, una vez más, la ciudad perdió contra la naturaleza..., y no solo contra la naturaleza en sí, sino también contra la «falsa» naturaleza. Por tanto, si pensamos que las puestas de sol y las playas son solo bellas postales, concluyeron los investigadores, estamos cometiendo un gran error. «Las interacciones simples y breves con la naturaleza pueden provocar aumentos sustanciales en el control cognitivo», explican en un artículo publicado en *Psychological Science* con el título «Beneficios cognitivos de la interacción con la naturaleza». Y añaden que el hecho de considerar, por tanto, una habitación de hotel con vistas al mar «solo como un detalle agradable» nos «impide reconocer la importancia vital de la naturaleza en el funcionamiento cognitivo eficaz».

Es todo lo que se requiere, solo un recordatorio de nuestro pasado ancestral puede bastar para accionar un interruptor en el cerebro que focaliza nuestra atención y bloquea las distracciones. Nos deslizamos de vuelta al paradigma cazador-recolector... y, al hacerlo, somos capaces de cosas notables. Podemos cerrar los ojos y rastrear elementos con el olfato igual que un sabueso, y hasta conducir en bicicleta montaña abajo con los ojos vendados sin jamás equivocarnos en una curva o chocar contra un árbol. El periodista Michael Finkel supo de la ecolocalización humana —la habilidad de «ver» mediante el sonido, como los murciélagos— cuando conoció a Daniel Kish, un aventurero invidente. A Kish le fueron extirpados los dos globos oculares cuando tenía apenas un año a causa de una enfermedad degenerativa, pero creció y se convirtió en un habilidoso ciclista y un excursionista solitario en parajes fuera de las pistas habituales, y lo hacía apoyándose en los ecos de las ondas sonoras que él mismo generaba chasqueando su lengua.

«Tiene tanta destreza en la ecolocalización que es capaz de pedalear su bicicleta a través de calles con mucho tráfico y por caminos de tierra al borde de precipicios», informa Finkel. «Se sube a los árboles. Acampa solo en páramos agrestes. Ha vivido dos semanas seguidas en una pequeña cabaña a tres kilómetros y medio del camino más cercano. Viaja alrededor del mundo. Es un cocinero de primera, un nadador entusiasta y un compañero de baile fluido.»

Kish señala que su oído no es nada especial, solo su habilidad de «escuchar». Como prueba, levanta con su mano la tapa de una olla. Cuando Finkel cierra los ojos y cloquea, se sorprende al comprobar que puede detectar instantáneamente la diferencia cuando Kish acerca y aleja la tapa de su rostro. En rigor, tenemos mayor habilidad de ecolocalización que un murciélago: nuestras bocas no son tan apropiadas para emitir chirridos, pero poseemos una enorme ventaja a la hora de interpretar los ecos. «Solo la corteza auditiva del cerebro humano es muchas veces mayor que todo el cerebro de un murciélago», indica Finkel. «Esto significa que los seres humanos pueden con seguridad procesar información auditiva más compleja que la que procesan los murciélagos.»

Durante años, Kish ha estado enseñando a otros estudiantes ciegos a moverse en las modalidades de la vida real. Una vez envió a dos de ellos a una excursión en bicicleta con Finkel por las montañas de Santa Ana, en California. «Para determinar adónde se dirige el camino y dónde hay arbustos y rocas y vallas y árboles, los chicos se apoyan en la ecolocalización», observa Finkel. Los excursionistas baten la lengua contra el fondo de su boca, escuchan los ecos resultantes y se hacen una imagen mental del sendero que hay delante de ellos, y todo ello a una gran velocidad. Uno de ellos «vuela hacia abajo por el sendero de tierra en una postura decididamente aerodinámica, sin tocar los frenos, chasqueando la lengua tan rápido y alto como es capaz», comprueba un atemorizado Finkel. «Yo intento advertirles cuando surge en el camino la posibilidad de un peligro, como una pronunciada caída a un lateral o un cactus obstruyendo el paso, pero la mayor parte del tiempo solo tengo que disfrutar del paseo. Es difícil de creer, pese a que sucede ante mis ojos. Es increíble.» La única colisión es, de hecho, culpa de Finkel, cuando frena delante de uno de los corredores ciegos y de pronto se convierte en un árbol.

Nuestra nariz, capaz de detectar más de un trillón de olores distintos, cuenta con facultades ancestrales tan inexplotadas como las de nuestros oídos. Un equipo investigador de la Universidad de California, en Berkeley, quería comprobar si los humanos podemos imitar a los sabuesos y rastrear algo por su olor. Para ello, vendaron los ojos a treinta y dos estudiantes voluntarios y los instaron a ponerse orejeras, gruesos guantes y rodilleras para eliminar todo estímulo sensorial excepto el oloroso. Enseguida dibujaron un camino de nueve metros con esencia de chocolate en un campo de césped y los dejaron a su arbitrio. «Dos tercios de los sujetos siguieron con éxito la esencia, zigzagueando de ida y vuelta a través del sendero como un perro cuando sigue el rastro de un faisán», informaban los investigadores en *Nature Neuroscience*. Con nada de entrenamiento, la mayoría de ellos lo hicieron bien; con una pizca de práctica, lo hicieron excepcionalmente. Su velocidad de rastreo se multiplicó después de pocos días, y eso fue solo una muestra de su potencial. «El entrenamiento de larga duración llevaría a nuevos aumentos en la velocidad de rastreo», apuntaron los investigadores.

El doctor Gordon Shepherd, neurocientífico de la Universidad de Yale, al enterarse del experimento hizo un presupuesto valioso: «Si volviéramos a andar a cuatro patas y a ras de suelo, quizá haríamos cosas que no teníamos idea que podíamos hacer». Ver en la oscuridad, rastrear una presa mediante el olfato... Hoy nos suenan a superpoderes, pero durante dos millones de años fueron simplemente una condición de supervivencia. No hemos perdido las potencialidades naturales que nos convirtieron en las criaturas más formidables de todo el planeta. Puede que sea todo cuestión de que el Método Natural las despierte.

Esa mañana en la playa de Itacaré, Erwan Le Corre coge una roca del tamaño de una sandía y se la pasa a Serginho, que se gira y me la pasa a mí. Yo la hago oscilar a las manos del muchacho que está a mi lado mientras Erwan le pasa a Serginho otra roca, y luego otra, hasta que hay cinco de ellas en juego, y todo lo que consigo es deshacerme de una roca para, de inmediato, tener otra contra mi estómago. A diferencia de los balones medicinales, que siempre tienen la misma forma y son fáciles de agarrar, el tamaño y el peso de las rocas, que son imprevisibles, te obligan a concentrarte en el acto de sujetarlas y en el equilibrio. Y aunque las rocas se han vuelto resbaladizas por el sudor de todos y los brazos me arden, me desespero para no ser el primero en dejar caer alguna. Por fortuna, justo cuando estoy a un paso de aplastarme los dedos de los pies, Erwan levanta una mano indicándonos que paremos. Dejo caer mi roca aliviado... hasta que descubro lo que viene a continuación.

En este punto, Erwan dice que nos pongamos por parejas para hacer carreras a toda pastilla, a su estilo: cada uno de nosotros debe levantar a su compañero y llevarlo a hombros como si se tratara de un rescate, y entrar y salir corriendo del mar cuando las olas nos llegan hasta las rodillas. Si hay un entrenamiento más angustioso que el de estar pendiente de que un luchador Thai de 100 kilos no se te caiga encima en el momento de entrar con él en aguas turbulentas, prefiero no conocerlo. Los humanos somos pesados y protuberantes y tenemos un equilibrio más bien raro, lo que nos obliga a ajustar constantemente la postura, los pies en el suelo, la sujeción y el centro de gravedad. Mantener el control de un cuerpo a tus espaldas requiere, como no tardé en descubrir, de una intensa concentración.

Enseguida Erwan tiene preparados varios palos de casi dos metros. Los demás saben lo que se nos viene encima y comienzan a trotar por la playa. Al pasar junto a Erwan, él les entrega a algunos los palos —el último es para mí— y sale corriendo por delante con las manos extendidas. Yo se lo lanzo y él de inmediato me lo devuelve, esta vez un poco más alejado de mí, así que debo acelerar. Cruzamos toda la playa haciendo este ejercicio, complementando nuestra forma de lanzamiento, totalmente absorbidos por la acción de correr y lanzar, hasta que advierto que vamos a chocar contra las rocas. Sin alterar la marcha, Erwan hace girar el palo, clava un extremo en la arena y se impulsa con él por encima de las rocas.

Para cuando me encaramo a las rocas para seguirle, él ya está a unos veinte metros de distancia, subiendo a la punta de una roca gigante que sobresale en la arena.

—El secreto de un buen salto —dice— es un buen segundo salto. No te olvides de tus propios resortes...

Y, dicho eso, ya vuela por el aire. Aterriza tres metros más abajo, doblando mucho las rodillas, pero en lugar de rodar o de arrodillarse, vuelve a impulsarse en otro salto.

—Uno nunca ve a un animal pegar un salto y dejarse caer pesadamente al suelo —nos grita al saltar hacia nosotros—. Los gatos empiezan a correr justo cuando tocan el suelo. Si uno hace lo mismo, reduce el impacto y está preparado para fluir hacia el siguiente movimiento.

Todo ese aire vacío por debajo hace que Zuqueto se pare.

—*Caralho! Esse gajo e forte* —murmura. «¡Carajo! ¡Este tío es fuerte!»

Enseguida se abandona a la confianza y vuela sobre las rocas.

Para Erwan, encontrar Itacaré fue una suerte, pero no una casualidad. Había crecido en Étréchy, una antigua ciudad ecuménica del norte de Francia, a solo 30 kilómetros de París pero aún rodeada de ríos tumultuosos y bosques ancestrales. El padre de Erwan trabajaba en un banco durante la semana y le encantaba adentrarse en los bosques los fines de semana, acompañado de su hijo en prolongadas y laberínticas excursiones. «A veces trepaba a una roca que era demasiado para mí», recuerda Erwan. «Yo pedía ayuda, pero él se limitaba a negar con la cabeza y hacía esto...» El rostro de Erwan se torna pétreo y hace una señal con el índice doblado instándome a que vaya hacia él.

Cualquier entrenador de fútbol hubiera babeado por contar con este chico alto, temerario y ágil como un gato, pero ese campo de entrenamiento del que disfrutaba cada fin de semana en los bosques, con su padre silencioso, mató todo interés de Erwan por los deportes de equipo. En cambio, optó por el camino en solitario: primero las artes marciales, obteniendo su cinturón negro por la época en que cumplió los dieciocho; luego levantamiento de pesas al estilo olímpico, y después el triatlón. Extrañamente, cuanto mejor lo hacía, peor se sentía; vivía preocupado de no estar entrenando lo suficiente y se enfurecía cada vez que perdía una competición. Erwan era aún un adolescente, pero ya entonces su divertimento lo hacía sentirse desgraciado.

Necesitaba una vía de escape y el hombre lobo de París parecía poder brindársela. Durante algún tiempo había oído rumores acerca de un misterioso salvaje de los parajes urbanos que vagaba por los tejados y se hacía llamar *Hors Humain* («Más allá de lo humano»). Erwan preguntó por ahí y al final lo condujeron hasta Don Jean Habrey, el *fagin* de una pandilla secreta de hombres jóvenes que transformaban la ciudad en su propio parque selvático. Por entonces, Don Jean tenía sobre los cuarenta años, una edad que Erwan jamás hubiera adivinado a partir de su físico, siempre dispuesto a la pelea, y una melena de frondosos cabellos negros que llevaba sujeta en una coleta con una faja de *sensei*. Muy pronto, Erwan se había convertido en parte de su tribu, aprendiendo un tipo de entrenamiento de guerrilla urbano que Don Jean denominaba *Combat Vital* («Combate Vital»).

«Era como un "club de la lucha" del movimiento natural», explica Erwan. «Entrenábamos la mayor parte del tiempo por la noche, para que nadie nos viera trepando puentes, manteniendo el equilibrio en la cima de los andamios, pateando muros para endurecer nuestros pies descalzos, gateando a cuatro patas, saltando desde los puentes al Sena en el frío del invierno, capaz de congelar a cualquiera.» El Combate Vital era, a partes iguales, una dura preparación física y una actividad artística en la cuerda floja, y ambas sin red. La pandilla de Don Jean se colgaba por las piernas de un paso peatonal elevado y saltaban dando volteretas por encima de los coches que pasaban a toda velocidad, y trepaban a los edificios de apartamentos para saltar de tejado en tejado. «No hay ensayos en esta clase de prácticas», dice Erwan. «Si te equivocas, mueres.»

Pero Don Jean parecía imposible de matar. Con el tiempo, pasó de las peripecias clandestinas a medianoche al espectáculo en propiedad, saltando de un helicóptero vestido nada más que con un bañador para nadar alrededor de un témpano de hielo en Groenlandia y, a los sesenta años, dando la lata al monstruo del Lago Ness, es decir, una sonata con timbales a cargo de un solo hombre, antes de zambullirse en las aguas para bucear sin ayuda ninguna a ver si daba con él. Durante siete años, Erwan vagó de noche por París, dando esquinazo a la policía, junto con Don Jean y la pandilla del Combate Vital. Pasaba los veranos trabajando en las playas de Córcega, vendiendo juguetes y joyas de bisutería y tatuajes adhesivos a los turistas que tomaban el sol, hasta que al final encontró la manera de convertirse en su propio intermediario: diseñó unos imanes para las puertas de las neveras y dio con una fábrica en Shangai que los fabricara. No tardó mucho en ganar lo suficiente con los derechos de autor para vivir el resto del año.

A medida que Don Jean se centraba más en el espectáculo, su discípulo se ponía serio en lo del estudio. Erwan abrió los ojos a las raíces del Combate Vital cuando merodeaba por los puestos de libros a orillas del Sena y se encontró por casualidad un viejo ejemplar de *L'Éducation Physique* de Georges Hébert. Era un libro que le sonaba vagamente: se decía que los discípulos de Don Jean en lo del Combate Vital, e incluso los creadores Yamakasi del Parkour, habían tomado algunas de sus nociones de Hébert. Erwan se empapó del libro y quedó electrizado.

«¡Se útil!» ¡Genial! Erwan entendió que aquello no solo era un lema; era una ley de la naturaleza, un primer principio que explica cómo fue que la historia de la humanidad conformó el cuerpo humano. De pronto, todo adquiría sentido: nuestro aspecto extraño tiene una razón. Basta con quitarnos la ropa y los humanos parecemos más unos insectos que otros animales, y cómo no, con nuestras piernas larguiruchas y flacas y nuestros brazos desgarbados, y con nuestra grasa, y la cabeza redonda oscilando sobre una espina dorsal particularmente tiesa. Somos lentos y débiles y apenas podemos trepar a los árboles para salvar la vida si es preciso, y para ello carecemos de todos los elementos que son útiles de verdad, como una cola y las garras. Estaríamos totalmente desamparados si no pudiéramos hacer tres cosas: cazar, recolectar y compartir.

Y punto. Eso es todo. Estas tres ocupaciones han sido la senda por la que ha discurrido la humanidad desde el principio de los tiempos y aún están vigentes hasta nuestros días. Los sonetos de Shakespeare, Google, la final de la Super Bowl, la NASA... Reduzcamos todos los logros humanos a lo básico y, en esencia, son lo mismo: buscamos un material, lo golpeamos con una roca, compartimos las golosinas y la información con el clan. Estamos lejos de ser como los felinos más temibles de la selva, pero tampoco tenemos por qué serlo, pues con esas tres funciones nuestros cuerpos son la herramienta perfecta. Podemos levantarnos muy alto y girar, lo cual nos permite arrojar cualquier objeto con una eficacia letal. Tenemos brazos con múltiples articulaciones y unos pulgares asombrosos, ideales para agarrar y trasladar cualquier cosa. Poseemos el lenguaje y la literatura porque nuestros cuellos son largos, nuestros labios son muy móviles y nuestro control torácico se sale de las gráficas, y todo ello se combina para permitirnos hablar. Somos los niños problemáticos de la Madre Naturaleza, la especie que no puede estarse quieta, porque nuestra postura erguida y nuestras piernas flexibles nos posibilitan un rango fantástico al correr. Somos lo que hacemos, y lo que hacemos es movernos: subir montañas, cruzar ríos, pasar por serpenteantes agujeros de gusanos en las paredes de las rocas. No podemos quedarnos quietos, ni siquiera en nuestro propio planeta.

Erwan sabía que Hébert no inventó todo esto. Mucho antes de asistir a la erupción del volcán en la Martinica, al capitán de barco le habían intrigado esos gimnastas de los océanos que eran los *gabiers*: esos marineros que luchaban con las velas y escalaban los mástiles y aparejos húmedos en plena ventisca y con el mar embravecido. «Esos muchachos tienen que haber sido realmente impresionantes y grandes atletas», pensó Erwan. Hébert también pasó un tiempo en las colonias francesas y encontró su ideal del atleta entre los hombres de la cultura tribal que habitaban la montaña de Montagnard en Vietnam y entre los cazadores-recolectores africanos. «Sus cuerpos eran espléndidos, flexibles, ágiles, habilidosos, infatigables y resistentes y, aun así, no contaban con ningún tutor de gimnasia a excepción de su vida en la naturaleza», observaba Hébert.

No era un inventor, sino un observador. Era la razón por la que se enfurecía con asuntos como el de la fuerza femenina, porque sabía que la verdad estaba justo delante de las narices de quienquiera que estuviese dispuesto a abrir los ojos y la mente. «La mujer africana joven de raza negra, cuyo torso magníficamente desarrollado solo es comparable al de la Venus», argüía Hébert. «¡Vaya un ideal maravilloso para la madre francesa!» Las pinturas de Rénoir de bellezas femeninas bañándose le hacían enloquecer, literalmente: ¿de dónde había salido esa idea de que las mujeres no eran más que hojaldres de nata? Hombres y mujeres no tienen el mismo cuerpo, pero sí las mismas habilidades motoras. «La doctrina natural es aplicable tanto a la educación de las niñas como de los niños», insistía Hébert.

Pero un momento, dejemos de lado el sexo por unos segundos. ¿Y qué hay de la edad? Si Hébert tenía razón, pensó Erwan, no estaba solo promocionando la buena salud: estaba congelando el tiempo. ¿Cómo lo planteaba Hébert? «Sus cuerpos eran resistentes.» Exactamente. En el medio salvaje no hay margen de error, por lo que nuestra supervivencia dependía de una flexibilidad y unos tendones que duraran por mucho tiempo. Cuando ese volcán hace erupción, cuando el clan necesita ayuda, cuando llega el momento de moverse, uno no puede estar aplicándose hielo en la rodilla lesionada y sentado en el sofá o excusándose de que uno es demasiado viejo, demasiado joven o demasiado femenino. Erwan se dio cuenta de que el *Méthode Naturelle* podía convertirte en alguien no solo poderoso, sino también resistente a la edad. Uno se volvía fuerte y seguía siendo fuerte, incluso cuando empezaba a ser un anciano.

Erwan ardía de entusiasmo. Y fue en peregrinación a Reims para seguir investigando, allí donde Hébert ubicó su primer parque de entrenamiento, que fue destruido a raíz de los combates en la línea del frente durante la Primera Guerra Mundial. El marqués Melchior de Polignac, dueño de la bodega Champagne Pommery, era un gran entusiasta de la labor de Hébert y se aseguró de que el lugar fuera restaurado más adelante siguiendo las especificaciones originales del mismo Hébert. Estando en Reims, Erwan llamó a la puerta de la sede de Pommery para averiguar si quizá tenían algún material antiguo de Georges Hébert allí. ¿Diarios, quizá? ¿Fotos?

Tenían algo incluso mejor: un número de teléfono.

El hijo de Hébert aún seguía con vida, y vivía en los suburbios de París. Régis Hébert aceptó conceder una visita a este joven discípulo... y en que siguiera visitándolo. Y cada vez que Erwan regresaba a la casa de Hébert, estaba más ávido que la vez anterior. «Volvía con un vasto listado de preguntas: preguntas para las que no pude encontrar ninguna respuesta en el libro de Hébert padre, sobre él mismo, su estilo de vida, la forma en que educaba a sus hijos.»

Régis le dijo que su padre había vivido de acuerdo con lo que predicaba, incluido el paso revolucionario de incorporar a su esposa y a otras mujeres como instructoras del *Méthode Naturelle*. Justo antes de la guerra, Georges sintió que estaba cerca de conectar la verdadera salud con el heroísmo. «Fue el gran momento del Método Natural», asegura Erwan. «Hébert pensaba que, si todo el mundo practicara el Método Natural con un objetivo altruista, con los beneficios que conllevaba como enseñanza moral, no habría más guerras, ni razones para que la gente estuviera siempre en conflicto.»

Hébert no vivió para ver consumado su sueño; Erwan, en cambio, sí. Alguien debía recordarle al mundo lo que el *Méthode Naturelle* tenía para ofrecer. Y empezó por conseguir la bendición de Régis... Pero justo entonces el anciano estalló sin aviso previo. ¿Cómo osaba pensar Erwan que podía seguir los pasos del gran hombre? Si lo intentaba siquiera, le advirtió Régis, se arrepentiría. Aquello enojó a Erwan y lo dejó perplejo. ¿Qué demonios acababa de pasar? Unas semanas antes, el viejo había sido todo sonrisas y aliento; y ahora, sin embargo, balbuceos y amenazas.

Erwan no logró deducir qué era lo que había hecho mal hasta que no empezó a hablar con algunos otros veteranos del Método Natural que le dieron una pista. «El hijo de Hébert está sepultando el trabajo de su padre», le dijeron. Régis no era capaz de revivir el Método Natural por su cuenta, y temía que alguien más lo hiciera. Así que se limitaba a mantener aferrado el legado de su padre contra su pecho y a estar vigilante de todo lo que se decía o escribía acerca del tema, «como si fuera un censor».

«Así que en realidad el viejo nunca quiso conocerme», pensó Erwan. «Solo buscaba averiguar cuáles eran mis intenciones.» Y tomó una decisión: «Pues muy bien, si es así como quiere jugar, acepto el reto». Erwan sabía que Georges Hébert había absorbido información de todas las fuentes: no solo de los nativos isleños, sino también de pensadores como Edwin Checkley, el médico y pionero francés Paul Carton, el instructor militar español Francisco Amorós y Johann Heinrich Pestalozzi, el innovador suizo de la educación. A partir de sus ideas, Hébert modeló la suya propia.

«¿Acaso Hébert recorrió el mismo camino diseñado por Amorós?», se pregunta ahora Erwan. «No, señor. Lo continuó pero reformulado como instrumento; lo mejoró, lo rediseñó.»

Así pues, que le dieran morcilla a Régis. Había llegado el turno de Erwan.

Serginho y los muchachos ya tienen que marcharse y es solo entonces cuando me doy cuenta de que llevamos cerca de doce horas trabajando sin parar. Estoy hecho polvo, pero exultante. Erwan sugiere que lo dejemos después de practicar una destreza más —inmersiones profundas en mar abierto—, pero antes de que alcancemos la orilla, una mujer joven que ha estado observándonos a la sombra de un cocotero se acerca a nosotros.

—A ver, chicos —empieza—, ¿de qué va todo esto de dar saltitos y tirar palos?

En lugar de responderle con una explicación, Erwan coge una vara de madera tan alta como una pértiga, hunde un extremo en la arena y deja que el otro descanse en su hombro. Luego se agacha hasta quedar en cuclillas.

—¿Cómo te llamas? —le pregunta.

—Sandra.

—Sandra, si puedes alcanzar el extremo levantado de esta pértiga, tengo una sorpresa para ti.

Sandra mira fijamente a Erwan para ver si está de guasa. Enseguida corre a toda velocidad por la pértiga hacia arriba y pasa por encima de la cabeza del propio Erwan, y antes de darse cuenta de lo que acaba de hacer, la muchacha ya está en el suelo.

—¡Bravo! —exclama Erwan, encantado. Entonces aparta la pértiga de su hombro y la apoya en el de ella—. ¡Sorpresa!

Erwan no le da tiempo a que proteste: se pone en movimiento y sube por la pértiga como si fuese un equilibrista en la cuerda floja. Por la cara de Sandra cruzan al instante cuatro emociones intensas en solo cuatro segundos: sorpresa, miedo, resolución y, cuando Erwan llega hasta su hombro y salta al suelo, triunfo.

—¿Sabías que eras tan fuerte? —le pregunta ahora Erwan.

Sandra niega con la cabeza.

—Pues ahora ya lo sabes. ¡No te metas en líos!

Sandra sonríe y comienza a retroceder hacia el cocotero, pero Erwan tiene aún otra pregunta:

—¿Estás haciendo... yoga?

Oh, oh...

—Sí, claro, soy profesora y...

—¿Enseñas... eso? —dice Erwan—. ¿Y alguna vez has usado el yoga para algo útil?

—Es que es muy út...

—No, quiero decir en la vida real. En una situación de urgencia. ¿Alguien ha gritado alguna vez: «¡Rápido! ¡Saludad al sol por vuestra vida!»? Es obvio que no. Pero sí hemos oído gritar todo el tiempo: «¡Corre por tu vida! ¡Trepa por tu vida! ¡No te preocupes, yo te sacaré de ahí!». Los seres humanos inventaron el yoga como una forma de juego, no de supervivencia. Ningún animal haría nunca algo así. ¿Cambiar de postura en un mismo sitio con la cabeza gacha? ¡Olvídalo! En la naturaleza, eso equivaldría a la muerte. Se necesita el lujo de un entorno seguro para practicar yoga. Todo está controlado: la esterilla mullida, la temperatura adecuada, algún gurú que te dice lo que hacer... No es algo instintivo o natural. Es un invento.

El yoga no es para las urgencias, argumenta Sandra. Es para encontrar el propio equilibrio y una conexión mente-cuerpo.

—Nuestro cuerpo nunca estará más conectado con nuestra mente que cuando algo esté en juego —replica Erwan—. Así es como se mide el valor de un movimiento cualquiera: por sus consecuencias. Trepar a un árbol, arrojar una roca, equilibrarse al borde de un precipicio... Te desconcentras una fracción de segundo al hacerlo y estás jodido. Se requiere una cultura llena de opulencia e indulgencia consigo misma para que viva convencida de que quedarse quieto en diferentes posturas es ejercicio.

A pesar de la andanada de Erwan, es evidente que su intención es ganarse a Sandra para su causa, no vencerla. Y eso es suficiente para que ella dé un nuevo paso en la dirección de la sierra circular.

Te olvidas de la flexibilidad, propone. El yoga te hace más ágil.

—Si tus músculos se resisten a un movimiento cualquiera, es

porque ese movimiento no es natural. Entonces, ¿para qué intentar cambiar al músculo? ¡Cambia el movimiento!

Dicho esto, Erwan se sienta en la arena y extiende una pierna como si fuera un vallista a punto de saltar.

—Si tu tendón de la corva no te permite estirarte así —dice doblándose hacia delante para alcanzar la rodilla con su frente—, entonces muévete así.

En un veloz movimiento, dobla la pierna hacia atrás hasta situarla bajo su nalga. De esta forma, puede llegar mucho más lejos hacia delante y está mejor equilibrado.

—Ahora, ¿cuál es una verdadera conexión mente-cuerpo?

«Pienso que de verdad ha dado con algo», dice Lee Saxby, fisioterapeuta y director técnico de Wildfitness, un programa de ejercicios con base en Londres, forjado en torno a un modelo evolutivo del desempeño humano. Saxby está convencido de que la auténtica salud corporal de los humanos no guarda relación alguna con máquinas de ejercicio y que todo está relacionado con movimientos propios del cazador-recolector. Y cuando vio por casualidad un vídeo notable de Erwan, dio con la prueba número uno en alguien de carne y hueso.

Tal y como suelen ser las declaraciones de guerra, el vídeo es una pieza única: en un mágico intervalo de tres minutos llamado *The Workout the World Forgot* («El ejercicio olvidado por el mundo»), Erwan hace una defensa taxativa de la puesta en forma ancestral... y lo hace sin pronunciar una sola palabra. Empieza con él mismo cargando un tronco a través de un río turbulento, enseguida sube el ritmo cuando lo vemos avanzar a través de un paisaje agreste, adecuando instantáneamente su cuerpo cuando pasa por debajo y sortea todo lo que se va encontrando a su paso. Corre y sube a un túmulo de rocas..., contra las olas rompiendo..., a una cornisa tan elevada que causa pavor..., contra un luchador de artes marciales mixtas que aparece de no se sabe dónde ... Y nunca aminora la velocidad: gira, corre, nada, escala, combate y da volteretas sorteando todo tipo de obstáculos naturales. Se le ve muy sereno y terriblemente fuerte, un animal humano en posesión de su cuerpo y que domina su entorno con pasmosa facilidad.

«Lo que más me impresiona de ese vídeo es su cualidad tan atlética», dice Saxby. «Me saca de mis casillas que las mujeres crean que estar en forma es estar delgadas y los hombres, ser unos gigantones. Los mejores atletas no tienen la apariencia de modelos de pasarela o de culturistas. Son delgados, rápidos y ágiles. Es lo que me gusta del vídeo de Erwan. Es una demostración palpable de lo que es una verdadera preparación física funcional, lo opuesto al rosario de pasos para aumentar de volumen que te enseñan en el gimnasio.»

Erwan bien podría ser, de hecho, uno de los mejores ejemplos vivos de eso para lo que fue diseñado originalmente nuestro cuerpo. «La versatilidad era la clave absoluta de la supervivencia, porque los primeros humanos debían estar siempre preparados para cualquier eventualidad en cualquier momento», explica E. Paul Zehr, doctorado y profesor de Neurociencia y Quinesiología en la Universidad de Victoria (British Columbia), que examinó el potencial biomecánico humano en su libro *Becoming Batman: The Possibility of a Superhero* («Convertirse en Batman: la posibilidad de ser un superhéroe»). «Cuando los primeros *Homo sapiens* salían por la mañana temprano, nunca sabían lo que iban a encontrarse. Si tu vida diaria consiste en cazar y evitar ser cazado, tienes que ser capaz de salir pitando al instante, correr, arrojar una lanza, subirte a un árbol, agacharte y excavar. La especialización de la que hoy disfrutamos, ya sea como maratonistas, tenistas, incluso triatletas, es un lujo de la sociedad contemporánea. No sirve de mucho para la supervivencia del *Homo sapiens* en la naturaleza.»

Pero el giro más importante que ha hecho Erwan bien pudiera ser la forma en que ha fundido propósito y goce, funcionalidad y diversión. Cuando salta y cae y arroja cosas a su alrededor, evoca precisamente a un chico haciendo travesuras en su patio, lo que, en opinión del doctor Zehr, podría ser nuestra forma de ejercitación verdaderamente ancestral. «Nunca se ve a un perro dando vueltas en círculo una y otra vez», señala Zehr. «Si lo hiciera, pensarías que algo le pasa. En lugar de eso, el animal perseguirá algo, dará vueltas, esprintará, descansará, confundirá cosas. El juego del animal tiene un propósito, y no debería ser complicado suponer que el juego del ser humano también lo tiene.»

«La mayoría de las personas ven el ejercicio como un castigo por estar gordas», añade Saxby. «De modo que, en lugar de ser una liberación del estrés, es una carga psicológica adicional. Es por lo que creo que el empeño de Erwan es tan acertado. Si uno logra revertir la idea de que el ejercicio es un castigo, ya de por sí es un gran regalo.»

Revertir la idea... ¿creando tal vez enormes parques de juegos para los adultos? ¿Con fosos de barro, fardos de paja en llamas y extraños obstáculos con descargas eléctricas que parezcan tentáculos de medusa? En 2010, una de las voces más improbables en el tema de la preparación física (un estudiante de la Escuela de Negocios de Harvard) viajó al sitio menos improbable para inaugurar una tendencia (Allentown, Pennsylvania) y reunió allí varios juguetes para chicos grandes en el remanso de paz de una estación de esquí. Cinco años después, los eventos *Tough Mudders* y otros desafíos que consisten en carreras de obstáculos, como *Warrior Dashes* («Carrera de guerreros») y *Spartan Races* («Carreras espartanas») tienen una repercusión sónica. Hasta el jogging está en riesgo de perder su corona como el «deporte con mayor participación popular», porque este año hay más gente dispuesta a zambullirse en una laguna congelada para después trepar una muralla que correr una media maratón. Por descontado que esta Atenas del estiércol tiene que ver más con la emoción que con las habilidades; pocos «corredores espartanos» hacen otra cosa, al prepararse para escalar redes de carga y saltar fosos de agua, que pintarse el rostro y pagar la cuota de inscripción. Con todo, en estos eventos hay cosas con las que Georges Hébert sentiría verdadero regocijo. En los *Tough Mudders* no hay ganadores ni marcas por tiempos, y se centran en la camaradería por encima de la competición. Y al menos todos ellos «abogan» por la idea de la preparación física funcional: cuando los hayas terminado, tendrás muy claro qué no eres capaz de hacer. En cuanto a lo que sí puedes hacer, es ahí donde entra en juego la recaudación.

A principios de la década de 2000 corrió el rumor, entre los oficiales de policía de California y los comandos SEAL de la Armada, de que el mejor sitio para ejercitarse como en el mundo real era un solar vacío detrás de un almacén de FedEx en Santa Cruz. Allí, un ex gimnasta de competición llamado Greg Glassman guiaba a los fieles en *sprints*, levantamiento de pesos muertos y la santísima trinidad de la preparación física funcional: sentadillas, flexiones y los llamados *burpees* (una flexión que culmina en un salto). Esas tres maniobras —levantarse con el culo, el vientre o las piernas— son básicas para la supervivencia animal, pese a lo cual Glassman descubrió que mucha gente es incapaz de hacerlas. ¿Y acaso no es ese todo el propósito del ejercicio, dominar el peso del propio cuerpo? Llamó a su enfoque *CrossFit* («Acondicionamiento Cruzado»), y los polis a los que entrenaba decían que se sentía no tanto como una forma convencional de ejercicio, sino como «una carrera a pie que se convertía en una pelea». El *CrossFit* sigue tan unido al movimiento puro y simple que, si Teddy Roosevelt se levantara de entre los muertos, el único lugar donde se sentiría como en casa después de noventa y seis años sería en un «box» de *CrossFit* (*box* equivale en inglés a «sitio para estacionar», lo que explica el nombre de este tipo de entrenamiento, pues una de las primeras instalaciones fue un almacén de alquiler en un aparcamiento de San Francisco).

Pero en Creta no había lugares donde aparcar. Para sobrevivir, Xan y Paddy debían echar mano de algo incluso más urgente y ancestral, algo que los preparara para una vida de prófugos en las montañas. Algo como lo que Erwan se propone hacer ahora, encaramado en las ramas de un árbol sobre nuestras cabezas.

—¿Listos? —pregunta desde el árbol, a unos seis metros del suelo—. Pues claro que lo estáis —se responde él mismo antes de que digamos nada—. ¡Hagámoslo!

Después de tres días de entrenamiento en sesiones dobles, ha llegado el momento de mi regalo de despedida, mezclado con el examen final. Erwan ha preparado una secuencia de obstáculos que pondrá a prueba mis destrezas de hombre de la selva y, a la vez, me proporcionará un modelo para potenciarlo en casa, cuando regrese a Pennsylvania. Fiel a su evangelio de dinámica grupal, le ha pedido a Zuqueto y Fábio, otro luchador brasileño, que se unan a mí.

—La prueba consiste en terminar la secuencia dos veces en menos de veinte minutos —anuncia Erwan.

Enseguida baja el brazo, «¡Ya!», y salimos disparados, pisándonos de cerca los talones. La secuencia de Erwan consta de unas doce estaciones, todas ellas siguiendo la fluidez natural a través del bosque. Debemos subir a los árboles, contorsionarnos de rama en rama y trepar por palos de cuatro a cinco metros de longitud. Nos hace levantar pesados troncos de *curdurú* por un extremo y hacerlos rotar sobre esos extremos para subirlos por un cerro. Después tenemos que arrastrarnos por entre varias estacas en el suelo y reptar por debajo de una canoa hueca e invertida colocada a pocos centímetros del suelo. Incluso aparece en el ejercicio una cabañita: debemos saltar dentro por una ventana y salimos fuera por otra.

Cuando termino la primera vuelta me doy cuenta de que lo más ingenioso del recorrido programado por Erwan es lo universal que resulta. De verdad que es una maravilla trotar entre los árboles del bosque lluvioso brasileño, pero aquí no hay nada que no pueda repetirse en cualquier parque de la ciudad —o incluso en una calle de los suburbios, si gozas de la misma indiferencia que Erwan por los que fruncen el ceño al verte hacer esos ejercicios—. El día antes lo había visto pasear por la calle principal de Itacaré y hacer de ella su almacén particular de recursos. Subió una escalera a cuatro patas como los monos, cruzó una barandilla en equilibrio y saltó una valla de un lado a otro varias veces. Para cuando habíamos recorrido solo cinco manzanas, ya había completado una saludable rutina de ejercicios y estaba listo para una pizza.

Me quedan tres minutos y solo dos obstáculos que sortear: un salto desde el rellano, luego una rápida escalada por un palo de seis metros apoyado entre el suelo y una rama a alguna altura sobre el árbol. Intento no demostrarlo, me siento exultante debajo del sudor y la suciedad de mi rostro. Hace dos días el corazón se me salía por la boca antes de cada salto. Ahora, después de solo setenta y dos horas, me siento imparable. Todo lo que debo hacer es meter un poquito más de presión y estaré justo pisándole los talones a Fábio.

Naturalmente, ese es el punto en que sobreviene el desastre.

Cuando salto del rellano, un cuchillo al rojo vivo se clava en mi espalda, que se me queda clavada e impide que pueda incorporarme. Tendría que haber adivinado que estaba tentando a la suerte: catorce horas de vuelo en avión me suelen dejar tenso como las cuerdas de un banjo. Así que eso es todo, me desmoroné. Y en ese momento me acordé de la consigna de Erwan.

«La inteligencia del cuerpo...», me repetí, «usa la inteligencia de tu cuerpo».

Entonces agarro la larga vara que sube en un ángulo de 45 grados hasta lo alto del árbol. Con cautela, engancho una pierna a la vara y luego la otra, hasta que me encuentro colgando cabeza abajo como un cerdo en un espeto. Solo acierto a apretar mis piernas para aferrarme con más fuerza, y a preguntarme qué demonios será lo siguiente.

—¿Alguna idea? —pregunto a Erwan.

—*Claro** —me responde—. Seguro. Muchísimas.

Es un excelente momento educativo, la oportunidad perfecta para indagar en sus archivos mentales y sacar a relucir unas cuantas de las innovaciones que ha ido reuniendo a lo largo de los años. Las he visto en sus notas, páginas y más páginas de dibujos de figuritas pegadas con celo que se remontan a los experimentos originales sobre el terreno de Georges Hébert. Erwan posee una enorme cantidad de sabiduría que transmitir; sin embargo, se queda allí de pie, con los brazos cruzados. No me da la menor pista; lo único, una sonrisa.

Tampoco lo hacen Zuqueto o Fábio, que se han transformado en recios conversos a la esencia de su filosofía: cuando el volcán estalle, tienes que ser capaz de arreglártelas solo. No habrá ningún colega levantador de pesas que te afloje la barra sobre el pecho, ningún voluntario que te pase el Gatorade al llegar a los 30 kilómetros. Puede que la dinámica grupal sea nuestro impulso natural, pero en una emergencia es mejor dar por sentado que uno estará solo. Lo único en lo que siempre puede confiar es en el ingenio y la movilidad primaria programados en nuestro sistema durante dos millones de años de miedos y esperanzas.

---

* En español en el original. *(N. del t.)*

Tengo las manos resbaladizas a causa del sudor y, por tanto, empiezan a resbalar por la vara. Solo para lograr un mejor agarre mientras pienso en algo, comienzo a balancearme de un lado a otro, para cobrar impulso. En el extremo de cada oscilación, mi cuerpo se queda suspendido un segundo en el aire. Es entonces cuando muevo los pies y las manos un poco más arriba por el palo, volando más y más alto casi sin dolor ni esfuerzo.

—¡Ajá! ¡Has aprendido mi secreto! —exclama Erwan desde el suelo cuando estoy cerca de la parte superior del palo—. El mejor secreto de todos: tu cuerpo siempre se guarda algún otro truco debajo de la manga.

29

Que Dios te entregue en manos de los griegos.

Maldición corsa que a Paddy le gustaba citar

Paddy también contaba con unos cuantos trucos debajo de la manga. Tenía bastante claro lo que debía esperar del Carnicero y planeó las cosas en conformidad con ello. El Carnicero era malvado pero cauto, y siempre prefería atacar un objetivo del que sabía que no se revolvería. Por tanto, no irrumpiría en las montañas una vez descubriera que el general Kreipe estaba perdido; no, solo haría algún movimiento cuando tuviera claro lo que estaba ocurriendo. Así que primero desplegaría a sus espías y saquearía las aldeas costeras, lo cual lo conduciría directamente al automóvil del general Kreipe, con la nota y las falsas pistas de un comando británico dispersas en su interior.

Para entonces, las últimas dos triquiñuelas de la Pandilla Mágica de Paddy estarían ya en marcha: tan pronto como el cuartel general del SOE tuviera noticias de que habían llevado a cabo el secuestro, la radio de la BBC transmitiría una noticia de última hora anunciando que el general estaba ya lejos de la isla y rumbo a El Cairo. Al mismo tiempo, aviones británicos bombardearían Creta con octavillas indicando que comandos británicos habían trasladado al general a Egipto.

El Carnicero se pondría furioso, pero tampoco se volvería loco. No habiendo huellas de sangre en el suelo, no ordenaría una cacería humana sin existir un hombre al que cazar. Probablemente triplicaría sus intentos de desenterrar los nidos de rebeldes, pero esos ataques se concentrarían y localizarían en objetivos específicos; a menos que se viera absolutamente obligado a ello, no arriesgaría más secuestros dispersando a sus hombres en las montañas. Eso haría que la presión disminuyera un poco, y daría a Paddy y su grupo suficiente espacio para respirar, alcanzar a toda prisa el descampado y llevar al general por encima del rocoso monte Ida y luego hacia abajo, hasta el verdadero punto de embarque en la costa meridional.

A grandes rasgos, era un plan perfecto. O al menos lo fue durante seis horas.

Paddy había dividido su grupo en tres facciones. Billy marcharía delante, conduciendo al general al primer punto de encuentro. Paddy estaba subiendo desde el oeste después de abandonar el vehículo en la playa. Andoni Zoidakis y sus hombres venían desde el este con Alfred Fenske, el chófer del general, aunque Fenske los estaba retrasando seriamente: aún estaba tan aturdido a causa del golpe en la cabeza que le había propinado Billy Moss que apenas podía caminar. A punto de amanecer, Zoidakis decidió ponerse a cubierto y dejar que Fenske descansara hasta que volviera a anochecer. No tenían que preocuparse de las partidas de búsqueda hasta el mediodía, incluso puede que hasta más tarde...

Zoidakis se quedó helado. Levantó el cuello para echar una ojeada a lo lejos y enseguida lo bajó. Imposible. ¿Los alemanes estaban ya de cacería? Era aún de noche, ¿cómo podían saber siquiera que el general había desaparecido? Pero ahí estaban, desplegados peinando la zona a solo trescientos metros, o poco más, detrás de ellos. Zoidakis tuvo que decidir con rapidez si podían escabullirse, con Fenske tambaleante todo el tiempo. Y debió de verlo inquieto, porque al chófer alemán le picó la curiosidad y se paró para ver qué estaba pasando. Zoidakis le dio un golpe directo a la tráquea antes de que pudiera abrir la boca.

Casi de inmediato, se arrepintió de ello. En realidad, Fenske no había hecho nada malo; seguro que Paddy se cabrearía por haber reaccionado así...

De pronto se acordó de algo: tenían que avisar a Paddy inmediatamente. Por alguna razón, la cacería ya había comenzado.

• • •

La primera destinación era una cueva justo a las afueras del pueblo de Anogia. Cuanto más se acercaban al punto Billy y su grupo, más problemas lés daba el general. Tan pronto como Kreipe se sintió confiado de que no lo ejecutarían, disminuyó el paso y se hizo el remolón. Se quejaba de que tenía sed y mucha hambre; lo habían capturado justo cuando iba a su casa a cenar. Y la pierna lo estaba matando. ¿Por qué tuvieron que sacarlo del automóvil a rastras? ¿Y dónde estaba su Cruz de Hierro? ¿Había visto alguien su insignia? Billy continuó empujándolo, y por fin alcanzaron la cueva en la superficie de un risco. Hasta allí condujeron al general, de un asidero a otro, y lo deslizaron al interior, disimulando la entrada con ramas. Uno del equipo marchó entonces hacia Anogia para preparar algo de comer y tener noticias.

Paddy y George Tyrakis venían no mucho más atrás, pero en vez de ir directos al punto de encuentro, Paddy entró a hurtadillas en Anogia. Necesitaba conseguir un mensajero para enviarlo de inmediato a Tom Dunbabin y después sentarse a esperar la respuesta de Tom. Él era la parte decisiva y final del plan ideado por la Pandilla Mágica de Paddy: contaba con Tom para que contactara por radio con El Cairo y coordinara los aviones con las octavillas, la retransmisión de la BBC y el bote de rescate.

Cuando Paddy y George entraron en Anogia, puertas y ventanas se cerraron a su paso. «Toda la charla y las risas desaparecieron en los lavaderos, las mujeres les dieron la espalda y comenzaron a aporrear el lavado con ruidosa vehemencia; los pastores cubiertos con mantas, en respuesta a nuestro saludo, se limitaban a cruzar en silencio a nuestro lado», observó Paddy. «En un momento, pudimos oír la voz de las mujeres exclamando lamentos en dirección a los cerros: "¡La oveja negra está perdida en el trigal!" y "¡Llegaron los suegros!"»

«Así que esto es lo que les ocurre a los alemanes», comprendió Paddy. «¡Bien!» Muchos de los combatientes de la libertad cretenses más efectivos —los *andartes*— eran hijos de Anogia. El asco que los aldeanos sentían por los alemanes era tan profundo que, aunque Paddy era un amigo bien conocido de todos, lo único que vieron fue el uniforme que llevaba. Aun cuando llamó a la puerta de su buen amigo, el rebelde padre Charetis, no fue invitado a pasar.

—¡Soy yo, Pappadia! —susurró a la esposa del cura. Y le dio su nombre en clave—: Soy yo: ¡Mihali!

—¿Qué Mihali? —replicó ella inocentemente—. No conozco a ningún Mihali.

Entonces lo miró de cerca. Solo cuando reconoció el hueco familiar entre los dientes de Paddy, le permitió pasar. Paddy no explicó lo que estaba haciendo allí o la razón por la que iba vestido como un cabo alemán, y todo el mundo supo que era mejor no preguntar nada. El padre Charetis se limitó a enviar a un chico con el mensaje de Paddy para Tom Dunbabin, y les preparó algo de comer.

Paddy estaba aún descansando y esperando la respuesta de Tom cuando las octavillas comenzaron a llover sobre la aldea. ¡Excelente! El corredor debía de haber llegado al escondrijo de Tom en un tiempo récord. Paddy cogió una al vuelo y la leyó:

A TODOS LOS CRETENSES:

ANOCHE, EL GENERAL ALEMÁN KREIPE FUE RAPTADO POR BANDOLEROS. AHORA ESTÁ RETENIDO Y OCULTO EN LAS MONTAÑAS DE CRETA. SU PARADERO NO PUEDE SER IGNORADO POR LA POBLACIÓN...

Un momento. ¿Qué había pasado con las octavillas de Paddy?

SI EL GENERAL NO ES DEVUELTO DENTRO DE TRES DÍAS, TODAS LAS ALDEAS DEL DISTRITO DE HERAKLION SERÁN QUEMADAS HASTA LOS CIMIENTOS. CAERÁN SOBRE LA POBLACIÓN CIVIL LAS MÁS DURAS MEDIDAS DE REPRESALIA.

Maldición. Aquello no tenía sentido, por muchas vueltas que le dieran. Si los alemanes ya habían encontrado el vehículo, ¿cómo sabían que el general estaba en las montañas y no en un barco? Y si no lo habían encontrado, ¿por qué lo estaban buscando?

Los cálculos de Paddy resultaron ser acertados y, al mismo tiempo, erróneos. Como esperaba, el Carnicero no tuvo ningún estallido de rabia y comenzó a quemar aldeas. Se estaba tomando su tiempo, haciendo preguntas y rondando el rastro que dejaban. Pero en lugar de caer en el ardid de Paddy, se estaba acercando peligrosamente a la verdad.

El Carnicero sospechó por primera vez cuando uno de los centinelas preguntó por radio a la fortaleza por el paradero del general. Siempre despotricaba de que los cretenses eran brutos y los británicos, una plaga inofensiva, pero en privado sospechaba que en las montañas ocurría mucho más de lo que se veía a primera vista. Los convoyes aéreos eran atacados pocos minutos antes de abandonar Creta, los sargentos alemanes dejaban su habitación durante una hora y al volver lo encontraban saqueado, un general italiano se desvanecía delante de las narices del Carnicero y aparecía luego en El Cairo... ¿Y ahora un general al mando se iba de parranda una noche? No, algo debía de estar ocurriendo.

Así que, por esta vez, el Carnicero se puso delante de los mapas y decidió razonar como un bandolero. Si el general Kreipe estaba muerto, ya lo hubieran sabido entonces. Su cadáver representaba para la Resistencia una ventaja táctica demasiado valiosa para generar perplejidad y deteriorar la moral alemana; el Carnicero no podía probarlo, pero tenía la sospecha que eran bandoleros, y no soldados alemanes, los que escribían con tiza en las paredes consignas como *scheisse Hitler* («Hitler es una mierda») y *Wir wollen nach haus!* («¡Queremos irnos a casa!»).

Así pues, ¿dónde escondes a un oficial alemán en una isla llena de alemanes? El coche del general había sido localizado, en definitiva, en Heraklion; nunca llegó a Canea; el litoral septentrional estaba demasiado expuesto para las embarcaciones; las aldeas costeras estaban demasiado plagadas de huidos. Eso solo dejaba...

Anogia. Ubicada en las alturas montañosas, erizada de fiebre patriótica, la puerta de acceso al monte Ida y a solo una noche de camino desde la carretera que iba a Heraklion. Tenía que ser allí. Lo secuestraron y huyeron a Anogia. El Carnicero envió la orden: con las primeras luces del alba, quería a treinta mil soldados de tropa marchando hasta allí y a las tripulaciones de los aviones listas para despegar. «Buscad en los cerros alrededor de Heraklion», ordenó, «haced fotografías de todos los senderos que parten de Heraklion. Pero nuestra prioridad es Anogia».

Al alba, el Carnicero había recuperado la ventaja. Los secuestradores no esperaban que nadie confirmara la desaparición del general hasta la mañana siguiente. Pero para entonces ya estarían rodeados.

Paddy esperaba una reacción efusiva en casa del padre Charetis cuando descubrieran la clase de lío en que los habían metido, y no se equivocó. «La habitación quedó convulsionada por las muestras de incredulidad, después de excitación y finalmente por un exceso de triunfal hilaridad», observó el propio Paddy. «Escuchamos los pasos de gente corriendo en la calle, y griterío y risas.» Toda la aldea comenzaba a asumir la destrucción definitiva, pero en lugar de acobardarse, estalló de alegría.

«¡Eh!», oyó decir a un anciano. «Un día la quemarán entera, ¿y qué? Los turcos incendiaron mi casa cuatro veces, ¡que los alemanes la quemen una quinta! Y mataron decenas de familiares, decenas de personas, a mi hijo. ¡Y sigo aquí! Estamos en guerra y la guerra tiene estas cosas. Una boda no se celebra sin la carne. Llena los vasos, Pappadia.»

A todos les encantó el plan de Paddy porque era bastante más que una acción de guerra: era un tributo a ellos, en lo personal, como cretenses. Nada es más cretense —o más griego— que llevar a cabo una acción imposible. Los héroes griegos estaban todo el tiempo robando cosas, cuanto más grandes y raras y más imposibles de conseguir, mejor. Ser rápido de manos es tan relevante para la teología griega, que cuesta encontrar un mito en el que no haya un juego de esa índole. La mitad de los doce trabajos de Hércules eran robos en sí mismos, incluyendo el de arrebatar un cinturón a una reina amazona y cuatro yeguas devoradoras de hombres. Prometeo se hizo con el fuego de los dioses; Jasón cogió el vellocino de oro; Teseo todo el tiempo se llevaba a rastras a mujeres que llamaban su atención, entre ellas una reina guerrera y una princesa cretense. La *Ilíada* y la *Odisea* son un par de auténticos clásicos del crimen; nada se hace en ellas hasta que alguien no actúa de manera furtiva.

Y ese alguien suele ser Ulises, cuya mirada canalla lo convirtió en el mayor de los héroes griegos. La idea de irrumpir en Troya ocultándose dentro de un caballo hueco fue de Ulises, y se preparó para ella colándose furtivamente detrás de las líneas enemigas y escabulléndose con la armadura de un rey adversario y muchos y valiosos caballos de guerra. Ulises era un ladrón nato, descendiente de un vasto linaje de individuos con las manos largas: su padre era Laertes, uno de los argonautas que sustrajeron el vellocino, aunque se rumoreaba que su verdadero padre biológico era Sísifo, famoso por robarle a sus invitados. Su abuelo era Autólico, gran señor de los rateros, y su bisabuelo era Hermes, dios de los ladrones.

Pero a pesar de sus chanchullos, nunca se ve a los héroes acumulando un gran botín. No están en ello por el oro; puestos a elegir, Ulises sería más feliz llevando una vida de granjero junto a su esposa. Robar no era su trabajo; era una vocación, un arte, una forma de hacer posible lo imposible y real lo imaginario. Participar con éxito en un gran atraco es lo más cerca que los seres humanos llegan a estar de la magia, haciendo que algo que tenían en mente aparezca en su mano. Otras religiones condenan a los ladrones, a los pecadores y a los parias, pero los antiguos griegos se encogían de hombros y lo resolvieron con una frase: «Venga, démosles su propio dios». Porque, ¿quién más nos va a enseñar que nuestras cosas no importan demasiado? ¿Que nuestras posesiones son fugaces, perecederas, y que alguien más puede hacerse con todo lo que posees? No serás recordado por tu riqueza y tu poder, sino por tu imaginación creadora: tu *mêtis*.

El descarado *mêtis* de un ladrón: ese era el espíritu que animaba a los antiguos griegos y dio lugar a un estallido de creatividad sin parangón en la historia intelectual del mundo. Las Olimpiadas, la Acrópolis, el gobierno democrático, el juicio a manos de un jurado, las reglas dramáticas de la comedia y la tragedia, la geometría de Pitágoras y de Arquímedes, la filosofía aristotélica y platónica, los ciclos predictivos de la astronomía y los principios humanitarios de la medicina... Todo fue acuñado en la nación de una isla ínfima, tan pequeña y tan escasamente poblada que es como si la fuerza que rigió el pensamiento occidental hubiera sido, durante más de tres mil años, el estado de Alabama.

Lo que impulsó todo fue enfocar las cosas desde la perspectiva del proscrito: *en lugar de apoyarnos en leyes dictadas por algún dios o rey, pensemos como proscritos. Pensemos por nosotros mismos.* Este enfoque convoca a cada ciudadano a crear, no a conformarse; a decidir lo que es correcto o incorrecto, no solo a balar con el resto del rebaño. Los proscritos tienen que ser listos, astutos e independientes; tienen que cultivar aliados, evaluar riesgos y mantener sus antenas pendientes de todos y de todo lo que los rodea. Los proscritos se centran en aquello de lo que la gente es capaz, no en lo que debe hacer. En Atenas, el enfoque del proscrito operaba tan bellamente que se convirtió en una responsabilidad cívica. Los atenienses tenían leyes, ciertamente, pero estas las proponía un promedio de ciudadanos, no los gobernantes imperiales. Todo aquel que comenzaba a comportarse demasiado autoritariamente —que creía saber lo que era mejor para el resto— era conducido a la frontera y enviado al exilio según la afilada política ateniense de: «No a los tiranos».

Ni siquiera los dioses tenían la última palabra: en lugar de un único dios todopoderoso, había docenas de ellos, dividiéndose entre todos la labor y compitiendo entre ellos por alcanzar una posición. Zeus era el pez gordo, pero otros siempre lo aventajaban y adivinaba las cosas a posteriori. Una de sus mayores inquietudes era que su esposa lo sobrepasase en astucia; su nombre, por supuesto, era Mêtis, una titán seductora, conocida por sus «tretas mágicas» y su estrecha amistad con ese ladrón genial que fue Prometeo. Zeus se las ingenió para recurrir a su propia astucia y engañó a Mêtis para que se transformara brevemente en mosca, lo cual le dio la oportunidad de atraparla y tragársela; con ello forjó para siempre, a los ojos de los antiguos griegos, la unión entre la imaginación y la inmortalidad: el espíritu ingenioso estaba ahora zumbando dentro de un dios que nunca moriría.

Pero no todo el mundo estaba de acuerdo. El enfoque del proscrito implicaba libertad, y esto se contraponía con la *biê*: la «fuerza bruta». La *biê* era para reyes y conquistadores, los poderosos y los que ejercitaban el músculo; la *mêtis* era el poder en manos del pueblo, especialmente de los pobres y los débiles, que no tenían otras opciones. Aquiles exudaba *biê* y se burlaba de las tretas de Ulises, que era «igual a Zeus en cuanto a *mêtis*». Aquiles descubrió demasiado tarde que hasta los guerreros dorados podían ser superados por un don nadie con una buena idea; una idea como, por ejemplo, enfurecer tanto a tu adversario que se olvidara de cubrir su talón vulnerable. El primo de Aquiles, Áyax, era un toro furibundo de talante parecido y hubo de aprender la misma lección: cuando luchó contra Ulises, este lo rodeó y pateó en la espalda para doblarlo y derribarlo antes de que lo viera venir.

«Un leñador es mejor por la *mêtis* antes que por la *biê*», dice en la *Ilíada* el antiguo guerrero Néstor al entrenar a su hijo. «Es la *mêtis* lo que hace a un navegante del mar oscuro como el vino mantener veloz el curso de un barco cuando arremete un vendaval. Y la *mêtis* hace mejor a un auriga que a otro.»

Para dos jóvenes ingleses como Xan y Paddy, la fuerza bruta era todo aquello de lo que intentaban escapar. La *biê* eran las palizas en los internados, la mojigatería victoriana, la obediencia ciega al dogma aquel de «lo suyo no es rebatir / lo suyo no es inquirir / lo suyo es nada más hacerlo y después morir»,* que envió a sus padres y hermanos cuando marchó a morir bajo el fuego de las ametralladoras en la Gran Guerra. Extrañamente, la religión tenía mucho que ver con ello. Una vez que los mitos griegos fueron sustituidos por la cristiandad, el clan estridente de los dioses olímpicos fue reemplazado a la vez por un único Dios. En vez de convertirnos en héroes por derecho propio, se nos dio un listado de mandamientos y se nos dijo que siguiéramos las reglas, nos arrodilláramos y esperásemos por nuestro salvador.

No así en Creta, sin embargo. La isla de los héroes sigue aún el código antiguo, y cuando Xan, Paddy y Billy Moss llegaron a ella, descubrieron una forma extremadamente novedosa de pensar las cosas desde la óptica del proscrito.

«El *klepsi-klepsi* —que puede traducirse como "birlar" o "chorizar", pero difícilmente como "robar"— es una especie de deporte nacional cretense», aprendió Billy tras despertarse con un chapuzón

---

* *Theirs not to make reply, / Theirs not to reason why, / Theirs but to do and die.* Versos del conocido himno militar británico *La carga de la caballería ligera. (N. del t.)*

frío de pensamiento proscrito y comprobar que su saco de dormir y sus ropas tan tibias habían sido sustraídas por un compañero del bando rebelde. «La simpatía recae habitualmente en el "chorizo" más que en el que pierde algo. Si dejas que alguien te robe, el bobo eres tú, y el tío astuto, él.»

Creta ha pasado tanto tiempo bajo la bota de los invasores que robar ha pasado a ser un trabajo de patriotas. El robo de ovejas fue la única forma de sobrevivir de los combatientes de la Resistencia durante la ocupación turca, de modo que esa lucha heroica contra el invasor se convirtió en sinónimo de bandolerismo. Ambas instancias se valen, incluso, de la misma palabra: en dialecto cretense, los rebeldes y los ladrones son, ambos, *klephts*. «Es una de las lecciones griegas más importantes que podrías aprender», le dijo George Psychoundakis a un nuevo recluta del SOE, al que apremiaba para que robase unas pocas uvas. «¡Como tu maestro, insisto en que lo hagas!» Para sobrevivir en Creta, tenías que pensar y actuar como un héroe de los tiempos antiguos.

Y eso era exactamente lo que Paddy había hecho. Había entrado en la guarida del Minotauro, y no solo había derrotado al monstruo, sino que también lo había expuesto a la luz del sol atado a una correa.

El rugido de los camiones puso fin al jolgorio. Un convoy alemán subía con estruendo por el camino de la montaña, dispuesto a descargar su contenido en la plaza de Anogia. En cuestión de minutos, los soldados estaban bajando de un salto y corriendo para formar.

—Arriba, arriba —avisaron los cretenses a Paddy—, tenéis que salir de aquí.

Los alemanes podían rodear la aldea en cualquier momento y comenzar a entrar casa por casa. Paddy y George tomaron a toda prisa su equipo y se dirigieron a la puerta. ¿Podía alguien guiarlos hasta el escondrijo de Billy? ¿Y había un burro que pudieran llevarse para el general?

—Sí, sí —replicaron sus anfitriones—. Lo que sea, pero daos prisa.

—¡Ya lo veréis! ¡Esos tres días pasarán y no habrá aldeas quemadas, ni siquiera tiroteos! —les prometió Paddy al cruzar la puerta. En su fuero interno, sin embargo, no se sentía tan ufano. «Rogué por que la urgencia les diera alas a los pies de los mensajeros», fue lo que pensó, «y les permitiera difundir nuestras propias octavillas y las noticias de la BBC sobre la partida del general de la isla».

La plaza del pueblo estaba abarrotada de tropas cuando Paddy y George se fueron sigilosamente por las calles. Paddy no conseguía entender cómo era que el Carnicero había llevado tan pronto a sus hombres hasta Anogia, pero estaba aún más perplejo con el hecho de que aún estuvieran allí detenidos. El Carnicero les llevaba la delantera, luego ¿por qué no cerraba sin más el cerco? Si los alemanes habían rodeado Anogia tan pronto como llegaron al pueblo, Paddy y Billy podían estar hacía rato en prisión. Entonces, ¿a qué estaban esperando?

Un pensamiento escalofriante paralizó al Carnicero: «¿Y si todo es un movimiento de distracción?»

Los bandoleros eran astutos; tanto, que él mismo no había conseguido echar el guante a un solo inglés en todo el tiempo que llevaba en Creta. Siempre que se les acercaba, iban un salto por delante de él. ¿Acaso esta vez sería tan fácil atraparlos? ¿O lo que ellos pretendían era que los persiguiera hasta allí? Los bandoleros debían suponer que nada enfurecería más a los alemanes que el secuestro de un general en las narices de la Gestapo. Miles de soldados alemanes de infantería irían pisándoles los talones, peinando las montañas y destinando flotas enteras de aviones de combate para sobrevolar la zona rural... ¡dejando la Fortaleza Creta y la capital expuestas!

Así que ese era su juego. Tal vez, pensó, la captura de Kreipe era un complot aliado para que moviera numerosas unidades hacia las montañas, permitiéndoles así aterrizar en sus aviones mientras los *andartes* y los comandos atacaban desde la retaguardia. No iba a caer en esa trampa. Así que envió un aviso a Anogia: «Traigan inmediatamente de vuelta a Heraklion una compañía». Ordenó que los aviones de reconocimiento volvieran a la base y que se pospusiera hasta nueva orden el lanzamiento de octavillas. Antes de dispersar a sus tropas en las montañas, el Carnicero necesitaba estar preparado para una invasión.

Al anochecer, la costa volvía a estar asegurada. Estaban listos para afrontar con nuevos ímpetus la tarea de rescate del general Kreipe; solo que Paddy y su grupo ya habían regresado furtivamente a tierra salvaje.

30

Donde esté el peligro / habrá indicios de redención.

FRIEDRICH HÖLDERLIN,
«Patmos»

Chris White y yo comenzamos a seguir los pasos de Paddy tan pronto como el sol estuvo lo suficientemente alto como para permitirnos ver el suelo. Habíamos partido de Heraklion antes de que amaneciera, y subimos a un bus que nos llevó al lugar exacto del litoral donde, según las estimaciones de Chris, Paddy había abandonado el coche del general. Chris verificó sus marcas: el monte Ida justo enfrente, el trocito rocoso de playa justo detrás. Sí, claro: habíamos dado con el prado correcto. Pero no había el menor indicio de un sendero, nada excepto una maraña de zarzas que conducía a un acantilado imposible de escalar.

—Brillante, ¿no? —dijo Chris—. Debió de ser igual de agreste como cuando Paddy pasó por aquí. Puedes imaginarte a los alemanes mirando el paisaje frente a ellos y pensando: «Bueno, lo cierto es que no se fueron por... ahí».

Dos años antes, Chris había estado explorando a pie el lugar junto a su hermano Pete, e intercambiando notas con sus colegas sabuesos que investigaban la fuga, Alun Davies, Christopher Paul y Tim Todd, por lo cual estaba muy seguro de poder conectar ahora todos los puntos en la ruta de huida. Excepto el Punto 1. Pete hubiera sido de gran ayuda; sus años de trabajo en el *New Forest* le habían conferido un instinto especial para navegar por el descampado, como había podido comprobar en nuestra expedición anterior, pero

315

esta vez no pudo estar con nosotros. Éramos solo Chris y yo, y estábamos perdidos antes de empezar.

De todas formas, Chris parecía imperturbable. Y se internó en el caos de espino con parsimonia, caminando tanto como pudo entre las zarzas y poniéndose en cuclillas cuando ya no había más remedio, avanzando y retrocediendo hasta que su mano se levantó en el aire y me indicó que estábamos en camino. Seguimos las vagas huellas de las cabras hacia arriba, trepando y descendiendo quebradas, hasta emerger justo antes del mediodía a un acantilado con vistas a un extraño oasis: era bastante más abajo, un racimo de edificaciones de piedra rodeadas de pulcros jardincillos.

Decidimos descender hasta allí y entramos en un silencioso patio de grava. Antes de que Chris tirara de la cuerda de una campanilla en la entrada, delante de nosotros se abrió con un crujido una portezuela de Hobbit.

—*Kalos orisate* —oímos decir a alguien en la oscuridad—. Bienvenidos.

Nos agachamos para cruzar el bajo portal y nos descubrimos en una pequeña cocina con suelo de piedra. Un monje de barba negra que le llegaba hasta el pecho colocó una mano sobre su corazón y nos hizo una breve reverencia. Era el padre Timothy Stavros, conservador del pequeño Monasterio Vossakou. Y en un inglés vacilante nos preguntó en qué podía ayudarnos. Chris extrajo su carta, la que tenía escrita en griego y en inglés donde explicaba nuestro interés en el secuestro de Kreipe.

El padre Timothy asintió.

—Sí. Estuvieron aquí.

Nos condujo afuera a través de la cocina, hasta un porche que miraba el valle desde arriba. Tiestos de arcilla con verduras de hoja comestibles y espinacas cubrían un estante entero a lo largo de la pared; sobre nuestras cabezas, colgando de clavos en las vigas había bolsas de malla llenas de caracoles oreándose unos días, mientras se purgaban para ser cocinados. Los caracoles eran la comida habitual de los combatientes por la libertad; uno podía recogerlos cuando estaba en plena huida y lo que solía ocurrir es que entraban en una fase latente y se mantenían frescos en los bolsillos hasta que el fugitivo alcanzaba un claro para cocinarlos. Los alemanes no los comían, así que los aldeanos podían juntar kilos y más kilos de ellos sin preocuparse de que nadie los recogiera antes, y dárselos a la guerrilla sin temor a que sus provisiones de comida parecieran sospechosamente escasas. El *Kohli me stari* se ha convertido en una de mis comidas preferidas en Creta: estofado de caracoles hechos en un caldo de ajo, tomate y aceite de oliva, quizá dejándole caer una cebolla picada y unas hojitas de menta, con un puñado de trigo grueso molido para darle una consistencia parecida a la de las gachas.

Nos sentamos y otro monje apareció silenciosamente con una jarra de agua y un plato de galletas pequeñas y duras espolvoreadas con semillas de sésamo. Vossakou fue levantado hace más de cuatrocientos años, nos explicó el padre Timothy, pero había sido reiteradamente arrasado por varias generaciones de invasores.

—Dieciocho de los nuestros fueron asesinados por los turcos —nos dijo—. Y dos de nuestros hermanos fueron ejecutados aquí mismo —añadió señalando un punto a pocos metros de allí, en el jardín— por los alemanes. La gente necesitada de comida venía en busca de ayuda, así que la ayudábamos. A los alemanes no les gustó.

Él mismo no estaba aquí entonces; solo tiene unos cincuenta años y en un primer momento fue florista en Rethymno. Durante los últimos ocho años ha estado la mayor parte del tiempo solo en Vossakou. Los miembros más ancianos de la orden han muerto ya todos, dejando al padre Timothy como uno de los últimos custodios vivos en la tormentosa historia del monasterio.

—El general pasó aquí cerca de una hora esa noche —dijo, y eso logró impresionarnos, hasta que adquirió pleno sentido.

Billy y su prisionero habían abandonado el coche más allá de Vossakou, no antes, así que debió de ser Paddy vestido con el uniforme alemán al que vieron los monjes. Paddy y George Tyrakis debieron de llegar aquí deshidratados y hambrientos, a la medianoche; no habían comido ni bebido nada desde las primeras horas del atardecer, y desde entonces habían vivido en una montaña rusa de lucha y huida sin parar. El monasterio representaba la mejor esperanza que tenían para reponer fuerzas, así que George debió de llamar a la puerta mientras Paddy vigilaba en las sombras. Una hora era mucho tiempo para entretenerse, pero ambos supieron que debían hacerlo y ser astutos. Necesitaban recargar las pilas para afrontar la larga escalada hasta Anogia y no deseaban llevar consigo nada que pudiera conducir el rastro hasta los monjes, en caso de que ellos fuesen capturados. Por tanto, se tomaron su tiempo para terminar las galletas y la carne de cordero que les ofrecieron, y marcharon del monasterio.

El padre Timothy nos dio una bolsa de sus duras galletas caseras cuando nos levantamos para marchar nosotros también. Chris y yo nos arrastramos hacia abajo por la larga pendiente hasta el valle, luego seguimos un arroyuelo de piedras sueltas en ambas orillas, que se colaba a través de una garganta. Al atardecer ya no quedaban galletas del monje y el agua en mi pequeño bidón sonaba con el ominoso vaivén que indica que está agotada. Además, las faldas de los cerros que teníamos a nuestro lado del desfiladero se había convertido en el muro empinado de un acantilado. Al otro lado del arroyo se nos planteó una alternativa: subir los dos por una prolongada escalinata de terrazas de cultivo excavadas en la ladera de la montaña, o apostar por un camino de tierra que podía llevar en espiral hasta Anogia, si antes no concluía en un terreno de pastoreo y sin salida. El sol acababa de esconderse detrás de la montaña, lo que nos dejaba solo una hora de luz aprovechable, pero las terrazas y el camino de tierra eran una buena señal de que Anogia debía de estar justo encima de nosotros.

Chris señaló al promontorio que se alzaba a nuestras espaldas. Solo a un pintor japonés le hubiera gustado algo así, un lugar enmarañado de robles espinosos, tan vertical que parecía tallado con una cuchilla en la montaña.

—En algún punto dentro de esta maraña, Billy ocultó al general la primera noche —dijo Chris.

Él y Pete se habían castigado buscando la cueva en su último viaje, pero ahora vi por qué no habían conseguido resultados. Aun cuando uno supiera adónde dirigirse, estaría a merced de las puntas y asideros chungos en la pared de roca. Billy Moss describía la cueva como tan abrumadoramente pequeña y difícil de alcanzar que solo resolvieron refugiarse en ella como último recurso.

Uno de los aldeanos le había advertido de que los alemanes estaban registrando la aldea. Billy y su grupo estaban justo en campo abierto, tomando un descanso en las orillas del arroyo, pues Paddy les había dicho que Anogia sería un lugar seguro, pero ¡los alemanes se dirigían hacia allí! «Rápidamente nos pusimos el equipo a la espalda y partimos por la orilla del arroyo», recordaba Billy. Emprendieron el camino junto al arroyo y no tardaron en llegar a un muro empinado de rocas. Lo escalaron, empujando al general para que no se quedara atrás, hasta llegar a la entrada de una cueva ínfima. Los cuatro se apretujaron en un espacio en el que apenas cabían dos, y después tapiaron la entrada con ramas. Y allí dentro estuvieron hacinados, oyendo el resuello de su propia respiración cuando un avión alemán pasó tan bajo con su estruendo que Billy fue capaz de asomarse y ver a uno de los tripulantes en la parte trasera de la cabina, escudriñando el valle con sus prismáticos.

Esa tarde, Billy y su grupo condujeron al general hacia abajo, de vuelta al arroyo, para encontrarse con Paddy. Fue allí —poco más o menos donde Chris y yo estábamos parados— cuando Paddy y Billy descubrieron que el hombre con el que más contaban de todos, Tom Dunbabin, podía haber sido capturado.

—¿Cómo va todo? —preguntó Paddy—. ¿Os está poniendo el general las cosas difíciles?

Billy le aseguró que todo iba bien, y que se esperaba algo peor.

—¿Y has sabido algo de Tom? —preguntó Paddy.

—Nada —replicó Billy.

Su mensajero había regresado estupefacto del escondite de Dunbabin.

Había sido incapaz de encontrar rastro de Tom, o de alguien de la zona que supiera hacia dónde podría haberse marchado.

Eran noticias tristes. El operador de radio de Tom apareció con su equipo completamente roto y, al igual que los demás, sin tener ni idea de lo que podía haberle ocurrido a su jefe. Tom Dunbabin no era solo su vínculo con el mundo exterior, sino quien se suponía que encabezaba todas las operaciones clandestinas en la isla. Eso significaba que había un único hombre, y solo uno, que sabía la localización secreta de los dos operadores de radio inalámbrica que quedaban en la isla: y ese era Tom.

«Era el único "Ábrete Sésamo" para acceder a las otras dos estaciones», comprendió Paddy. Sin él, solo podían enviar mensajes a través de una serie de cortafuegos humanos, y cada uno de ellos solo conocía la identidad del siguiente eslabón de la cadena. Xan Fielding gozaba en Creta de tanta credibilidad como «O Tom», apodo con que se conocía a Dunbabin, y seguro que podía establecer comunicaciones, pero Xan aún no había vuelto de Egipto. ¿Acaso el nudo de los alemanes estaba apretando tan fuerte que Tom tuvo que ocultarse? ¿O estaba ya en sus garras? Paddy y Billy habían tenido ambos la precaución de utilizar los relevos humanos para enviar noticias del secuestro a otro operador de radio, pero como cabía esperar, estas llegaron desastrosamente fragmentadas: en ese momento preciso, la BBC estaba informando de que el general Kreipe sería sacado de la isla, no que ya estaba lejos de ella.

—¿Y qué hay de nuestras octavillas, las que debían arrojarse? —preguntó Paddy.

—Canceladas —replicó Billy—. Demasiadas nubes para que nuestros aviones pudieran cruzarlas.

Billy y Paddy estaban todavía asimilando las malas noticias cuando llegaron otras peores. Los guerrilleros que escoltaban al chófer del general aparecieron al fin... sin el chófer. Los alemanes estaban por todos lados, informaron. «Había habido batidas a gran escala», le dijeron a Paddy, «lanzadas en todas direcciones. Ellos habían escapado justo a tiempo».

Muy bien, pero... ¿dónde está el chófer?

Andoni deslizó el dedo índice por su garganta.

Paddy quedó desconsolado. Sus posibilidades de escapar acababan de hundirse en la nada y su sueño de una victoria sin derramamiento de sangre al estilo de la Pandilla Mágica había concluido. Tan pronto como hallaran el cadáver del chófer, el Carnicero se volvería loco. Tendría que asumir que el general Kreipe estaba también muerto, lo cual implicaba que ya no debía preocuparse de rescatar vivo a un rehén. En vez de una operación de rescate, sería la guerra total. El único objetivo del Carnicero sería ahora la venganza por el asesinato de un oficial y un camarada.

Era el momento de ponerse en marcha. Enfrente estaba el monte Ida, que abarcaba una cuarta parte de la isla y alcanzaba una altura de 2.400 metros. El general insistía en quejarse de su pierna herida, así que lo ayudaron a montar en el burro y a seguir el camino de esa guisa, por un camino de cabras casi invisible entre los bosques. «Era vital para nosotros alcanzar las montañas para estar entre amigos», decidió Paddy, «lejos de las llanuras infestadas de enemigos y en la dirección correcta para escapar por mar, lo más rápido posible».

Un minuto. ¿Por mar? Los guerrilleros mostraron sus dudas. «¿Y por qué no lo sacamos volando, al estilo del Lobo?»

«Aj.» ¿No estaba ya lo suficientemente oscuro el panorama como para que encima tuvieran que mencionar justo ese nombre? Otto Skorzeny: el «Lobo de Hitler». El genio del mal con una cicatriz en la mejilla, fruto de un duelo, y especialista en matar a quien fuera y donde fuera y desaparecer sin dejar rastro. Siempre que alguna tarea parecía imposible, llamaban al Lobo. Lideraba una fuerza especial de *Jagdkommandos* («Guerreros cazadores») de los que se decía que «vivían de la tierra, pensaban por ellos mismos y nunca se acobardaban por el caos desolador en el que a menudo se hallaban». Un año antes, en Italia, Skorzeny y sus Cazadores se habían colado en un castillo fortificado en la alta montaña y rescatado a Benito Mussolini de su cautiverio. Mussolini había sido derrocado en un golpe de Estado, pero Hitler estaba decidido a rescatar «al mayor hijo de Italia, nuestro querido amigo y aliado cercano», y restituirlo en el poder. Skorzeny aterrizó de noche en un planeador con un pequeño escuadrón de asalto y obligó a la guardia de doscientos hombres a rendirse. Skorzeny animó a Mussolini a escapar en un avión que esperaba en un campo cercano y, antes de lo esperado, el Duce estaba de nuevo al mando. Para evitar que el líder húngaro, el almirante Miklós Horthy, se rindiera a los soviéticos, Skorzeny secuestró al hijo de Horthy, lo envolvió en una alfombra y lo mandó a un campo de concentración donde quedó como rehén hasta el final de la guerra.

Pocos meses después, dice la historia, el Lobo se lanzó en paracaídas sobre Irán para intentar asesinar a Churchill, Stalin y Roosevelt en un solo golpe. El Lobo y sus Cazadores se arrastraron hasta un punto muy cercano al lugar en que los tres líderes aliados celebraron la reunión de Teherán con miras a analizar la estrategia general de la guerra. Justo a tiempo, un espía ruso alertó de la «Operación Salto Largo» y muchos de los Cazadores fueron capturados, pero Skorzeny logró escapar. Reapareció vestido con un uniforme norteamericano y en un jeep muy por detrás de las líneas enemigas y saltando en maniobras puntuales de un lugar a otro, saboteando a las tropas aliadas y acercándose tanto al cuartel del mando supremo aliado que a veces, durante días enteros, fue preciso esconder al general Dwight Eisenhower en una localidad resguardada. Skorzeny es «el hombre más peligroso de Europa», dijo el mismo Eisenhower echando pestes, «el enemigo público número uno».

—No podríamos evacuar a nuestros prisioneros por el aire, al estilo Skorzeny —advirtió Paddy a los desilusionados cretenses—. Los alemanes han inutilizado los altiplanos de la montaña para la aviación de largo alcance, obligando a cuadrillas de trabajadores para que los llenaran de rocas amontonadas.

Pero la cuestión candente no era si podían seguir los pasos del Lobo, sino si el Lobo les estaría siguiendo los pasos a ellos. En lugar de peinar los alrededores en busca de los secuestradores, ¿por qué no podía ser, simplemente, que el Carnicero hubiese convocado a Skorzeny y puesto a los Cazadores a seguirles la pista? Tenía todo el sentido. Siendo él mismo un proscrito a su manera, Skorzeny hubiese sabido exactamente qué era lo que Paddy planeaba. En lugar de perseguir a los captores del general, se hubiese adelantado diez movimientos y estaría esperándolos emboscado.

Así, cuanto más rápido corrieran Paddy y su equipo, más cerca podía ser que estuviesen del Lobo.

31

> Resulta asombroso pensar que este sitio, el hogar proverbial del individualismo, de la revuelta y la indiferencia ante la ley, se uniera, cuando hubo necesidad, en esta armonía perdurable. Pero así fue.
>
> PATRICK LEIGH FERMOR

Chris y yo llegamos a Anogia a la hora aproximada en que Paddy se escabullía de allí, subiendo los dos hasta la última terraza de cultivo cuando el sol se ponía. En la entrada del pueblo había un poste de hierro y un aviso en él, de aspecto tan ominoso que parecía más una advertencia que una bienvenida. Al aproximarnos, descubrimos la razón: cuando el Carnicero supo que sus sospechas sobre Anogia eran reales, tuvo un arrebato de furia al estilo de Hitler. Y lo que hizo a continuación fue lo que está grabado en ese sombrío recordatorio:

> *Orden del Comandante Alemán de la Guarnición de Creta:*
> Dado que la aldea de Anogia es un centro del espionaje inglés en Creta, dado que los anogianos cometieron el asesinato del sargento de la guarnición de Yeni-Gavé, dado que los anogianos llevaron a cabo el sabotaje de Damasta, dado que los *andartes* de varias bandas de la Resistencia encuentran asilo y protección en Anogia, y dado que los raptores del general Kreipe pasaron por Anogia, valiéndose de Anogia como lugar de descanso cuando lo trasladaban, ordenamos que sea ARRASADA hasta los cimientos y que se ejecute a cada hombre de Anogia que sea encontrado en la aldea y en un área de un kilómetro a la redonda.
>
> Canea, 13-8-1944.
> El Comandante de la Guarnición de Creta
> H. Müller

Las tropas del Carnicero rodeadon la aldea y acorralaron a todo el mundo dentro del cerco. Más de un centenar de personas fueron arrastradas a la plaza del pueblo y asesinadas. Los supervivientes huyeron a las montañas, mientras que sus posesiones —sus hogares, sus alimentos, sus ropas y mantas— eran pasto de las llamas. Dos hermanas ancianas estaban demasiado asustadas como para dejar su casa y fueron quemadas vivas en su interior. El Carnicero fue implacable; durante tres semanas, sus hombres machacaron el pequeño pueblo, dinamitando todo edificio y rastreando los cerros en busca de cualquier varón anogiano que hubiese escapado de las redes alemanas. Para cuando la furia del Carnicero cedió por fin, no quedaba nada de la antigua ciudad de novecientos años emplazada en la montaña, salvo cadáveres en descomposición y escombros humeantes.

Chris y yo tuvimos una visión de las secuelas en una taberna junto a la plaza del pueblo, donde un mural cubre una pared entera y muestra el valle desde el cual acabamos de escalar. Dos soldados alemanes tienen sus manos en alto y un tercero ha caído de rodillas. Están rodeados de combatientes por la libertad anogianos a punto de disparar. Es una imagen extraña y terrible de contemplar con un vaso de raki y un plato de *spanakopita*, pero explica la razón de que Anogia siga existiendo hoy en día. Los francotiradores guerrilleros se volvieron algo tan común en la región, que durante lo que quedó de la guerra, y hasta bastante después, el área que rodea a Anogia sería conocida como «el Triángulo del Diablo». Un anogiano recordaba aquellos momentos: «Vi alemanes llorando. Los vi cuando caían como ovejas en nuestra emboscada, sin la menor oportunidad de escapar».

Desde el punto de vista estratégico, la masacre del Carnicero fue un terrible error. Despojados de todo aquello por lo cual vivir, los anogianos estaban dispuestos a pelear hasta la muerte y se atrincheraron, decididos a resistir a los invasores. Y lo hicieron: Anogia fue finalmente reconstruida con tal orgullo y encanto, que hoy se siente como si nunca hubiese desaparecido. Las calles angostas suben y bajan en pendientes que coinciden de forma natural con el flanco de la montaña. Las casitas encaladas se arraciman en torno a una agradable plaza de pueblo rodeada de árboles que brindan su sombra y de cafeterías familiares. Y vigilante desde arriba, de día y de noche, se yergue la presencia nevada y majestuosa del poderoso monte Ida: el lugar de nacimiento simbólico de Zeus, el señor de los rebeldes, y la puerta de acceso al país de bandoleros y a la libertad de los mares.

Pero a medida que va uno cruzando los pórticos naturales, el monte en sí se torna un castigo. Yendo a pie, la ruta más rápida para salir de Anogia es el sendero creado por y para las cabras. Este comienza con una escalada tan empinada que las manos se entrechocan con las rodillas, y te sumerge enseguida en acres y más acres de esa roca volcánica afilada como un cuchillo que dejó a Paddy descalzo el día mismo que llegó a la isla. Una sola mirada le bastó al general para insistir en que su pierna estaba en tan mal estado que necesitaba ir a lomos de un asno todo el camino. Ver al general en el burro le recordó a Billy a Napoleón derrotado. Supuso que su grupo debía de tener el mismo aspecto que un ejército vencido.

A las dos de la madrugada, la partida de secuestradores había caminado más de seis horas sin parar. En la oscuridad, siguieron el sonido de los cencerros y las ovejas hasta una pequeña choza con un agujero en el techo por donde escapaba el olor de la leña ardiendo. El pastor, un anciano entrañable de blancos bigotes y casi ningún diente, los recibió con entusiasmo y les invitó de inmediato a pasar a su choza para que pudieran descansar y calentarse junto al fuego. Aun cuando al anciano lo habían sacado de su sueño y, al abrir la puerta, se encontró en el umbral con una banda de matones armados que traían consigo a un general alemán montado en un burro, obedeció el código de hospitalidad cretense de la *xenía*: les ofreció comida; les ofreció refugio, y no hizo preguntas.

El pastor les dio un poco de queso y, con él, una pizca de un pan tan duro como una piedra que puso primero en remojo dentro de una jarra de piedra, según apuntó Billy. Una vez que el general hubo entrado en calor y los secuestradores hambrientos hubieron compartido las raciones del pastor, similares al rancho de una prisión, llegó la hora de irse. Se despidieron afectuosamente de él y pronto reemprendieron la marcha. Dar al enemigo que había aterrorizado a su isla un mendrugo de pan y un cobijo junto al fuego fue el último gesto de generosidad de ese anciano: poco después, según averiguó Billy, una patrulla alemana que buscaba algo de comer le disparó por la espalda y robó su rebaño.

Los secuestradores tuvieron que apurar el paso. El alba se aproximaba a pasos agigantados y aún quedaba por delante el obstáculo más traicionero: la Meseta de Nida, una extensión de pastoreo de casi un kilómetro, tan suave y abierta como un campo de fútbol. Nida es una de las maravillas de las montañas cretenses: un terreno sin árboles y tan plano que parece sobrenatural, que conduce como una alfombra real directamente a las faldas del monte Ida. Sería una pista de aterrizaje ideal si no fuera porque es, ante todo, una trampa mortal; es perfecta para que aterricen los aeroplanos, pero los cerros que la rodean la convierten en el sueño de un francotirador. Solo era posible cruzar Nida de noche; durante el día, los alemanes estarían observándolo todo desde el aire con sus aviones de reconocimiento, rugiendo una y otra vez alrededor del perímetro.

Solo que, mientras más caminaban el grupo, más lejos parecía quedar Nida. La sierra de Lasithi, al sur de Anogia, es un lugar embrujado; es una obra maestra de topografía engañosa, con cerros tan empinados y arracimados entre sí que, cuando ves uno en la lejanía, no llegas a ver los otros tres que hay en medio. Cada vez que subes un pico esperando ver Nida al otro lado y abajo, lo que te encuentras con seguridad es otra escalada pendiente. Tampoco te parecerá mucho más fácil en los descensos; en las quebradas hay tal cantidad de rocas caídas desde las cumbres con forma de coágulos, que los secuestradores solo consiguieron sortearlas levantando sus fatigadas piernas en el descenso tanto como habían tenido que hacerlo en la ascensión.

Justo cuando el cielo comenzaba a volverse de un tono rosado, el grupo llegó a la llanura de pasto y hubo de apurar el paso a través de ella, con el general a rastras. Con la luz grisácea de la mañana podían ver la silueta oscura de los vigías rebeldes en todas las cumbres circundantes. El general quedó asombrado: la propaganda del Carnicero le había hecho creer que las fuerzas rebeldes eran poco menos que unos cuantos ingleses atemorizados y un puñado de bandidos. «Kreipe estaba impactado por nuestros guerrilleros desplega-

dos a todo lo largo de las alturas meridionales, vigilando por nosotros sin descender hasta donde nos encontrábamos. Debió de pensar
que toda la montaña estaba llena de ellos», observó después el combatiente rebelde Giorgios Frangoulitakis, conocido como «George
el Escurridizo». Cuando uno del grupo quiso internarse con sigilo
en un poblado y sortear a los centinelas alemanes, varios otros le
ofrecieron sus salvoconductos alemanes.

—¿Todos tienen nuestros documentos de identificación? —preguntó Kreipe a Paddy.

—Usted nunca podría escapar de los hombres que ahora ve a su
alrededor —contestó Paddy.

Los ojos furibundos de un elfo reforzaron su impresión: cada vez
que el general miraba hacia atrás, se encontraba a un anciano acha-
parrado clavándole puñales con la mirada. Manolis Tsikritsis «era
muy bajo y usaba un fez parecido al de un diácono», como lo describía George el Escurridizo. «A él tampoco le importaba mucho el
general y lo miró con fiereza durante todo el camino.»

Las palabras amenazadoras no eran el fuerte de Paddy, pero al
entrar en una cueva húmeda al pie del monte Ida para ocultarse durante el día, supo que había llegado la hora de hacerle creer al general que aquello era el jaque mate y que se había agotado su última
oportunidad de ser rescatado. A la noche siguiente estarían plenamente expuestos, cuando alcanzaran la cumbre barrida por la luna
del monte Ida. Aun cuando hubiese allí un sitio para ocultarse, sus
huellas en la nieve los delatarían. Era una misión propia de un vam-
piro: se trataba de salir de la montaña y permanecer a cubierto antes
de la salida del sol, o todos morirían.

Y si el general se daba cuenta de que era solo una bravuconada,
podía hacerles la jugarreta de ralentizar la marcha en un sabotaje pro-
gresivo e imperceptible. Todo cuanto debía hacer era sacar de sus
bolsillos cualquier objeto y tirarlo al amparo de la oscuridad para que
los alemanes siguieran su rastro. O desviarlos de la ruta de huida ha-
ciéndoles creer que conocía los siguientes puestos de vigilancia alemanes. O, sencillamente, llevarse las manos al pecho y desplomarse.
Paddy no iba a dejar que nada de eso ocurriera; tenía que persuadir
al general de que estaba atrapado en una operación diseñada con la

precisión de un reloj, ejecutada por unas mentes maestras y letales, y no en medio de un plan improvisado y cocinado en un cuarto de baño, después de una noche de fiesta, por un tipo que había abandonado la escuela secundaria y que se había pasado cinco años viajando de gorra por Europa en calidad de poeta y playboy ambulante. Así pues, cuando el general suspiró una mañana al ver el sol asomando por encima del monte Ida, y cuando evocó una oda de Horacio al monte Soracte, Paddy aprovechó la oportunidad de comerse la torre:

—*Vides ut alta stet nive candidum Soracte* —musitó el general. «Ya ves cómo blanquea la alta nieve en el Soracte...»

—*Nec jam sustineant onus* —respondió Paddy—. *Silvae laborantes geluque / Flumina constiterint acuto.* («Los cansados árboles bajo el peso sufren; el hielo áspero inmóviles tiene a los ríos».)

«Era una de las pocas odas de Horacio que sé de memoria», revelaría más tarde Paddy. «Tuve suerte.» Porque siguió declamando versos hasta llegar al final.

El general permaneció allí sentado y en silencio.

—Buena memoria —musitó finalmente.

Mientras el general dormitaba dentro de la cueva, Paddy y Billy se sentaron fuera, bajo el sol de la mañana, y recibieron las malas noticias. Tom Dunbabin seguía desaparecido, lo cual quería decir que la comunicación con El Cairo empeoraba a cada kilómetro que avanzaban; cuanto más lejos huyeran, más atrás estarían dejando a los dos operadores inalámbricos que les quedaban. Billy se dio cuenta de que incluso el más veloz de los corredores tardaría al menos dos días para llegar a su destino. Entonces tendría que esperar un día más la respuesta de El Cairo, y necesitaría otros dos para regresar.

Cinco días de ida y vuelta para un único mensaje. De modo que, en lugar de unos pocos días, ahora habrían de pasar unas pocas semanas para coordinar la salida del general de la isla. La comida escaseaba peligrosamente y dentro de poco sería aún más escasa; en los dos días anteriores habían caminado doce horas cada noche llevándose al estómago poco más que cortezas de pan y agua. Y ahora se enfrentaban a dos semanas adicionales a base de la misma dieta de hambre.

«Era imposible que nuestros amigos nos ayudaran», comentaba George el Escurridizo. «Las aldeas que podrían haberlo hecho estaban todas rodeadas.»

Estaban exhaustos y hambrientos, pero no podían permitirse más que unas pocas horas de descanso. Cada día que pasaban en la misma localidad aumentaba el riesgo de caer en el cerco alemán o de que los siguieran hasta su escondrijo si el Lobo de Hitler hacía acto de presencia. Había tropas movilizadas para cortarles la ruta de huida en el flanco alejado del monte Ida. Los guerrilleros comunicaron a Billy que las fuerzas alemanas se estaban concentrando al pie de esas montañas, preparándose para una ofensiva a gran escala por la zona.

Paddy vio una sola forma de escapar: *Solvitur Ambulando*. Ante la duda, deambula. Billy estuvo de acuerdo y no tardaron en idear una ruta para afrontar la escalada del Ida y el descenso por sus laderas meridionales antes de que los alemanes pudieran lanzar su ataque. Esperarían, pues, a que cayera la noche y entonces harían todo lo posible por llegar hasta la cumbre del Ida, y de ahí, a un nuevo escondrijo antes de que amaneciera. Si los atrapaban, que al menos fuera escapando.

Paddy y Billy se reclinaron sobre una grieta irregular que discurría a lo largo de la entrada a la cueva y disfrutaron unos minutos del sol matinal antes de volver a cubierto. A pesar de que era una operación de máximo secreto, alguien sacó una cámara e hizo una foto, captando una última imagen de los dos fatigados individuos, en el que con toda probabilidad sería el último día de sus vidas.

—Esa es la grieta —dijo Chris White—. Agáchate y te la mostraré.

Me senté en la tierra y me recliné contra la roca. Chris hizo una foto y enseguida la comparó con otra de 1944 que había escaneado. Los detalles eran idénticos: mi cabeza estaba justo bajo la misma grieta, descansando exactamente donde Paddy estuvo antes de intentar subir al Ida. Chris y yo acabábamos de concluir el trayecto desde Anogia y habíamos quedado accidentalmente en una situación similar a la de los secuestradores. Habíamos partido antes del amanecer sin alimentos, esperando comer en una posada al pie de la montaña, pero la posada estaba cerrada, el sol se estaba yendo y el pico coronado de nieve se erguía a 2.400 metros por encima de nosotros.

Aquellos hombres solo tenían una forma de afrontarlo. Paddy y su grupo debieron de recurrir a una antigua fuente de energía para potenciar su ascenso al Ida: utilizar su propia grasa corporal como combustible. Es una técnica tan antigua como la existencia humana sobre la Tierra y el secreto de algunos de los mayores logros atléticos en las pruebas de resistencia, como descubrió sorprendido un Ironman deshecho.

32

Diría que muchas de las formas por las que hoy enfermamos tienen un origen corporativo, un origen casi capitalista. Funcionamos, además, con esta noción bizarra, que al final deviene verdadera, de que nuestros cuerpos realmente no importan.

Dr. Daniel Lieberman,
biólogo de Harvard y autor de *La historia del cuerpo humano*

En 1983, Stu Mittleman sufría un nódulo doloroso en el pie que desconcertaba a todos los especialistas a los que había consultado.

Hasta entonces, había tenido un año espectacular. «Estaba entrando ahora en una nueva fase de mi carrera, que me situaba entre los mayores atletas de resistencia del mundo», recordaría más tarde. En el breve espacio de unos pocos meses, había batido su propio récord de Estados Unidos de las 100 millas, había terminado en segundo lugar en los Campeonatos Mundiales de Ultraman (un doble Ironman) y promediado cerca de 100 millas cada día (unos 160 kilómetros) para establecer una nueva marca nacional en la Carrera de Seis Días. Los heroicos resultados de Stu en la ultradistancia y una sonrisa que desarmaba a las señoras lo habían vuelto el ojito derecho de los medios de comunicación, así que Gatorade lo nombró su primer portavoz nacional y Ted Koppel lo invitó cada noche a *Nightline* durante la Carrera de Seis Días.

Stu empezaba a mantener el equilibrio en una ola con la que ni siquiera hubiera soñado unos pocos años antes. Para los zoquetes de la resistencia extrema, los ochenta fueron una época rara y maravillosa. Los campeonatos de megadistancias estaban repentinamente de moda otra vez, después de un siglo de estar hibernando, y la televisión se aprovechaba de ello. Las carreras de varios días solían ser el último grito en la década de 1870, en grado no menor porque añadían una nota de dramatismo y crueldad a la típica prueba de velocidad: cuando estabas con los demás en la línea de salida, nunca sabías lo lejos que tendrías que correr. Tú mismo eras quien decidía cuándo llegabas al final del trayecto y cuánto descanso te tomabas entre medias, si es que te tomabas alguno. Las superestrellas como Edward Payson Weston cautivaron a las multitudes al idear nuevas formas de desafiar al reloj y desafiarse entre sí. En 1876, setenta mil fanáticos asistieron a ver a Weston competir cuerpo a cuerpo en un desafío de seis días contra Daniel O'Leary, un vendedor ambulante de origen irlandés que batió al campeón y estableció un récord mundial de 520 millas (unos 830 kilómetros). Pero no era fácil seguir vendiendo entradas para ver a dos tíos repetir el mismo movimiento una y otra vez durante una semana, y al final la carrera de larga distancia quedó desplazada en favor de deportes más intensos, y presuntamente «fraternales», como el fútbol americano... Hasta que, en 1982, una estudiante universitaria exhausta, llamada Julie Moss, cayó de rodillas y lo cambió todo de nuevo.

Julie estaba a un paso de ganar su primer Ironman cuando desfalleció a escasos metros de romper la cinta. Otra mujer la sobrepasó, pero Julie siguió arrastrándose en pos de la meta, lo cual hizo surgir instantáneamente un nuevo himno: «Solo ganas cuando acabas». Julie la Indestructible llegó justo cuando Estados Unidos más la necesitaba: demostró que tenía la madera para hacerlo cuando la mayoría de nosotros nos preguntábamos, en privado, cuántos la teníamos. Los setenta habían dejado una llaga en la psique nacional: ¿habíamos traicionado el espíritu de Plymouth Rock y Valley Forge* y nos habíamos transformado en una nación de desertores? La evidencia

---

* Dos referencias claras a símbolos patrióticos habitualmente mencionados en Estados Unidos. Plymouth Rock fue el sitio en que desembarcaron los peregrinos del *Mayflower*, llegados para fundar la nación en el siglo XVII. Valley Forge fue donde estaba emplazado el campamento de los rebeldes independentistas en el siglo XVIII. *(N. del t.)*

disponible era extremadamente deprimente. En rápida sucesión, habíamos visto a Richard Nixon hacer trampas para lograr una victoria fácil y luego cortar con el asunto y salir pitando, en lugar de bailar al ritmo de la música. «Hubiera preferido seguir hasta el final, cualquiera que hubiese sido la agonía que ello implicase. Mi familia me urgió de manera unánime a hacerlo», dijo Nixon justo antes de poner pies en polvorosa. Nos habíamos apelotonado sobre un tejado para subir a un helicóptero y salir de Vietnam mientras el Vietcong aguantaba sin vacilar en la selva, y luego nos encogimos en nuestro sillón cuando Jimmy Carter se tambaleó a la vista de la actitud tan resuelta del ayatolá durante la crisis de los rehenes en Irán y terminó desmayándose antes de haber llegado a la mitad en una carrera de nueve kilómetros. «Si te vas a meter en ello», le había advertido el secretario de Prensa Jody Powell, «vale más que la termines, joder». Bueno...

No debería maravillarnos que el «puedes hacer esa distancia», como Rocky Balboa lo planteó, se convirtiera en el gran mensaje de los setenta. No tenías que ganar, declaraba el semental italiano: bastaba con que no hicieras el loco. Corría el año 1976 y fue como si una «bat-señal» se hubiera instalado en mitad del cielo nocturno. En pocos años, toda clase de campeonatos extraños y «no para hacer el loco» habían germinado, como las 1.112 millas Iditarod de Alaska, las 100 millas de California a través de los estados de la Costa Oeste y el triatlón Ironman de Hawái —ideado, lo que no es coincidencia, por oficiales de la marina que habían vuelto de Vietnam hacía solo tres años—. Al principio, todas esas pruebas se vieron como «competiciones entre majaras», hasta que Julie Moss —de veinticuatro años, aún en la universidad y «una de los nuestros»— hizo virar nuestro foco de atención, y ahora ya no apuntaba a los ganadores habituales que marchaban en el grupo de vanguardia, sino a los héroes desconocidos en la retaguardia. La televisión no tardó en volcarse a enfocar y cubrir estos arduos *Everymen* («Torneo para todos»), igual que una novedosa creación de Fred Lebow, el maestro del espectáculo que ideó la maratón de Nueva York, quien el 4 de julio de 1983 revivió la Carrera de Seis Días y pronto convirtió a un instructor universitario de Queens llamado Stu Mittelman en una estrella.

Pocos años antes, Stu estaba en Boulder, Colorado, para el Año Nuevo, cuando decidió averiguar si era capaz de correr hasta la cumbre del monte Flagstaff. Era solo un ascenso de unos 3.200 metros, pero quedó tan eufórico al alcanzar la cima que simplemente dio la vuelta y descendió hasta el centro del pueblo, a la tienda de Frank Shorter para corredores.

—¿Cómo hago para entrar en la maratón de Boston de este año? —preguntó.

«No podrás», le dijeron. La carrera estaba programada para dentro de menos de cuatro meses, y antes tendría que calificar corriendo otra maratón por debajo de las tres horas. Pues muy bien: dos semanas después, Stu promedió unos rutilantes 6 minutos 20 segundos la milla al terminar la maratón de Mission Bay en San Diego en 2 horas y 46 minutos. Tenía, obviamente, velocidad pura, pero al comenzar a experimentar con distancias mayores, descubrió que su verdadero talento residía en su poder de aguante. Muy pronto estaba haciendo más de media maratón diaria, siete días a la semana, y dejando atrás el Ironman estándar para duplicar la distancia: cerca de 8 kilómetros en el agua, 360 en bicicleta y algo más de 80 a pie.

Pero ¡joder! ¡Ese maldito pie derecho! Justo cuando estaba llegando a su máximo rendimiento, un punto doloroso justo detrás del meñique comenzó a hincharse hasta parecer una pelota de pingpong y a hacer que toda su pierna latiera como un diente cariado. Se suponía que, unos días después, Stu debía subirse a un avión rumbo a Francia para participar en otra Carrera de Seis Días, esta vez como el único norteamericano invitado a una exhibición de astros internacionales de la especialidad, pero tras ir de un especialista a otro, su pie no estaba mucho mejor. La última puesta a punto de Stu antes de la competición en Francia era una triatlón en Long Island y pospuso lo inevitable mientras pudo inscribirse, e incluso fue a hacerla, pero finalmente tuvo que volver cojeando donde se encontraba el director de la carrera y soltarle la noticia de que debía retirarse.

«Te lo ruego», le suplicó el director, «antes hazme un favor». Ocurría que los triatlones de Long Island no cuentan con demasiadas estrellas de televisión en su línea de salida, mucho menos con hombres guapos que parezcan modelos de pasarela y hechos de acero, recién llegados del matinal *Today* e invitados estrella durante una semana a *Nightline*. «Antes de que tomes la decisión», le pidió con premura el director de la carrera, «ve a ver al doctor Phil Maffetone».

Stu suspiró. «He visto ya cerca de una docena de médicos, quiroprácticos y preparadores físicos y, en lo sustancial, he desechado ya toda esperanza de que mi lesión sea curable», pensó para sí mismo. Con todo, decidió complacer a su amigo y oír lo que el doctor Maffetone tuviera que decir. Así al menos podría abandonar la carrera con la conciencia tranquila y, al mismo tiempo, satisfacer su propia curiosidad. Durante algún tiempo, había oído historias sobre este sanador de último recurso que no solo reparaba lo irreparable, sino que conseguía, según decían, asombrosas actuaciones de corredores y triatletas en declive. «Phil tiene la reputación de traer de vuelta y hacer correr a atletas de categoría mundial que están fundidos y agotados por el entrenamiento», recordaría Stu.

Por fortuna, el doctor Phil Maffetone estaba absolutamente a su alcance. Había venido a ver competir a uno de sus proyectos reconstruidos y aceptó echar un vistazo a Stu allí mismo, en el prado adyacente al salón VFW (Veteranos de Guerras Extranjeras). Mientras charlaban, Stu descubrió que Phil no era siquiera médico, sino un quiropráctico con tal déficit atencional que apenas si había podido terminar la secundaria y que hasta entonces no soportaba leer libros. Por descontado, él mismo era, además, un antiguo atleta de las pistas. Aparte de eso, no había ninguna razón aparente para que supiera algo que el resto de los médicos no supieran ya. Quizá sus amigos, los de Stu, solo estaban impresionados con él únicamente porque Phil los trataba como a verdaderos pacientes y no como a psicóticos del alto rendimiento. Phil no les decía cosas del tipo «Todo ese rebote es malo para el cuerpo» o replicaba con un encogimiento de hombros y un «¿Y qué esperaba usted?» cuando le describían cómo les dolían los talones tras una carrera de dos horas. A Phil no le impresionaban los muchos kilómetros ni sonreía con afectación ante los aventureros que los desafiaban; en lo que a él concernía, un cuerpo bien alimentado y mantenido podía seguir dando guerra indefinidamente. Se tomaba en serio los dolores de sus pacientes... y su potencial.

Lo primero que hizo al ver a Stu fue pedirle que se tumbara en el césped y comenzó a presionar sus piernas y brazos para evaluar el grado de su resistencia muscular. «Relájate», le dijo. Cogió el pie de Stu y le dio un tirón. Fue como oír el canto de los ángeles.

«¡De pronto el bulto desaparece!», recuerda Stu. No puede creerlo. Se levanta y camina unos pasos con cautela y, por primera vez en meses, puede correr sin que le duela. Está tan emocionado que se idiotiza: en vez de ir sobre seguro y comprobar si el milagro dura hasta el almuerzo, decide entrar de cabeza en el triatlón. Y se esfuerza hasta acabar entre los veinte primeros, con su pie en un estado fenomenal.

«Esto es solo primeros auxilios», le advierte Phil. Ha descubierto un hueso dislocado en el pie de Stu y ha conseguido devolverlo a su sitio, pero habrá lesiones peores más adelante si Stu no hace cambios serios en su vida.

Stu era todo oídos. Seguro. ¿Cuál es mi problema...? ¿La técnica al correr? ¿Los arcos del pie muy débiles?

El azúcar.

El az... ¿En serio?

Y no tan solo los caramelos y las bebidas gaseosas, le explicó Phil. La pasta, las barritas energéticas, los pancakes, la pizza, el zumo de naranja, el arroz, el pan, los cereales, la avena: todos los carbohidratos refinados que a Stu le habían indicado como una dieta ideal para el corredor. Son solo azúcar encubierto, creía Phil. Los humanos son espléndidos practicantes de pruebas de resistencia, especímenes que se han difundido por todo el planeta como ninguna otra especie, y no lo hicimos a base de Gatorade y panecillos. Lo hicimos apoyándonos en un combustible mucho más rico y limpio: nuestra propia grasa corporal.

«El propósito de tu entrenamiento no es saber cuán rápido puedes hacer que se muevan tus pies», le dijo Phil. «El propósito es cambiar la forma en que tu cuerpo recibe la energía que requiere. Se trata de quemar más grasa y menos azúcar.» Tal como Phil lo veía, el cuerpo de Stu era en ese momento «una monstruosidad consumidora de azúcar y almacenamiento de grasas».

Stu se quedó perplejo. Muy bien, pero... ¿cómo era que la comida le lesiona a uno el pie?

Piensa en tu cuerpo como si fuera un horno, le explicó Phil. Llénalo de troncos que se queman lentamente y arderá con regularidad y suficiente intensidad durante horas. Pero llénalo de papel y trapos empapados en gasolina y arderá intensamente un rato, hará crujir las tuberías y se apagará hasta que no volvamos a alimentarlo. Eso es lo que has hecho. Te has provocado a ti mismo una lesión atiborrando tu horno de basura. Si quieres mantenerte sano, y además rendir al máximo, tienes que enseñarle a tu cuerpo a utilizar la grasa como combustible. De inmediato.

Stu veía en ello tres grandes dificultades. Lo primero del plan de Phil era, por cierto, el propio Phil. El hombre era —y no había forma de edulcorarlo— un hippy sin remedio. Tenía el pelo largo y usaba coleta; empleaba términos que a Stu le daban retortijones, como «holístico» y «hormonas», y expresiones del tipo «camina antes que correr». Literalmente, «camina». Phil quería que Stu iniciara su próxima carrera... caminando. Dios mío. El segundo problema con el plan de Phil era el propio Stu: tenía por delante una competición internacional de envergadura, dentro de tres semanas, y la regla número uno de cualquier deporte es «no hagas experimentos antes de la fecha de la competición». Phil no estaba ni siquiera proponiendo una mera revisión: quería que Stu revirtiera por completo su dieta, su entrenamiento y la estrategia de carrera, y lo hiciera todo en menos de veinte días.

Pero el mayor problema era, en realidad, «el resto del mundo». El resto del mundo pensaba que el «Método Maffetone» era una locura. Los carbohidratos eran la comida de los guerreros, todo el mundo sabía eso. Stu tenía formación académica y, desde un principio, se había convertido en un estudioso de su disciplina. «Disminuí mis horas de trabajo, vivía como un monje ascético, entrenaba como un maníaco, comía solo lo que *Runner's World* («El mundo del corredor») me decía que comiera, y pocos días antes de la competición reducía los carbohidratos y luego hacía una recarga de ellos», recordaba Stu. ¿Y ahora qué? ¿Resultaba que *Runner's World* estaba completamente equivocado? ¿Y que todas esas cenas a base de pasta antes de la carrera eran veneno? ¿Que los carbohidratos causaban lesiones en lugar de ayudar al deportista?

El Método Maffetone venía a desafiar incluso a la voz más preeminente de todas: el doctor Tim Noakes, autor de *Lore of Running* («La tradición de correr») y uno de los científicos deportivos más reputados a nivel mundial. El doctor Noakes era, a la vez que un médico prestigioso, el responsable de las investigaciones que hacía el Departamento de Ciencias del Ejercicio y los Deportes en la Universidad de El Cabo. Una autoridad en la materia de tanta confianza, que había ido como médico en la expedición a nado de Lewis Pugh al Polo Norte y encabezado mejoras que redujeron de manera drástica las lesiones en el rugby sudafricano. Además, Noakes era su propio mono enviado al espacio: a los sesenta y cuatro años, había corrido siete veces las 56 millas (poco más de 100 kilómetros) comprendidas en la ultramaratón *Comrades* («Camaradas») y contaba con otras setenta maratones en su haber. Con más de cuatrocientos artículos científicos publicados y 2.000 millas de competición en el cuerpo, Noakes sabía más de los corredores vivos o muertos que los mismos corredores. No solo había escrito el tratado de ochocientas páginas sobre la tradición de correr, sino que se mantenía corrigiéndolo; cada pocos años, Noakes actualizaba su biblia con datos científicos nuevos. Los mejores del mundo escuchaban al doctor Tim Noakes, y el doctor Tim Noakes era un partidario absoluto de los carbohidratos.

«Los atletas cuyo entrenamiento implica un ejercicio prolongado y cotidiano de alta intensidad deben consumir dietas elevadas en carbohidratos», lo dejaba claro él mismo. «Es posible potenciar el desempeño en el ejercicio prolongado a partir del aumento de la dosis de carbohidratos almacenados antes del ejercicio», proseguía, «y al mantener una alta tasa de empleo de cabrohidratos, en particular cuando surge la fatiga, mediante la ingesta de carbohidratos en las dosis apropiadas». Estaba todo allí, muy claro, en el capítulo 3. Y esas cincuenta páginas sobre «Sistemas energéticos y desempeño en la carrera» podían resumirse perfectamente en solo siete palabras: «Atibórrate de carbohidratos y, después, sigue atiborrándote».

Y perdona... ¿quién era este Phil Maffetone del que hablaba? Un desconocido un poco chiflado y con coleta, procedente de las afueras de Nueva York. Esas eran las dos opciones de Stu: el hombre que escribió la Biblia frente al que muy probablemente ni la había leído.

Por regla general, hubiera sido una decisión fácil, pero el alivio que un médico provee es, a fin de cuentas, el factor persuasivo último. Stu decidió conceder al Método Maffetone una oportunidad.

«Muy bien», le dijo a Phil. «¿Cómo empezamos?» Y Phil contestó: «Muy simple». Para emplear la grasa como combustible, solo tenías que hacer dos cosas: suprimir el azúcar y bajar el ritmo cardíaco. Y le explicó él mismo: «Nuestro cuerpo almacena solo una dosis limitada de carbohidratos. Compara esto con una provisión relativamente ilimitada de grasas». Los carbohidratos son un charco; la grasa es el Pacífico. En cualquier momento, nuestro cuerpo dispone de unas 160.000 calorías: unas 2.000 de ellas provienen del azúcar, 25.000 de la proteína y cerca de 140.000 (el ochenta y siete por ciento) son grasas. «Hasta un atleta con solo un seis por ciento de grasa corporal tendrá suficiente con ella para abastecer un ejercicio que puede durar varias horas», insistía. «Cuando empleas más grasa, generas más energía y tu provisión de carbohidratos dura más. Cuando le enseñas a tu cuerpo a apoyarse en las grasas, tu combustión de carbohidratos desciende y también lo hace tu avidez por ellos.»

Pero no es algo que pueda hacerse a medias. Nuestro cuerpo adora la grasa; es un tesoro que nuestro sistema preferiría guardar en vez de quemar, así que, si siente que tiene a mano algún otro combustible, lo usará primero y convertirá las sobras en más grasa. Para liberarse del ciclo de quemar azúcar, Stu tendría que pasar por el «mono» propio de cualquier adicto: y podría llenarse como un loco, y durante todo el día, pero solo de carne, pescado, huevos, aguacates, vegetales y nueces. Nada de judías, frutas o granos. Nada de soja, ni vino, ni cerveza. Los lácteos habituales, como la crema agria y los quesos, estaban permitidos; la leche descremada, descartada.

Esa era la parte I. La parte II era aún más básica: disminuir la velocidad. Cuando corres, explicaba Phil, provocas un subidón de tu ritmo cardíaco. Tu cuerpo interpreta ese corazón agitado como ¡una emergencia!, y sale en busca de esos trapos empapados en gasolina. Anhela el combustible más rápido de quemar, y ese es el azúcar. Pero una vez que has preparado a tu cuerpo para que se apoye en la grasa, serás capaz de correr tan rápido como siempre... y mucho más rápido, incluso. Para que Stu mantuviera su ritmo cardíaco en el intervalo donde se produce la combustión de grasas, Phil tenía una fórmula muy fácil: debía restar a la cifra de 180 su edad. Stu tenía entonces treinta y dos años, así que Phil le dio un monitor de la frecuencia cardíaca y lo fijó en 153 pulsaciones por minuto (148 más un bono extra de 5, dado que Stu era un atleta en gran forma física). Cada vez que el monitor sonaba, significaba que Stu debía disminuir la velocidad de la caminata, hasta que su pulso volviera a bajar y a estabilizarse.

Durante tres semanas, Stu fue el discípulo perfecto. Pero al llegar la Carrera de Seis Días en Francia, estaba más que harto. Ya le había resultado suficientemente humillante cuando todos los demás corredores arrancaron pitando de la línea de salida mientras él los seguía caminando («¡Aj!», pensó para sí con asco), pero verlos picoteando galletitas y caramelos en los puestos de avituallamiento mientras él comía solo almendras..., eso ya rayaba el atropello a los derechos humanos. Por desgracia, Phil Maffetone había viajado a Francia con él, así que solo pudo sustraer unas cuantas galletitas de la mesa en el puesto de avituallamiento y ocultarlas al final del camino, donde podría comerlas luego, cuando Phil no lo estuviera mirando.

Pero antes de que llegara a hurgar en su alijo secreto, advirtió algo. Por una vez en su vida, era capaz de ver realmente lo que estaba pasando. Con frecuencia, durante una carrera estaba ansioso y con la barbilla pegada al pecho, pero en esta ocasión iba con la cabeza en alto y respirando con facilidad. Ahora que lo pensaba, esa había sido la sensación en cada carrera durante las últimas tres semanas. Para la mayoría de los corredores, disfrutar del paisaje es una sensación extraña; tan pronto como la fatiga entra en juego, sus ojos se pegan al asfalto y su visión se encapsula. Ya no están en el presente; están bloqueados pensando en la distancia que ya llevan recorrida y en cuánta les quedará por recorrer. Stu siempre asumió que el dolor era el precio del logro, pero desde que estaba con el Método Maffetone, sus carreras se habían vuelto un placer.

«Cada fase productiva de energía cuenta con referencias específicas y basadas en sensaciones reales», fue lo que aprendió. «Nuestro cuerpo sabe esto por la forma en que el mundo "se ve", "suena" y "se siente". Cuando te desplazas en una condición agradable de combustión de grasas, la información visual es distinta, expansiva y tridimensional, con una vastedad y una amplitud periféricas que resultan únicas e identificables. Es como estar en un cine con visión en 3D y sonido ambiente.»

Empiezas a verlo todo con los ojos del cazador. En cambio, cuando tu ritmo cardíaco aumenta, te conviertes en la presa. «Tan pronto como cambiamos a una fase más exigente y de quema de azúcares, la información visual tiende a colapsar hacia el interior, los datos periféricos tienden a desaparecer y nuestra atención se ahoga en un campo visual mucho más estrecho. Las imágenes visuales tienden a uniformizarse, a volverse bidimensionales, y uno empieza a sentir que va corriendo por un túnel, con el mundo pintado en las paredes.»

Así ocurre, entonces, con los cazadores-recolectores cuando persiguen los antílopes hasta causarles la muerte. No actúan como el animal que están tratando de matar; en cambio, permanecen silenciosos y gráciles, desplazándose con facilidad y toda su agudeza visual, la respiración controlada, disponiendo de la energía sin límite que supone su propia grasa corporal. En buena medida, como Stu se desplazaba ahora, de hecho, al perseguir suavemente y con sigilo a los corredores que lo habían dejado atrás al empezar la carrera. Tres semanas atrás, había estado tan cojo a causa de su lesión que no podía competir; ahora, perseguía a los mejores corredores de ultradistancia del mundo y se volvía más veloz cada día. Se sentía tan bien que, en los seis días completos, nunca hurgó en sus bolsillos buscando su reserva de galletas. Estableció un nuevo récord para las 571 millas (poco más de 900 kilómetros), batiendo el anterior por más de media maratón y terminando segundo solo detrás de la propia «Bestia», el atleta que detentaba el Récord Mundial de las 24 horas, Jean-Gilles Boussiquet, de Francia.

Eso terminó de convencerlo: Stu era ahora un auténtico creyente de la «grasa-como-combustible». Durante los siguientes diez años, revoloteó por el libro de récords con tanta fuerza y estilo que lo suyo parecía más un arte que una prueba de resistencia. En un despliegue de «carrera pedestre virtualmente impecable», como dijo un periodista, Stu derrotó al campeón mundial vigente en una exhibición de 1.000 millas (1.600 kilómetros) y no solo superó la marca anterior en dieciséis horas, sino que corrió sus segundas 500 millas (800 kilómetros) más velozmente que la primera vez. Y lo mismo ocurrió con la primera mitad de su vida: en vez de volverse más lento a los cuarenta, se hizo más fuerte, corriendo más de 80 kilómetros diarios al establecer un nuevo récord de velocidad desde Los Ángeles hasta Nueva York. «Ningún otro ultracorredor estadounidense, hombre o mujer, ha exhibido un grado de excelencia al nivel nacional y en un rango tan amplio de distancias recorridas», proclamó el texto que acompañó su incorporación al Salón de la Fama de los Ultracorredores Estadounidenses.

Pero lo divertido es que el propio Stu no fue, ni de lejos, el mayor discípulo de Phil. Comparado con Mark Allen, Stu fue... Bueno, no hay forma de comparar a nadie con Mark Allen. Cuando Mark acudió a Phil a finales de los ochenta, estaba en la veintena pero se sentía ya viejo. Las triatlones lo estaban destartalando y no le ofrecían nada a cambio; de un tiempo a esa parte, estaba siempre lesionado en los entrenamientos y fundido en las carreras, ya fuese porque tendía a agotarse hacia el final o sencillamente porque abandonaba. Como a Stu, su cuerpo tan estropeado hacía que su mente se abriese a nuevas opciones. «Me advirtieron de que sus métodos iban a sonarme, con seguridad, demenciales», recordaba luego a propósito de Phil. Por no decir embarazosos: Phil hacía a Mark correr muy por detrás del pelotón en las etapas en que el grupo caminaba, y avanzar laboriosamente a media marcha durante las fases en que se corría. Los colegas de entrenamiento de Mark estaban convencidos de que estaba acabado... Hasta cuatro meses después, cuando Mark los pasó volando. «¡Me había convertido en una máquina aeróbica! Ahora era capaz de quemar grasa y usarla como combustible para mantener la marcha que, un año antes, ponía la luz roja a mi esfuerzo», explicaba él mismo. «Ya no sentía que iba directo a una lesión en la siguiente carrera que intentara y me sentía fresco después de mi participación, en vez de absolutamente agotado.» Muy pronto, entró con Stu en una racha de locura: durante dos años, no se perdió una sola carrera en ninguna parte, y en ninguna distancia.

Ganó seis veces el Ironman, incluyendo una asombrosa victoria al volver a la competición cuando tenía treinta y siete años, pero lo más enigmático es lo que ocurrió después de retirarse. Las bicicletas se hicieron más livianas, los trajes de neopreno se hicieron más elegantes, el entrenamiento y la nutrición fueron mejor evaluados experimentalmente y en el laboratorio y se hicieron más sofisticados..., pero nadie consiguió batir los tiempos de Mark. Pasaron casi dos décadas antes de que otro Ironman pudiese igualarle.

«Mark Allen iba muy por delante de nosotros, los científicos», conviene el doctor Asker Jeukendrup, experto en metabolismo humano de la Universidad de Birmingham, Inglaterra, y él mismo un Ironman por derecho propio. Jeukendrup está entre los mayores especialistas en resistencia, pese a lo cual es ambiguo respecto al papel desempeñado en todo este asunto por el silencioso tío de la coleta. Igual que lo era Mike Pigg, que solo le siguió la pista a Phil a una sugerencia urgente de Mark Allen. «Phil Maffetone no es ningún loco», afirma Pigg con insistencia, de lo que cabe inferir que no siempre estuvo muy seguro de ello. «Me siento muy afortunado de haberlo conocido en su momento.» Tras cambiar al Método Maffetone, Pigg ganó cuatro de los Campeonatos Nacionales de Triatlón de Estados Unidos y siguió aguantando lo suficiente para competir durante casi un cuarto de siglo más. El doctor George Sheehan —el cardiólogo, autor de best sellers y «filósofo rey de las maratones»— puso también sus piernas en manos del doctor Phil Maffetone.

Pero, por raro que parezca, al final Phil comenzó a ver más estrellas de rock que Ironmen. Un atleta ha de ser extremadamente confiado, o estar al borde de la desesperación, para apostar por un sistema que barre con todo lo que se le ha enseñado y le garantiza que, por esa vía, estará condenado un buen rato a ir en la retaguardia del pelotón, posiblemente durante una temporada completa. Pero las estrellas de rock no tienen que lidiar con entrenadores dubitativos ni empresas patrocinadoras; solo tienen que ser lo suficientemente fuertes como para aguantar meses de maratones musicales en el escenario. «Todos los músicos están buscando las mismas dos cosas», fue lo que aprendió Maffetone: «¿Cómo consigo tener más energía y cómo puedo ser más creativo?».

James Taylor fue un temprano seguidor de Maffetone («¡Me siento fantástico!», gritaba delirante) y los Red Hot Chili Peppers se llevaron a Phil consigo como médico en su gira (años después, Flea, el bajista del grupo, aún podía, a sus cincuenta años, afrontar una maratón de cuatro horas bajo una lluvia tormentosa). Rick Rubin, el gran sabio barbado de los estudios de sonido, buscó a Phil cuando Johnny Cash estaba en su lecho de muerte. Phil logró que Johnny se pusiera de nuevo en pie, lo ayudó a restablecer su visión ocular y comenzó a sacarlo de su dependencia de una cifra astronómicamente alta de píldoras, correspondientes a unos cuarenta medicamentos distintos. Cash estaba tan agradecido que le dio a Phil una de sus guitarras, pero en última instancia el cantante fue incapaz de recuperarse de la pérdida de su esposa y los efectos tardíos de la lluvia de fármacos. Una tarde, Phil tenía su mano en el hombro de Cash cuando el cantante se volvió y lo miró directo a los ojos:

—Es la hora —dijo.

Nadie volvió a ver al doctor Maffetone en el Ironman después de eso. Nadie volvió a ver mucho de él por ninguna parte, a menos que fueras Rick Rubin. Rubin era el propietario del Shangri-La, la aislada mansión de Malibú en la que Bob Dylan y The Band acostumbraban a acampar al aire libre, con Eric Clapton y Van Morrison (y donde, por un tiempo, tuvo su establo Mr. Ed, el caballo de la televisión). De vez en cuando, Phil aparecía por el Shangri-La y le tocaba a Rubin un par de canciones que él mismo había escrito. Luego subía a su coche y desaparecía en el desierto de Arizona. Estaba tan alejado del contacto humano que hubo de pasar algún tiempo antes de que supiera que, después de treinta años, había ganado tanto una prolongada polémica como un converso a sus ideas:

El doctor Tim Noakes, el «sumo sacerdote del consumo de carbohidratos», estaba a punto de hacer una confesión.

33

Estaba muy equivocado. Disculpadme, todos.

Dr. TIMOTHY NOAKES

Tenía un hambre voraz cuando al fin conocí al doctor Noakes en el vestíbulo de su hotel en Washington y me imaginé que iríamos directos a comer algo. Era casi la una de la tarde y Noakes se había pasado toda la mañana en un simposio debatiendo, entre otras cosas, su gran equívoco profesional. Teníamos tiempo igual para una comida abundante antes de su vuelo de vuelta a su hogar en Sudáfrica, pero él tenía otros planes.

—Yo no comeré hasta mañana —me dijo—. O pasado mañana.

—¿Va a estar usted dos días sin comer?

—O más. A veces tengo que pararme y recordar cuál fue mi última comida.

Mirándolo, cuesta creerlo. A los sesenta y cuatro años, Noakes es alto y delgado como un leñador, con la apariencia estilizada de ese universitario de antaño que practicó el remo y la energía apenas contenida de un hombre cuya mente es un listado en constante expansión de cosas por hacer. Todo en él parece requerir de un permanente reaprovisionamiento: su aire extremadamente concentrado al escuchar, su sonrisa de mañana navideña cuando se está divirtiendo, el cabello excesivamente marrón que el tiempo, o el peine, apenas ha tocado. Me prometió que todo tendría sentido cuando escuchara su historia. Me sugirió que nos tomáramos un café y fuéramos directos al grano. Tenía muchísimo en su interior de lo cual deseaba liberarse.

—Es verdaderamente divertido cuando piensas en cómo ocurren los hechos del azar —comienza al fin.

En 2010, Noakes estaba llegando al final de una intensa cruzada personal. En 1981 sospechó que se estaba engañando a los corredores de todo el mundo para que bebieran hasta matarse. Empresas como Gatorade propiciaban la idea de que los corredores necesitaban infinidad de líquidos para evitar la deshidratación, y los directores de campeonatos y revistas dedicados a la disciplina de correr, que dependían de los patrocinadores y la publicidad, se apresuraron a unirse al coro. De pronto, no era posible correr un kilómetro en alguna prueba sin que alguien te pasara un vaso de lo que fuera. A los corredores se les decía: «Bebed hasta que sintáis flotar los globos oculares» y «No confiéis solo en la sed».

Pero un minuto: ¿en qué momento se volvió la sed tan poco confiable? Durante millones de años, ha sido un factor tremendamente eficaz. De hecho, es uno de los aspectos más importantes de nuestro desarrollo evolutivo: los humanos viven o mueren en función de su habilidad para correr en días calurosos y la razón de nuestra supervivencia es que el cuerpo nos dice cuándo y cuánto beber. Fue precisamente porque somos resistentes a la deshidratación que podemos perseguir a otros animales hasta matarlos. «Los humanos evolucionaron para convertirse en corredores sumamente afines a las largas distancias, con una habilidad sin parangón de regular su temperatura corporal cuando hacen ejercicio en ambientes calurosos», era lo que sabía Noakes. «Y nuestro cerebro desarrolló la habilidad de posponer la necesidad de beber: una adaptación crucial si se piensa que debíamos perseguir nuestra comida potencial al calor del mediodía, cuando había poca agua disponible y ni un minuto para parar la cacería e ir en busca de algún líquido.»

Noakes comenzó a verificar los hábitos de los corredores en la época anterior al Gatorade y descubrió que los maratonistas de la vieja escuela no tenían problema alguno en quedarse secos. «Solo mastico chicle. Nunca bebo nada», declaró Matthew Maloney tras batir el récord mundial de la maratón en 1908. Mike Gratton ganó la maratón de Londres en 1983 sin dar un sorbo de nada, y Arthur Newton, el corredor legendario y cinco veces campeón de la ultramaratón *Comrades*, creía que «incluso en la estación más calurosa de Inglaterra, una carrera de 40 kilómetros ha de ser manejada solo con una única bebida, o como máximo dos». Hasta hoy, el pueblo San del Kalahari puede correr hasta siete horas bajo un calor de 42 grados Celsius con solo unos pocos tragos de líquido.

¿Y ahora venía el American College of Sports Medicine (Colegio Americano de Medicina Deportiva), con la financiación sustancial de su primer patrocinador de lujo —Gatorade—, a decirnos de repente que «la sed puede ser un índice poco fiable de cuántos líquidos necesitamos durante el ejercicio»? Pero había algo más, igual de sospechoso: en la carrera de casi 90 kilómetros del *Comrades* nunca hubo un problema de deshidratación y fatiga a causa del calor antes de que se establecieran puntos de avituallamiento regular durante la carrera. «Esta paradoja no se me escapaba», señala Noakes. «¿Cómo podían la "deshidratación y la fatiga por calor" haberse convertido en un problema significativo de la maratón y las carreras de ultramaratón después de que la frecuencia en la bebida se hubiera convertido en la norma aceptada?

No tenía sentido alguno... y mucho menos los cadáveres. Cuando Noakes investigó el peso corporal después de la carrera, descubrió algo singular: los corredores de élite sudan más que los trabajadores de mitad del pelotón. Si la deshidratación era de veras un peligro, ¿cómo podía ser que las élites llegaran igual a la meta? Lógicamente, los corredores más veloces tendrían que caer desmayados antes de lograrlo. En cambio, eran más fuertes que nadie en el campo. Y cuando Noakes buscó a todos esos hipotéticos maratonistas que se habían desplomado por beber muy poco, encontró... a ninguno.

Ni uno solo. Jamás.

«No hay un solo informe en la bibliografía médica acerca de la deshidratación como causa directa y probada de muerte en un corredor de maratón», fue lo que descubrió.

No obstante, si miras a los corredores que tenían suficiente con beber, la historia es muy distinta. Ahí fue donde los cuerpos asomaron como evidencia. En Estados Unidos, tres maratonistas murieron en días que no fueron extraordinariamente calurosos. En el Reino

Unido, un entrenador en excelente forma física y conocido por aconsejar a sus propios clientes que se hidrataran, murió poco después de correr la maratón de Londres. En la misma carrera, una científica del deporte experta en la preparación para pruebas de resistencia cayó en tal delirio que siguió corriendo en su sitio cuando ya estaba tendida en la camilla. Ocho excursionistas cayeron en coma y nunca se recuperaron mientras recorrían a pie el Camino de Kokoda, una ruta muy popular de Papúa Nueva Guinea entre los australianos. Para todos ellos, los líquidos no solo estaban disponibles, sino que eran «ineludibles», igual que lo fueron en la maratón de Houston en 2000, cuando hubo que trasladar a toda prisa a docenas de participantes a los puestos de primeros auxilios, pese a que había un suministro de bebidas a cada kilómetro que recorrían.

Ninguna de esas personas estaba corriendo para salvar su vida. Ninguna de ellas cruzaba la sabana en busca de comida. Así pues, si se estaban muriendo lentamente de sed, ¿por qué diablos no bebieron sencillamente un vasito? ¿Cómo pudieron estar tan ciegos ante su propio desfallecimiento? Las víctimas de naufragios sobreviven en botes salvavidas durante semanas; ¿cómo puede ser que estos atletas murieran en unas pocas horas?

Noakes estaba perplejo. Y entonces cayó del guindo: se estaban ahogando. En lugar de tener poco que beber, estaban muriendo por tener demasiado. Habían tragado tanto líquido que la concentración de sodio en su propia sangre se había diluido y les había ocasionado una inflamación del cerebro. ¡Envenenamiento por agua! De pronto, todo cobró sentido. Los *Sports Drink Giants* («gigantes de las bebidas isotónicas») habían tenido un rotundo éxito en lo de engatusar a la gente para hacerles creer que, a diferencia de otras criaturas sobre la Tierra, los seres humanos eran demasiado estúpidos para saber cuándo debían beber. Las vacas, los cachorros de perro y los niños lo saben, pero tú no; no, a ti hay que decírtelo. La terrible ironía era que, al inventar una forma falsa de cuidado de nuestra salud, estos gigantes habían creado un problema real. Habían asustado a la gente al convencerla de que estaba bebiendo demasiado poco y la habían engañado para que bebiera demasiado. Era la muerte por efecto del marketing.

Noakes encontró doce casos de muertes confirmadas por envenenamiento con agua en campeonatos deportivos y miles de casos casi por los pelos. «La "ciencia de la hidratación" es propaganda concebida por expertos en marketing deseosos de convertir una colección de químicos, elaborados todos en una cocina, en la industria multimillonaria que es hoy», declaró Noakes. «En su honor hay que decir que lo lograron. En su infinito deshonor y vergüenza hay que decir que han costado la vida a algunas de esas personas a las que deseaban proteger.»

La estafa era tan indignante que Noakes estuvo seguro de que explotaría tan pronto como fuese revelada. En lugar de eso, se descubrió luchando contra la «la mafia de la ciencia», como él la llama: contra los médicos e investigadores financiados por las arcas de la guerra empresarial. Cuanto más insistía él en que los gigantes eran una amenaza letal, más machacaban estos y sus doctorados a sueldo el mensaje de que los seres humanos eran criaturas frágiles que no podían confiar en su propio cuerpo. «Bebe antes de tener sed o solo estarás jugando a estar a la altura de los grandes», insistían desde el campamento de Gatorade. «Bebe antes, durante y después del ejercicio.» Cuando Asker Jeukendrup publicó un estudio que demostraba que las bebidas isotónicas son, en esencia, placebos —uno puede hacer un buche y escupir y obtendrá los mismos beneficios que si tragara—, Gatorade supo bien lo que debía hacer: lo contrató. En cuanto a Noakes... En fin, la mafia de la ciencia lamentó que un científico tan respetado no fuera ahora más que un bocazas y un manipulador. En rigor, Noakes era con seguridad la mayor autoridad mundial en la fisiología de las carreras de larga distancia, pero sus advertencias sobre el exceso de hidratación eran solo «una opinión individual», gruñó el director del Instituto Gatorade de Ciencias Deportivas, y «no representativa de la investigación tan vasta disponible en torno al tema de la hidratación durante el ejercicio».

Noakes insistió, reuniendo pruebas en todo el mundo para su *Waterlogged* («Entubado al agua»), su denuncia de poco más de cuatrocientas páginas acerca de la industria de las bebidas isotónicas. La noche que escribía su última frase, en diciembre de 2010, se fue a la cama pensando: «Mañana deberías comenzar a correr de nuevo».

Llevaba demasiado tiempo absorbido por su labor. No había corrido una maratón en cuatro años. Había engordado 13,5 kilos. Y estaba a punto de toparse con un hallazgo nauseabundo: su propio consejo relativo a los carbohidratos lo estaba matando.

Fue esa primera carrera la que le abrió los ojos, cuando se levantó como tenía planeado y resopló unos pocos kilómetros, odiando cada zancada que daba. Se sintió gordo y lento, como si nunca hubiera corrido un metro. Su padre y su hermano habían muerto ambos de diabetes, y Noakes sabía, por su barriga y su lentitud cada vez mayores, que iba por el mismo camino que ellos. Siempre había creído que lo de correr le permitiría mantener el peso bajo control, pero ahora la penosa experiencia de volver a empezar con todo hizo que se enfrentara a la verdad: no iba a funcionar. De hecho, nunca había funcionado.

«En cuarenta y un años como corredor, he aprendido que los múltiples beneficios del ejercicio no incluyen ningún efecto sostenido sobre la pérdida de peso», se dio cuenta. Ni siquiera cuando estaba en su apogeo de casi 30 kilómetros al día, allá por los años setenta, había perdido algo más que unos cuantos kilos, que perdía y recuperaba sucesivamente. Su formación médica le decía que el ejercicio y el control de las calorías eran el truco que había que poner en práctica, pero después de cuatro décadas siendo un comedor y un atleta concienzudo, él mismo era la prueba viviente de que su formación médica estaba equivocada. Con su libro ya terminado y su bomba de relojería genética haciendo tic-tac en su interior, se dispuso a averiguar lo que estaba ocurriendo.

Empezó por indagar en las ciencias de la nutrición con la misma intensidad que antes con el asunto de las bebidas isotónicas, examinando la investigación básica subyacente a los manuales dietéticos. Lo que descubrió lo enfureció, y luego le dolió. Lo habían engañado. Peor incluso: todo ese tiempo había sido tan inflexible en su guerra santa contra los gigantes de las bebidas isotónicas, que había acabado convirtiéndose él mismo en el instrumento de algo incluso más letal. La industria alimentaria había ensayado las mismas tretas que los gigantes y Noakes no solo no lo había visto, sino que lo había «avalado». Durante décadas, había abogado por una dieta rica en carbohidratos, llegando a ser tan influyente que le pusieron el nombre de «sumo sacerdote del consumo de carbohidratos»... y ahora se daba cuenta de que los carbohidratos refinados eran tóxicos.

«El marketing hábil ha hecho del consumo de carbohidratos una religión entre los atletas», proclamó echando pestes. «Piensan que uno no es capaz de obtener energía de nada que no sean los carbohidratos.» Los mismos alimentos que Noakes había asegurado a la gente que la haría más fuerte y veloz eran un veneno lento que los haría más gordos, débiles y proclives a infartos, derrames cerebrales, diabetes y demencia.

En privado, otra razón angustiaba a Noakes. No era algo muy sabido, pero su padre había hecho su fortuna como intermediario de la industria tabacalera. En las autopsias, cuando estudiaba medicina, Noakes había visto de primera mano la clase de horrores que la profesión de su padre causaba en el organismo humano. Se había sentido afligido, además, por el empeño subrepticio de las grandes tabacaleras de incrementar la adicción y ampliar el mercado a los menores de edad, y le roía la conciencia la idea de que, cada vez que su padre hacía un cheque para pagar los gastos de su educación, era al precio de «la mala salud de aquellos que fumaban cigarrillos con el tabaco que él exportaba». Al final, su padre le suplicó que hicieran las paces. «Tim, creo no haber ayudado a suficiente gente en mi vida», le dijo su progenitor. «Tú puedes hacerlo mejor.»

Ahora Noakes descubría que él mismo estaba presionando a favor de algo que era aún más adictivo, y comerciando de manera incluso más vergonzosa, en especial con los niños. Si hubiera sido más cuidadoso, si hubiese sido más escéptico respecto a la producción masiva y la comercialización de carbohidratos refinados, podría haber salvado a mucha gente —empezando por su propio hermano y su padre—. Deseó haber sido consciente de estas cuatro pruebas claves:

HISTORIA HUMANA

Es una verdad inconveniente, pero a fin de cuentas, una verdad: la grasa animal nos convirtió en lo que somos. Cuando nuestros ancestros abandonaron la sabana africana, no iban siguiendo las cosechas, sino a los rebaños. Iban en busca de carne, y dondequiera que la encontraron, por muy adverso que fuera el entorno, allí se asentaron. Durante dos millones de años, vivimos de las carnes y las raíces correosas que podíamos cazar y recolectar. Los huevos, la carne grasienta y los quesos eran muy apreciados porque eran ricos en energía, fáciles de preservar y sus nutrientes se podían quemar de manera tan constante, que unos pocos gramos bastaban para mantener a cualquiera un día entero. Cuando los antiguos griegos ofrecían a los dioses el corte de carne con más grasa, era un «sacrificio»; renunciaban a lo que más anhelaban. Solo muy recientemente nos cambiamos a los granos cultivados en granjas, y a partir de entonces hemos asistido a una disminución en la altura humana media y un aumento abrupto en la obesidad y las enfermedades por causa de las deficiencias nutritivas. La peor explosión comenzó en la década de 1980, después de que Estados Unidos se embarcara en un experimento desastroso. Desde 1960 hasta 1980, la obesidad se convirtió en una constante, pero en 1977 Estados Unidos se diferenció de cualquier otro Estado en la historia de la humanidad por la vía de envilecer la carne y propiciar los granos, que se usaban tradicionalmente para engordar al ganado. Poco después de eso, la tasa de obesidad de Norteamérica se disparó hacia arriba y el fenómeno no ha cesado.

TEORÍA DE LA FONTANERÍA

El viraje de Norteamérica de las proteínas a los granos lo desató Ancel Keys, un bioquímico de la Universidad de Minnesota que se hizo un nombre durante la Segunda Guerra Mundial al inventar las llamadas «raciones K», la comida lista para ser ingerida y destinada a las tropas. Más tarde, Keys estaba leyendo las necrológicas en el periódico de su localidad cuando reparó en una cifra nada común de acaudalados residentes de Minnesota que estaban muriendo de enfermedades cardíacas. Una cosa que Estados Unidos tuvo en la posguerra, y otras naciones no, fue la gran cantidad de carnes rojas, por lo cual Keys desarrolló una teoría que sonaba plausible: si uno arroja grasa de tocino por el fregadero, terminará endureciéndose en las tuberías y al final las taponará. Keys supuso que nuestras arterias funcionan de igual modo.

«Keys formuló la hipótesis de que las enfermedades cardíacas no eran más que un trastorno nutritivo directamente ligado a la cantidad de grasa en la dieta», explicaba un periodista. «Las comidas saturadas en grasa elevan los niveles de colesterol en la sangre, y estos, a su vez, aumentan el riesgo de obstrucción arterial y enfermedades cardíacas.» Esto le sonó igual de correcto al senador George McGovern, quien experimentó durante un tiempo con la dieta Pritikin baja en grasas. McGovern se cansó rápidamente de la reducción de grasas, pero que él mismo no quisiera comer así no le pareció razón suficiente para que otra gente tampoco quisiera, y el senador siguió adelante para convertirse en una voz extraordinariamente influyente respecto a la nutrición y en el primer emisario global de Estados Unidos en el tema del hambre en el mundo, haciendo equipo con el senador Bob Dole para crear un programa de comida en las escuelas de alcance mundial.

Así, en buena medida gracias a que un poderoso senador se encaprichó, la teoría de «la grasa es fatal» se impuso a la fuerza en los organismos de salud estadounidenses en 1977 y fue impulsada a nivel gubernamental por «maniáticos de la comida que han logrado esclavizar al público», como lo resumió la revista *Science*. Más tarde, el periodista Gary Taubes desvelaría que Ancel Keys había construido su argumentación a partir de su «estudio de siete países», ignorando datos de tres veces más países que los que había considerado, lo cual debilitaba ciertamente su teoría. La gente muerta era otro problema que había que considerar: si Keys tenía razón, las nuevas recomendaciones dietéticas de Estados Unidos tendrían que haber conseguido un descenso en la cifra de enfermedades coronarias. Sin embargo, esta cifra subió disparada: en los veinte años transcurridos después de que entraran en vigor las advertencias contra la grasa, las intervenciones médicas para remediar enfermedades coronarias se quintuplicaron: de 1,2 millones a 5,4 millones al año.

LA INSULINA ES LA MEDIDA

Ya sea que uno engorde o adelgace, se ponga más fuerte o se debilite, se vuelva más alerta o más apático, todo ello está sustancialmente influido por la insulina, la hormona que opera como nuestro capataz del almacén corporal. Cuando los azúcares y los carbohidratos se convierten en glucosa y entran en el torrente sanguíneo, el páncreas despliega la insulina para resolver dónde almacenar esa glucosa. La glucosa es fantástica cuando nuestro cuerpo la requiere, como combustible para el cerebro y las células musculares, y se convierte en grasa para emplearla en el futuro. También actúa como una suerte de yesca para que nuestro cuerpo pueda quemar grasas y usarlas como combustible.

Pero he aquí la trampa: la insulina evolucionó para manejar carbohidratos complejos creados por la naturaleza, como los que hay en las hierbas con hojas, no carbohidratos simples creados por nosotros, como los cereales y el pan. Los carbohidratos simples son absorbidos demasiado rápido; nuestras células se quedan satisfechas y el resto se convierte en grasa antes de que nuestra insulina tenga oportunidad de disiparse. La insulina aún activa en el torrente sanguíneo sigue entonces a la búsqueda de más azúcar, lo cual genera sensación de hambre. Así, uno se come otra rosquilla y reinicia todo el proceso. Después de un abuso suficientemente prolongado, nuestras células se vuelven resistentes a la insulina: se hartan de que se les pida que absorban toda esa glucosa y dejan de responder. ¿Qué ocurre entonces con toda esa glucosa? Se convierte directamente en grasa.

Eso fue lo que mató al padre y al hermano de Noakes: su sistema necesitaba combustible que no estaba obteniendo y almacenaba grasa que no necesitaba.

LA GRASA COMO COMBUSTIBLE

Pero hay una escapatoria, descubrió Noakes. Una vez que rompes el hábito del carbohidrato, puedes transformar de nuevo tu cuerpo en un quemador de grasas. «Si estás adaptado a la grasa», postuló, «teóricamente deberías ser capaz de extraer toda tu energía del metabolismo de las grasas, especialmente durante el ejercicio prolongado, cuando la intensidad de la actividad es de algún modo menor, así que no tendría que haber ninguna necesidad de quemar carbohidratos».

Bruce Fordyce, el legendario campeón sudafricano de ultramaratón, lo puso a prueba. Igual que Noakes, Fordyce había acumulado algunos kilos desde su época de gloria, pero una vez que dejó de comer granos y azúcares y adoptó una dieta saturada en grasas y baja en carbohidratos, vivió su renacimiento como corredor. A sus cincuenta y seis años, mejoró en dos horas su mejor tiempo de toda la vida en la maratón de los *Comrades* y rebajó en cinco minutos su tiempo en los 5 kilómetros, mejorando de 7.20 a 5.40 en la milla: un logro tremendo para cualquier atleta experimentado, ya no digamos para uno que roza los sesenta.

Con todo, la autoexperimentación de Fordyce está a décadas de alcanzar al doctor Fred Kummerow, un científico de la Universidad de Illinois que, desde la década de 1950, viene sugiriendo que el endurecimiento de las arterias no está causado por el LDL (lipoproteínas de baja densidad), el llamado «colesterol malo» y que está presente en los huevos, las carnes rojas y el queso. Si el LDL fuese mortal, dice Kummerow, ¿cómo puede ser que la mitad de los pacientes con enfermedades cardíacas tengan niveles normales o bajos de LDL? Algo más debe de haberlos matado, y Kummerow piensa que es exactamente la clase de comida propiciada por el gobierno estadounidense: aceites vegetales poliinsaturados como la soja, el maíz y el girasol.

«El colesterol no guarda relación alguna con las enfermedades cardíacas, excepto cuando está oxidado», declaró el doctor Kummerow al *New York Times*. Y dado que los aceites de soja y maíz son consustancialmente inestables, se oxidan con rapidez al calor alto de la sartén o incluso de la digestión normal. Kummerow sometió su propio cuerpo al pelotón de ejecución: come a diario alimentos con LDL, incluyendo las carnes rojas, huevos revueltos con mantequilla y un vaso de leche entera cada mañana. Ahora tiene cien años, no toma medicinas y gestiona su propio laboratorio universitario.

Cuando me encontré con Noakes en Washington, él había volado desde Ciudad del Cabo para participar en un congreso de un día sobre «Innovaciones en la diabetes». Esa sola mañana se había zampado un desayuno de granjero consistente en huevos, salchichas y tocino. Una comida así lo deja satisfecho el día entero, a menudo incluso más.

—Simplemente no me vuelve a entrar hambre —dice encogiéndose de hombros—. A veces siento que mi energía disminuye y me doy cuenta de que llevo cuarenta y ocho horas sin comer.

—Así que, básicamente, estamos hablando de la «paleo», ¿no? —pregunto.

La «paleo-dieta» se basa en la premisa de que los humanos están más sanos cuando siguen el ejemplo de nuestros ancestros de la Edad de Piedra y comen carnes de animales alimentados con pastos, pescados que habitan en el medio natural, verduras, nueces y semillas, y se mantienen alejados del arroz, el pan, la pasta y otros alimentos basados en granos de la «Edad Agrícola».

—Básicamente, sí —responde Noakes.

Aunque para ser más precisos, él preferiría sustituir «paleo» por «de Banting»: dice no tener muchas certezas científicas respecto a qué era lo que comían los primeros humanos, pero sabe con exactitud lo que había en el menú de un embalsamador londinense con sobrepeso llamado William Banting. En la década de 1860, Banting era el sepulturero inglés de las estrellas, nombre con el que se le conoció después de recibir el honor de hacer el ataúd del duque de Wellington, uno de los héroes más queridos de la nación. Aun así, el éxito de Banting lo estaba empujando directo a su propia tumba: asistía a tantas cenas fúnebres de lujo, que a los sesenta y seis años se había vuelto «casi esférico». Medía apenas metro y medio, pero pesaba más de 90 kilos, y su barriga era tan prominente que debía subir las escaleras de espaldas y era incapaz de atarse los cordones de los zapatos. Sus médicos le prescribieron todos los tratamientos conocidos para la obesidad —dietas, baños turcos, ejercicio intenso, retiros a algún balneario, incluso el vómito sistemático—, pero cada kilo del que lograba desprenderse volvía como un bumerán a su cuerpo. Por raro que suene, Banting dio el salto adelante solo cuando comenzó a perder audición. Al ir a consultar a un especialista del oído de nombre William Harvey, este resolvió que el problema no estaba en su órgano auditivo, sino en la anchura de su barriga. La circulación deficiente estaba dañando su canal auditivo, de modo que en agosto, Banting comenzó a ceñirse a las instrucciones alimentarias que le dio el doctor Harvey:

DESAYUNO: 140-170 g de carne de ternera, cordero, riñones, pescado asado, tocino o carne fría de cualquier tipo, salvo cerdo. Una galletita o 30 g de pan tostado. Una gran taza de té sin leche ni azúcar.

COMIDA: 140-170 g de cualquier pescado excepto el salmón, cualquier carne excepto el cerdo y cualquier verdura excepto las patatas. Cualquier clase de ave de corral o presa de caza. Treinta gramos de pan tostado. Dos o tres tipos de un buen burdeos, jerez o licor de Madeira.

CENA: 85-110 g de carne de ternera o pescado, como en la comida. Un vaso o dos de burdeos. Una copita antes de dormir, si fuera precisa.

Así, mañana, tarde y noche, Banting se estaba dando un festín de carnes asadas y grasientas acompañadas de brócoli con la mantequilla, regado todo con excelentes vinos, y un chupito de ginebra antes de irse a la cama. Banting también estaba almacenando calorías: sus comidas suponían unas 3.000 calorías al día, el triple de lo permitido por la mayoría de las dietas para perder peso. Con todo, aun estando a medio camino de la sesentena, una edad en que la pérdida de peso es más difícil, Banting eliminó 9 kilos en los primeros cinco meses. Al cabo de un año, había bajado 22,5 kilos y reducido su cintura en 30 centímetros, y siguió bajando el resto de su vida.

«El programa de Banting fue el fundamento de la dieta Atkins en los años setenta del siglo xx», explica Noakes. «Seguimos redescubriendo cada tanto estos mismos principios fundamentales de la nutrición, luego los olvidamos y tenemos que volver a empezar.»

En 2012, el equipo de Los Angeles Lakers comenzó a seguir los pasos de Banting después de que un consultor en nutrición del equipo se preocupara por el pívot Dwight Howard, la superestrella apodada «Superman» por sus abdominales de Adonis y sus bíceps como balas de cañón. Howard tenía solo veintisiete años y lucía un aspecto fantástico, con solo un seis por ciento de grasa en su cuerpo, pero había algo extraño en sus manos. «Parecía como si hubiera tenido puestos unos guantes de cocina», recordaba el nutricionista. «Me recordaba a esos pacientes con prediabetes y problemas neurológicos por culpa del modo en que el azúcar impacta en el sistema nervioso.» Un análisis completo de sangre reveló que el nivel de glucosa de Howard estaba «por las nubes» y una evaluación nutricional comprobó que estaba viviendo básicamente de azúcar: entre los caramelos, las bebidas gaseosas y los almidones, se estaba zampando el equivalente a veinticuatro tabletas de chocolate al día.

Así que todo el equipo de los Lakers, incluidos el superdotado Kobe Bryant y el experimentado Steve Nash, se unió a Howard en un cambio nutricional al estilo de Banting. «No solo no le temen, los Lakers, a las grasas saludables: prácticamente las prefieren, y a destajo», hizo constar un periodista. «La bebida que eligen antes de los partidos es algo que los jugadores llaman "un café a prueba de balas": café aderezado con dos cucharaditas de mantequilla vegetal y leche saturada de animales vegetarianos.»

«He visto grandes resultados con ello, desde que comencé a hacerlo el año pasado: lo de vigilar tu ingesta de azúcar, asegurarte de que estés comiendo grasas saludables», decía Kobe Bryant al ser preguntado. «Uno tiene que hallar el equilibrio dentro de este sistema. En mi caso, ha funcionado muy bien.» El alero de los Lakers, Shawne Williams, llegó al campo de entrenamiento con 9 kilos de sobrepeso; duplicando su ingesta de grasas y suprimiendo el azúcar, bajó poco más de 11 kilos. Hoy por hoy, la mayoría de las comidas de los Lakers giran en torno a la carne de ternera alimentada con pastos, cerdos criados en libertad, nueces crudas, tubos de pasta de avellana, chips de col rizada y carne seca de ternera también alimentada con pastos. Dwight Howard siguió siendo fiel a este procedimiento incluso después de que fuera traspasado a otro equipo; cuando llegó a Houston, convenció a los gerentes de los Rockets para que empezaran con la dieta Banting. «Tuvimos que hacer el cambio», dijo Daryl Morey, el mánager general de los Rockets, a un periodista, «y pienso que tendría que haber presionado en esa dirección mucho antes».

Para el doctor Noakes, ha sido una travesía de tres años sumido en un despertar científico y de transformación personal. Ha vuelto a su peso de 79 kilos —el mismo que tenía a los veinte años— y se siente de nuevo como un atleta. Ocho semanas después de dejar de comer azúcar y carbohidratos refinados, Noakes estuvo en un congreso en Estocolmo. Estaba oscuro cuando llegó y la temperatura era de 25 grados bajo cero, pero Noakes salió igualmente a correr 8 kilómetros. Durmió unas pocas horas y enseguida se levantó a correr otros dieciséis. «Pocas semanas antes de eso, apenas podía terminar los 5 kilómetros», recuerda. «Pensé que era la edad, pero en realidad era intolerancia a los carbohidratos. En dos meses, perdí 11 kilos. Lo puse todo patas arriba.»

Nos han lavado el cerebro para que sintamos repulsión ante la sola mención de la palabra «grasa», dice Noakes, pero el auténtico peligro para el corazón es el azúcar. Es un corrosivo que daña las paredes arteriales, creando surcos que permiten a las placas adherirse. Lo cual significa, según él, que la única solución real para las enfermedades cardiovasculares y la obesidad global es hacer una política de tierra quemada. «Diez empresas producen el ochenta por ciento de los alimentos procesados en el mundo y están obteniendo miles de millones de dólares en beneficios por la vía de envenenar a la gente», dice. «Yo les cobraría impuestos hasta que desaparecieran. Si no se saca la comida adictiva de nuestro entorno, nunca se curará la adicción.»

Algunos colegas de Noakes en el medio científico piensan que está yendo demasiado lejos. La Asociación del Corazón se apresuró a aconsejar cautela; el mismo día que Noakes comenzó a abogar por las grasas saturadas, esta institución emitió una advertencia de que «la "dieta Noakes" es peligrosa». Noakes siente que fue un gesto impactante: no es fácil reunir tres errores seguidos en solo cinco palabras y en un mismo día. Lo primero es que no es «suya», argumenta él mismo, puesto que ha sido la base de la alimentación humana durante más de dos millones de años. Lo segundo es que no es una «dieta», porque no supone restricción alguna en las porciones o las calorías ingeridas. Y tercero, ¿cómo puede ser «peligrosa» cuando los seres humanos han prosperado con esos mismos alimentos durante la mayor parte de su existencia? Si fuera peligrosa, nos hubiéramos extinguido hace tiempo.

En lugar de sentir que ha ido demasiado lejos, Noakes está indignado consigo mismo por haber empezado tan tarde. Echando la vista atrás, cuando comenzó a sospechar que se había equivocado con respecto a los carbohidratos, hurgó en los datos disponibles respecto a Mark Allen, la leyenda del Ironman. Los hábitos alimentarios de Allen estaban bien documentados. Noakes no logró dar con almidones o carbohidratos refinados en la mezcla. Así pues, ¿cómo podía Allen realizar una maratón en 2 horas y 40 minutos, inmediatamente después de nadar cerca de 4 kilómetros y andar en bicicleta otros 180? Solo había una explicación. «Sabía que debía comenzar la carrera sin nada de azúcar o glucógeno en los músculos», diría Noakes. «Así que debía de haber estado quemando grasas.» Y concluyó: «Phil Maffetone sabía esto hacía años. La grasa como combustible. Era exactamente lo que estaba diciendo en los años ochenta. Imaginad la diferencia si solo le hubiéramos escuchado».

O si hubiéramos sabido dónde estaba.

34

> Entonces cortaron tajadas de los muslos, las envolvieron en
> capas de grasa y pusieron carne cruda encima ..., mientras
> los jóvenes varones esperaban cerca, con el tenedor de cinco
> puntas dispuesto en sus manos.
>
> HOMERO, Ilíada

Para ser un hombre que había pasado años en el ajetreado circuito
de los atletas y las estrellas de rock, Phil Maffetone sabía perfectamente cómo esfumarse. La única presencia en la red de una persona
con ese nombre, cuando estuve buscándolo, era una página web
raquítica, un sitio para colgar datos de algún cantautor que no apor-
taba información de contacto ni mención alguna de trabajos médicos o atléticos. Pero en una vieja edición de bolsillo que hacía mucho que no se reeditaba, encontré al fin una pista.

En los ochenta, Maffetone publicó un escueto manual llamado
In Fitness and in Health («Sobre preparación física y salud»). Dentro
reparé en un nombre que reconocí: Hal Walter, un corredor de
burros profesional al que una vez conocí en Colorado durante una
ultramaratón anual en la que los atletas suben y bajan corriendo
una montaña con sus burros.* El premio en metálico en el circuito
de carreras con burros es bastante magro, así que entre temporada y
temporada, Hal entrenaba usando las grasas como combustible.
Cualesquiera que fuesen las recetas que Maffetone le dio, debieron
de ser oro puro: Hal ganó su séptimo campeonato mundial en quin-

---

* Las carreras de burros son una tradición minera del estado de Colorado.
(N. del t.)

ce años, a la edad de cincuenta y tres años, y aún podía promediar siete minutos por milla en un recorrido de 30 millas (unos 50 kilómetros), a 3.900 metros de altura. En carreras que podían durar cinco o más horas, todo lo que bebía era agua.

Entonces contacté con Hal, quien aceptó darle mi mensaje a Maffetone. Al cabo de una semana o poco más, recibí un correo electrónico de «pm». Ningún nombre, solo las dos letras minúsculas. Si me interesaba charlar, decía pm, debía ir a Oracle, Arizona.

> No resulta sencillo encontrar nuestra casa. Llama cuando estés cerca y yo te indicaré cómo llegar, si consigues que tu móvil funcione. No cuentes con ello.

Así pues, partí rumbo a Oracle, una avanzada en el solitario desierto más conocida por los avistamientos de ovnis y ocasionales laboratorios clandestinos de metadona. No lejos de allí está Biosfera 2, un experimento medioambiental independiente construido allí para evitar deliberadamente que alguien lo note, o que nadie lo note. Edward Abbey tuvo la misma idea: décadas atrás, el irascible escritor y luchador ecologista comenzó a utilizar Oracle como dirección postal para que nadie supiera dónde se hallaba. Desde el punto de vista geográfico y psicológico, Oracle está en medio de la nada.

Seguí las instrucciones de pm, cruzando una vieja línea ferroviaria y dando tumbos hacia abajo por un camino de tierra rojiza, hasta que llegué a una plácida cabañita rodeada de un artístico jardín con plantas del desierto. En el patio lateral, los pollos picoteaban el suelo, luego se dispersaron detrás del cactus cuando se abrió la puerta y salió un hombre guapo y delgado, con una coleta ya encanecida.

—¿De verdad ha sido tan difícil encontrarme? —preguntó. Era Maffetone.

—¿Se refiere al viaje? No estuvo tan mal. Pero el resto...

Maffetone se encogió de hombros y me condujo al interior para que conociera a su esposa, la doctora Coralee Thompson, que fue durante quince años directora médica de los Institutos para el Logro del Potencial Humano en Filadelfia. «La gente parece creer que simplemente desaparecí en una nube de humo, como el genio de la lámpara.»

A los ojos de Maffetone, su repentina transformación del «Doctor Ironman» al «Invisible Phil» era un paso lógico. Lo de la grasa como combustible era un desafío intelectual y, una vez lo hubo resuelto —nítidamente, efectivamente, con la solidez de una prueba matemática—, se dispuso a la siguiente tarea. «He tenido la música dentro de mi cabeza desde que tenía tres años», dice ahora. «Había llegado el momento de hacer algo al respecto.» Así que cerró su consulta profesional, derivó a su clientela, alquiló su casa en Nueva York y vagó por el país hasta dar con un lugar donde nadie lo molestara ni tampoco donde tuviera la tentación de ocuparse de nuevo de las disciplinas deportivas de resistencia.

Y eso es justo lo que estoy haciendo, aunque él sea demasiado educado para decírmelo. La razón por la que se estableció aquí a solas, con los aullidos de los coyotes y la presencia de Coralee, y la guitarra que Johnny Cash le obsequió, era específicamente la de evitar a gente como yo. Pero cuando vio mi mensaje, se quedó intrigado, y cuando entendió lo que yo buscaba, hizo una conexión que yo había pasado por alto. Yo me había preguntado si Paddy y Xan y sus cómplices cretenses habían logrado sobrevivir a sus prolongadas aventuras en las montañas porque habían aprendido a depender de la grasa como combustible, pero Maffetone se dio cuenta de algo más.

—¿Sabes cuál es la dieta más saludable del mundo? —me preguntó.

—¿La mediterránea?

—Correcto. ¿Sabes de dónde viene?

—¿Grecia?

—Cerca —dijo—. De Creta.

Creta era a la vez el fruto más extraño y persistente del «estudio de siete países» llevado a cabo por Ancel Keys. El objetivo de Keys era aislar los estilos de vida que causaban los infartos y los derrames cerebrales, para lo cual, durante doce años (desde 1958 hasta 1970) su equipo reunió índices biológicos de hombres entre los cuarenta y los cuarenta y nueve años de Italia, Japón, Yugoslavia, Finlandia, Holanda, Estados Unidos y Grecia. En realidad fue un noble experimento; a su modo, Keys estaba tratando de salvar millones de vidas demostrando que las enfermedades cardiovasculares eran una elección activa, no un acto divino. Nadie discute los datos que Keys recogió; solo se discute que tendría que haber incluido regiones que no necesariamente coincidían con su teoría de «la grasa saturada es fatal».

En el caso de Grecia, tomó la mayoría de sus sujetos de Creta. Era una rara oportunidad de volver atrás en el tiempo, porque la vida en esas aldeas montañosas no había cambiado en trescientos años. Los granjeros cretenses aún vivían como sus ancestros; utilizaban las mismas herramientas toscas, comían las mismas comidas, dormían en las mismas chozas y criaban ovejas descendientes de los mismos rebaños de las diversas familias. Si Keys estaba en lo cierto y los infartos eran el fruto de un estilo de vida contemporáneo y decadente, esos retrógrados medievales debían de estar, por el contrario, increíblemente sanos. Y lo estaban, salvo por un detalle extraño: los cretenses tienen la tasa más baja de enfermedades cardíacas de todo el estudio, pese a que su colesterol sérico era elevado y a que comían una «tonelada» de grasa en su dieta, más que ningún otro país del estudio. Cerca de la mitad de las calorías que descendían por el esófago de un cretense provenían de las grasas. Según el modelo de Keys, las enfermedades coronarias tendrían que haber plagado todas esas montañas. En cambio, los cretenses vivían más y se conservaban más fuertes.

Entonces, ¿por qué los cretenses tenían un corazón más sano que el de todos los demás, incluidos los japoneses, que solo consumían un cuarto de la grasa que ellos? El secreto estaba, en parte, en lo que comían —carne, mantequilla, pescado, aceite de oliva, verduras silvestres y nueces—, pero sobre todo en lo que no comían: azúcar y almidones. A diferencia del resto del mundo industrializado, la Segunda Guerra Mundial no empujó a Creta a que se adentrara en una nueva forma de alimentación. La mayor parte de la Europa de posguerra y de Asia necesitaba ayuda desesperadamente, así que las granjas de animales y lecheras fueron reorientadas a sembrar grano; en un santiamén, el pan y las gachas de avena podían llenar más barrigas y no se estropeaban en el transporte. Veinte años antes de que Keys apareciera con su equipo de investigación, Finlandia ya había empezado a convertir los terrenos de pastoreo en campos de cultivo de trigo y remolacha, que eran ambos procesados en un aditivo multiusos parecido al jarabe de maíz alto en fructosa. «Durante la Gran Depresión de la década de 1930», explicaba un análisis económico finlandés, el gobierno «alentaba a los granjeros a cambiar de productos animales exportables a granos básicos, una política que impidió que los ingresos de las granjas cayeran tan rápidamente como ocurría en otras partes y permitieron al país alimentarse mejor». Un resultado: hubo más finlandeses que murieron de enfermedades cardíacas que habitantes de ninguna otra nación de las siete incluidas en el estudio.

En Estados Unidos, la prosperidad era su propio enemigo. Grandes industrias montadas para alimentar a las tropas estaban volviendo ahora su atención hacia el hogar y la familia, empleando tecnología de los tiempos de guerra para producir sopas enlatadas, aperitivos fáciles de coger con la mano y pan envasado. El zumo de naranja, una oferta exótica antes de la guerra, de repente estaba en todas partes; los contratistas militares habían descubierto la forma de hacer concentrados congelados y, tan pronto como los productores vieron que el zumo de naranja podía venderse como comida «sana», la producción de zumo se disparó de apenas 925.000 litros por año a más de 425 millones al año siguiente. Muy pronto, tres de cada cuatro estadounidenses tenían zumo de naranja en la nevera, justo al lado de otro nuevo producto sensacional: la cena televisiva congelada, preenvasada con abundante azúcar, sal y aceite vegetal hidrogenado. En 1951, Kellogg's desplegó sus monstruos gemelos que todo lo arrasaron —los *Sugar Frosted Flakes* o «frosties» (cereales) y los *Sugar Pops* (copos de maíz azucarados)— y luego logró incluso que se prescindiera de la leche inventando los *Pop-Tarts* (tartas planas con un relleno dulce). El gran desayuno americano tradicional, de huevo con tocino, se estaba convirtiendo en un dinosaurio, junto a las cenas caseras, el pan horneado en el barrio y los jardines en el patio trasero. Con la sacarosa, la fructosa, el jarabe de maíz y la harina blanca de hornear, la diferencia entre la cena y el postre había desaparecido.

Pero en las montañas de Creta nada había cambiado. La mayoría de los pueblos eran autosuficientes y apenas se podía llegar a ellos por algún camino, así que fueron indemnes al aluvión de almidón y azúcar que anegó al resto del mundo. Los cretenses siguieron nutriéndose de plantas silvestres, horneando mijo crudo para hacer panecillos tan duros como secos, friendo huevos de corral en aceite de oliva prensado en casa y comiendo cada parte de la oveja excepto el balido. Las patatas eran raras en las tierras altas y rocosas; el arroz, un completo desconocido; los pasteles, un capricho ocasional y casi tan capaz como el pan de romper mandíbulas. En otras palabras, los cretenses estaban comiendo los mismos alimentos para el alto rendimiento que ingerían sus ancestros del Olimpo atlético.

«Igual que esto», dijo Phil cuando nos sentamos con Coralee a almorzar. Habían preparado bistecs —cortados muy finos y poco hechos— con una ensalada gigantesca de verduras picadas, tomates, pepinos y queso de cabra hecho en casa, brillante aceite de oliva y hierbas aromáticas frescas espolvoreadas por encima. Uno lo diseccionaba en sus componentes y era la misma comida con la que Paddy y Xan habían sobrevivido en su época transcurrida en las cavernas: alimentos que podían quemarse lentamente, y durante todo el tiempo. «Esos luchadores de la Resistencia no podrían haber obtenido las calorías necesarias a partir del almidón y el azúcar, porque simplemente no estaban disponibles», explica Maffetone. «Si solo podían comer mientras caminaban o huían, necesitaban comida que les aportara energía calórica estable todo el día.» Los campos de batalla en Grecia no contaban con puestos de abastecimiento de Gatorade. Los fugitivos no podían pararse a tomar un aperitivo. La supervivencia dependía de dos cosas: escoger comida que se quemara lentamente y adaptar el propio cuerpo a su consumo.

Maffetone dedujo esto bastante tarde, por cierto, al menos comparado con Pitágoras. El pionero de las matemáticas tenía a la vez un interés colateral en la ciencia deportiva y, después de establecerse en Crotón en el siglo VI a. C., la ciudad comenzó a producir de pronto campeones olímpicos. En uno de tantos juegos, Crotón barrió con los siete primeros puestos en la carrera de doscientos metros dentro del estadio, a la vez que obtuvo la corona en boxeo y lucha libre. El yerno de Pitágoras, Milo de Crotón, se volvió lo suficientemente feroz en el combate cuerpo a cuerpo como para liderar la aniquilación del reino de Sibaris, y lo bastante diestro en la lucha libre como para acumular más victorias que ningún otro atleta olímpico, un total de treinta y una en veinticuatro años de carrera.

¿Y qué fue lo que contribuyó a este éxito?

«Pitágoras experimentó con una dieta especial de carne», se dice. Una dieta tan efectiva que durante siglos los historiadores han discutido respecto a quién es el que merece el crédito. Pausanias dice que fue Dromeo («el Corredor») quien «se probó fiel a su nombre» y dominó las pruebas de distancia en cuatro Juegos tras «concebir la idea de una dieta de carne». Una escuela rival afirma que Pitágoras llegó primero al hallazgo; su discípulo, Milo, «era famoso por el consumo de carne medio siglo antes de que Dromeo descubriera supuestamente su eficacia para forjar campeones atléticos». Los antiguos entrenadores griegos se volvieron tan sofisticados en los matices del proceso de quemar poco a poco combustible corporal que se detenían en nimiedades como «los méritos relativos del pescado de mares profundos comparado con el de las costas, basándose en el tipo de algas marinas que probablemente comían». Respecto al cerdo, no había disenso alguno: más bien acuerdo en que había que mantenerse alejado de los cerdos que se alimentaban de cangrejos a la orilla de los ríos, y pasarse a los que comían bellotas y bayas.

Pero aquí es donde la historia se vuelve extraña: Milo se retiró, Pitágoras se metió en un enredo político y abandonó el lugar y, de un día para otro, Crotón también se acabó. No hubo más laureles para el más veloz. No más luchadores titánicos. Lo que fuera que Crotón estaba haciendo bien, ya no lo hacía. No hay más registros que aludan a un nuevo título de Crotón en los Juegos. No es que de pronto desaparecieran de la ciudad los hombres jóvenes y fuertes o el jamón engordado con bellotas, pero cualquiera que fuese la magia involucrada en todo el asunto, había desaparecido.

—La comida es solo la mitad del problema —explica Maffetone—. Uno puede disponer del mejor combustible del mundo, pero este resultarle igual de inútil sin la maquinaria apropiada. Es un tema de dos sistemas en uno: tiene una vía de entrada, lo que comes, y una de salida, la forma en que lo conviertes. Pero he aquí la parte divertida de toda esta historia: es algo muy simple, verdaderamente simple.

—¿Para todo el mundo o solo para los atletas experimentados?

—Para todo el mundo.

—¿Cuánto se tarda en aprenderlo?

—Dos semanas. En dos semanas, uno puede dominarlo. Dos semanas y estará corriendo a base de grasas como lo hacían los luchadores de la Resistencia.

Le acerqué mi ordenador portátil, que estaba sobre la mesa.

Maffetone comenzó a garabatear sus notas en la pantalla. Para darle tiempo, me levanté y ayudé a recoger la mesa. Incluso pensé en dar un paseo con Coralee hasta que...

—Aquí lo tiene.

No podía haber escrito más que una docena de frases. Me senté a la mesa y comencé a leer. ¿En serio es así de fácil?

Phil cogió la guitarra y me tocó algunas de sus canciones. Cuando comenzó a hacerse tarde, Coralee me envolvió algunos de sus aperitivos especiales de «grasa como combustible» para el camino. Después ponía rumbo a casa para saber lo que el Método Maffetone podía lograr de verdad.

PASO 1: LA PRUEBA DE LAS DOS SEMANAS

Maffetone subrayó lo de «prueba» en mi ordenador para asegurarse de que entendiera el punto: esto no es, dicho sea enfáticamente, una «dieta». Él piensa que las dietas son un chiste. Están basadas en la estúpida noción, inspirada en la propia vergüenza, de que perder peso es un tema de fuerza de voluntad y sacrificio, que uno tiene sobrepeso solo porque es demasiado indolente para matarse de hambre y recuperar la forma. «Es asombroso que alguien crea todavía esto, pero así es», me comentó Maffetone. «Aun siendo tan claramente, tan ostensiblemente antinatural.» Los seres humanos son cazadores-recolectores; estamos configurados para buscar alimento durante todo el día, cada día, y a echárnoslo al buche en cuanto lo encontramos. Quedarse con hambre es lo opuesto a todo eso hacia lo cual hemos evolucionado y que nos indica qué hacer.

Así que comed todo lo que queráis, nos urge Maffetone. Tan solo reiniciad vuestra barriga para que anhele el alimento que siempre hemos cazado y recolectado, no el material falso del que hemos llegado a depender. Una vez desintoxicados del ciclo del almidón y tras devolver nuestro cuerpo a su metabolismo natural, dice, seremos libres de los retortijones del hambre y los patadones de azúcar después del almuerzo, y los atracones a medianoche. Solo se tarda catorce días, mientras uno siga una regla de oro: nada de alimentos con una alta glucemia. En otras palabras, nada que haga subir el azúcar en nuestra sangre provocando que la insulina comience a almacenar grasa.

Al cabo de dos semanas, yo debería ser una página en blanco, en cuanto a la glucemia se refiere, y no seguir alternando entre una oleada de azúcar y otra. Entonces, cuando la prueba esté concluida, podré añadir gradualmente carbohidratos refinados a mis comidas y ver qué pasa. Si me como una rebanada de pan y me siento bien, pues estupendo. Pero si me hace sentir hinchado, lento o somnoliento, sabré que es demasiado almidón para que mi cuerpo lo metabolice de manera eficiente. En eso consiste básicamente la prueba de las dos semanas: está diseñada para reactivar nuestro panel diagnóstico natural, de modo que, en lugar de apoyarnos en algún manual dietético que nos indique lo que debemos comer, tendremos una retroalimentación instantánea y precisa de nuestro propio cuerpo. «Sabrás de verdad lo que se siente al tener niveles de insulina normales y una dosis óptima de azúcar en la sangre», explica Maffetone.

Así, nada más llegar a casa, voy de compras y lleno el carro de bistecs, pescado, brócoli, aguacates, calamares en su tinta, atún, zumo de tomate, lechuga, crema agria y anacardos..., tarros de anacardos, porque serán mi recurso «matatentaciones». Y en la lista, también lo permitido: huevos, queso, crema entera, vino blanco seco, whisky y salsa.

Como contrapartida, nada de frutas, pan, arroz, patatas, pastas o miel. Nada de judías, lo que significa nada de tofu o soja de ningún tipo. Nada de patatas fritas, cerveza, leche ni yogur. Nada de fiambres ni rosbif, ya que suelen venir curados en azúcar. El pavo queda bien si se lo cocina uno mismo, pero incluso entonces hay que ser cuidadoso. Pensé haber dado con la perfecta solución multicomidas cuando me topé con una pila de pequeñas bolitas de mantequilla en la sección de congelados, pero cuando, después de reconsiderarlo, verifiqué su contenido en la etiqueta, comprobé que venían con azúcar inyectado.

«Los garbanzos son muy moderados en cuanto a los glucémicos», le comenté a Maffetone en un correo electrónico, tras investigar un poco por mi cuenta. «Así que me gustaría presionar con respecto al hummus.»

«Regla n.° 1 del Paso n.° 1», me respondió: «No se presiona en nada.»

El truco es, como pronto descubrí, resolver una comida a la vez. El desayuno era fácil: por una suerte de capricho, descubrí que esas latas de calamares en el pasillo de comida mexicana, a 1,98 dólares cada una, son fenomenales para una tortilla, así que me freiría una de esas, la regaría con salsa y sería un hombre feliz el resto de la mañana. Siempre tenía a mano anacardos y palitos con sabor a carne para usarlos como aperitivo durante el día, y aprendí a añadir una buena cantidad de crema entera a mi café en vez de mitad y mitad, como antes. El almuerzo y la cena suponían una fase crítica cuando me distraía y me dejaba ganar por la voracidad antes de haber planeado lo que iba a comer.

Al final del día 2, sentí que tenía las cosas bajo control... y salí a dar una carrera suave.

PASO 2: LA FÓRMULA 180

Llevaba menos de un kilómetro corriendo a un ritmo suave cuando... ¡Guau!, ¿por qué me daba vueltas la cabeza? Caminé un poco y luego volví a trotar, pero después de otros tres kilómetros, sentí un gran cansancio de huesos y me faltaba el aire. No era exactamente cansancio; siempre que paraba de correr, me sentía fuerte y descansado y listo para seguir, pero tan pronto como comenzaba a exigirme un poco, mi energía se disipaba y el condenado pitido en el pecho volvía a empezar.

Maffetone me había indicado que usara, para el Paso 2, un dispositivo que mide la frecuencia cardíaca, un modelo básico para corredores con una correa alrededor del pecho y una pequeña consola adosada a la muñeca. Tenía que disponer la alarma para que sonara cada vez que sobrepasase mi umbral de quema de grasas, que había calculado según la ecuación rápida y fácil del propio Maffetone. Para deducir nuestra propia zona de quema de grasas, tenemos que restar nuestra edad a 180 y luego ajustar la cifra según esta escala:

a) Si uno ha estado inactivo un tiempo por alguna lesión o enfermedad, restar otros 5 puntos.

b) Si uno ha estado inactivo un período prolongado (como cuando debe uno recuperarse de un infarto), restar 10.

c) Si uno ha estado entrenando al menos cuatro veces a la semana durante dos años, sumar 0.

d) Si uno ha entrenado intensamente durante dos años y está progresando en las competiciones, sumar 5.

En mi caso, esto quedaba así:

Tengo cincuenta años, así que $180 - 50 = 130$.

Corro regularmente y no he sufrido lesiones, lo que me sitúa en la categoría c: no se añaden puntos extra.

Entonces: mi umbral de quema de grasas es 130 pulsaciones por minuto.

Eso significa que puedo trabajar tanto, tan rápido y de forma tan extenuante como me plazca, pero cada vez que mi pulso cardíaco llegue a 130 y la alarma en mi muñeca comience a sonar, tengo que bajar el ritmo hasta que mis pulsaciones vuelvan a estar por debajo del umbral. Maffetone cree que nuestro cuerpo está contento de quemar grasas mientras no se lo presione hasta quedarse sin oxígeno. Cuando necesitamos más aire, el corazón empieza a bombear en nuestro pecho; cuando nuestro corazón está latiendo más rápido, requiere combustible que se queme rápido. Así, para quebrar la propia dependencia del azúcar, tenemos que cambiar tanto la oferta como la demanda: suprimir el azúcar en nuestra dieta y mantener las pulsaciones dentro de la zona de quema de grasas.

Maffetone dio con la fórmula por una feliz casualidad. Los ritmos cardíacos «pueden ser tan bajos como de 30-40 pulsaciones en gente con una gran capacidad aeróbica, incluso elevados y de unas 220 pulsaciones o incluso más en atletas jóvenes, durante esfuerzos extremos», me explicó él mismo. Valiéndose de esas cifras como intervalo, originalmente sometía a sus clientes a exhaustivas pruebas fisiológicas para determinar precisamente en qué momento su metabolismo saltaba de quemar grasas a quemar azúcar. Después de unos cuantos años de jugar con las cifras, se dio cuenta de que bastaba con que restara la edad de cada uno de ellos a 180 y lograba el mismo resultado que haciendo las pruebas. Maffetone no sabe por qué esta fórmula matemática funciona; solo sabe que funciona.

«Ciento ochenta menos la edad no es, en sí, un número que signifique algo», me explicó. «No está asociado al VO_2 (consumo máximo de oxígeno por unidad de tiempo), al umbral de lactato o a otras mediciones tradicionales.» Es solo un atajo que conduce a la cifra final: el máximo posible de nuestra frecuencia cardíaca aeróbica. Maffetone estaba encantado porque la mágica ecuación le permitió dejar de ser el intermediario entre los atletas y su cuerpo. Él piensa que, cuanto mejor entienda uno sus señales internas y deje de escuchar a otra gente —incluso a él mismo—, más saludable estará. Era la belleza del 180: una cifra simple, y cualquiera dispuesto a invertir cincuenta dólares en un monitor del ritmo cardíaco podía ser su propio laboratorio de ciencias deportivas.

Maffetone lo ha probado en centenares de atletas, incluyendo leyendas del triatlón como Mike Pigg y Mark Allen, y todos ellos siempre han dado los mismos resultados de manera consistente: se recuperan más rápido en los entrenamientos, superan significativamente sus antiguas marcas en competiciones y dejan atrás las lesiones crónicas. Una razón de que rara vez se lesionen es que ya no alcanzan el punto de fatiga. Cuando uno entra en la falta de oxígeno, su cuerpo se desorganiza: la cabeza baja, los pies golpetean contra el suelo, las rodillas se salen de su eje. Se vuelve uno desmañado y paga un precio por ello.

—Era evidente que el entrenamiento de diversa intensidad afectaba tanto a la postura como al paso al ir corriendo —me explicó Maffetone—. Cuanto más anaeróbico, más distorsión se observa en la mecánica corporal.

—Pero si siempre vas a un ritmo lento —dije yo—, ¿cuándo apuras el paso?

Te adaptas. Cuanto más te entrenas en la zona de quema de grasas, más fácil se vuelve, y cuanto más fácil se vuelve, más rápido va uno. Maffetone predijo que durante mis primeras semanas de entrenamiento tendría la sensación de ir ridículamente lento.

Si estás habituado a correr la milla en ocho minutos, me dijo, puede que debas bajarlo a diez y que debas caminar por las colinas para que la alarma deje de sonar, pero te volverás tan bueno corriendo la milla en diez minutos —fue lo que me prometió—, que al final serás capaz de trotar hacia arriba por cualquier cerro sin romper la barrera de las 130 pulsaciones. Al cabo de poco tiempo, yo debía ser capaz de correr más rápido —y más lejos— que nunca antes sin alcanzar el umbral de mi ritmo cardíaco o quedarme sin combustible.

—Ah, y otra cosa —añadió—. No te sorprendas si te sientes un poquito..., esto..., horrible.

Cuando a nuestro cuerpo se le niega su provisión de azúcar, puede ocurrir que proteste.

¡Aj! Ahora vi lo que quería decir con lo de los cuatro minutos en la primera carrera. La fatiga seguía yendo y viniendo en oleadas; podía ir a toda pastilla y sentirme muy cómodo y, de repente, enseguida me sentía como si tuviera gripe. Se me pasaba después de caminar mareado unos minutos, y volvía como un bramido en cuanto me ponía a correr de nuevo. Era una sensación misteriosa, como estar en un tira y afloja dentro de mi propio sistema digestivo.

«¡¡Necesitamos azúcar!!»

«Cierra el pico, estamos bien. Adelante, vamos.»

Con todo, Maffetone me había advertido que debía esperar algo semejante; así que volví a casa caminando penosamente y me hice a la idea de que aún vendrían algunos días duros.

Sin embargo, en la carrera que hice a la mañana siguiente me encontré con una grata sorpresa: en vez de la cabeza dándome vueltas, ahora había la alarma. El monitor de mi frecuencia cardíaca comenzó a sonar cuando había subido unos centenares de metros por una pendiente bastante suave, y en ese momento comprobé que aún no me había mareado. La tormenta había pasado: era como si mi cuerpo hubiera abandonado la lucha y hubiera rendido el alijo secreto de combustible que atesoraba. Ahora el desafío era mantener silenciosa la maldita alarma de mi muñeca. Cada vez que me metía en un surco y comenzaba a aplicarme un poquito con las piernas... ¡biiip, biiip, biiip! Las colinas eran lo peor. Intenté aspirar largo y profundo con la esperanza de manejar mi pulso al estilo Zen y rebajar los pitidos, pero no sirvió de mucho. Pasé todo ese día —y el siguiente, y el siguiente— entre pitidos, como un ciclista forzado a ir a la velocidad de una abuelita.

Sé que al menos los patinadores holandeses pasaron por lo mismo. A principios de los años noventa, la selección nacional holandesa de patinaje comenzó a experimentar, a su vez, con el entrenamiento de baja frecuencia cardíaca. Fue un gesto de audacia porque, a pesar de lo mucho que los holandeses veneran a sus patinadores, aún debían enfrentarse a potencias cada vez más avasalladoras, como Estados Unidos, Noruega y Canadá. Pero a pesar de lo inflexible de la competición, los holandeses decidieron relajarse y sustituyeron los entrenamientos duros por otros más suaves. En los setenta, el ochenta por ciento de sus entrenamientos eran de alta intensidad; ese total bajó a un cincuenta por ciento en 1992, y a solo un treinta por ciento en 2010. Tampoco era que estuviesen dedicando más tiempo a la pista de hielo. «Primero surgió la hipótesis de que tal vez la cifra total de horas de entrenamiento se había incrementado con los años, pero nuestro análisis demostró que no era el caso», concluyó en el año 2014 un equipo investigador, tras analizar los registros del entrenamiento holandés en treinta y ocho años. «Sorprendentemente, no hubo un incremento en las horas de entrenamiento netas», añadieron los investigadores, «a pesar de lo cual el desempeño mejoró de manera considerable».

Considerable. Es, ciertamente, una forma muy moderada de decirlo. Los holandeses simplemente arrasaron. En los Juegos Olímpicos de 2014, los patinadores de los Países Bajos aplastaron de forma tan implacable a sus competidores que los comentaristas se quejaban a micrófono abierto y decían que eso era malo para la disciplina. En conjunto, los hombres y las mujeres holandeses volvieron a casa con veintitrés de las treinta y seis medallas posibles. Nunca en la historia de los Juegos ha ganado un país tantas medallas de oro en una única competición. «El dominio de sus atletas del patinaje en velocidad ha sido total, con rivales habituales como Estados Unidos, Canadá y Noruega claramente humillados», resumió el *Guardian* de Gran Bretaña.

El secreto holandés era tan viejo como los mismos Juegos. La clave para ir rápido, creían los griegos, era ir lento durante mucho tiempo. Ellos lo llamaban «trabajo fatigador», y hasta que un antiguo atleta griego cumplía veinte años, era poco más o menos lo que hacía. El trabajo fatigador era duro, una opción al estilo de *Rocky IV*: subir a pie montañas, subir y bajar una colina con una pesada roca a cuestas, trepar por una cuerda colgada de la rama de un árbol y el llamado *ecplethrisma*, que consiste en correr de ida y vuelta los 3.000 metros de un *plethron* restando en cada vuelta un paso hasta llegar a cero. El padrino fundador del trabajo fatigador fue, por cierto, Milo de Crotón: él fue quien ideó lo de cargar a los hombros un ternero recién nacido cada día y dar una vuelta al estadio, haciéndose cada vez más fuerte a medida que el animal iba creciendo.

El último día de mi prueba de dos semanas, intenté hacer un experimento al estilo Milo de Crotón, pero de mi propia cosecha. Había llegado el momento de evaluar los frutos de mi inmersión en el método Maffetone, lo que para mí se reducía a una única pregunta: ¿era real lo de la grasa como combustible? ¿Era más fácil, sostenible en el tiempo y efectivo? Si a esas alturas yo no era capaz de hacer más con menos comida —y no encontraba esa comida fácilmente y la ingería al vuelo—, entonces el enfoque de Maffetone no servía para explicar cómo era que Paddy y Xan y sus hermanos de armas cretenses se hicieron más fuertes a medida que la vida a su alrededor se hacía más dura.

Ya sabía que, en dos de las tres categorías, Maffetone estaba anotando marcas elevadas. Había perdido 5 kilos en esas dos semanas, por debajo del peso que tenía cuando practicaba remo en la universidad, hacía de eso casi treinta años. Asimismo, volvía a sentirme más como ese atleta adolescente y no solo más delgado, sino más elástico, acelerado y a la vez descansado. Una tarde me disponía a salir a correr cuando me acordé de pronto que esa mañana había hecho un entrenamiento al estilo de Erwan, de una hora de duración, y me había recuperado tan plenamente de ese ejercicio que me sentí con la suficiente frescura para repetirlo. Así que lo hice. Todavía más sorprendente fue el cambio operado con mi alimentación: los sabrosos y antiguos tentempiés como pizzas, bocadillos de carne o queso y rosquillas me parecían ahora poco tentadores y algo toscos. Pronto se me permitiría incluirlos de nuevo en mis comidas, pero me costaba imaginar una razón para que quisiera hacerlo.

El examen final estaba, con todo, allí afuera, en «la» colina: el mismo sitio que me había hecho sentir mareado el primer día y que había hecho sonar la alarma los otros cinco días. Desde entonces, me había mantenido alejado de allí. Era demasiado molesto para mí. Aun cuando pensaba que me había adaptado lo suficiente como para planear hasta la cumbre, la alarma siempre me mataba con su pitido y me obligaba a caminar antes de haber llegado a la mitad del camino. Ese último día, sin embargo, lo hice justo a tiempo. Precalenté al aproximarme al lugar y enseguida reduje la actividad, emprendiendo la subida con suavidad. Cuando sentí que pasaba por el punto en que había alcanzado el máximo, y donde había tenido que frenar el primer día, ni siquiera eché un vistazo a la muñeca para comprobar la cifra de latidos: solo fijé la mirada al frente y relajé todo lo demás, esforzándome por fluir hacia arriba y sortear el obstáculo con mis pulsaciones en la zona de quema de grasas. Repitiendo en mi mente las palabras de un viejo y sabio amigo, Micah True. «Primero céntrate en lo fácil», solía decir él, «porque si eso es todo lo que consigues, tampoco está nada mal».

La mitad del camino llegó y pasó sin que nada sonara, y supe que lo había conseguido. ¿Y por qué no? Si Milo podía contra un toro de 450 kilos, bien podía yo manejarme en 800 metros de colina. La cima estaba a solo unos pasos. Solo debía recordar que...

¡Biiip, biiip, biiip!

Respira. ¡Respira, idiota! Estando tan cerca... y he tenido que fastidiarlo por ponerme ansioso y retener la respiración. De todas formas, si había sido capaz de llegar hasta allí en solo catorce días de adaptación al proceso de usar la grasa como combustible, no estaba escrito hasta dónde llegaría al cabo de pocos meses. Probablemente, a subir y sortear la montaña más elevada de toda Creta.

35

Si atacas de verdad un fuego, lo apagas. Pero si lo atacas con
cautela y temor, te quemas.

DION CRISÓSTOMO,
filósofo griego apodado «Boca de oro».

En cualquier caso, no había contado con la nieve.

Era a principios de mayo, la misma época del año en que Paddy
huía de sus perseguidores, cuando Chris White y yo comenzamos a
rastrear su ruta de escape. La primavera en Creta es como un verano
tórrido en cualquier otro sitio, de modo que habíamos pasado los
primeros días sudando la gota gorda bajo un sol abrasador. Hacía
tanto calor, cuando atravesamos la sierra de Lasithi, que al encon-
trarnos con un manantial que caía directo a un abrevadero de ovejas
entre las piedras, nos arrancamos la ropa y nos arrojamos desnudos al
agua. El resto de la jornada estuvimos uno con el ojo puesto en el
sendero y el otro escudriñando los alrededores en busca de alguna
otra pileta caída allí desde los cielos.

El monte Ida fue otra cosa. Al alba, nos detuvimos en su base y
nos dimos cuenta de que allí en lo alto la garganta que conduce a
la cima estaba aún repleta de nieve. Y no había forma de rodearla: la
única forma de cruzar la montaña sería entrando en esa quebrada y
esperar que la masa de nieve fuese lo suficientemente sólida como
para sostener nuestro peso al avanzar con pasos crujientes hacia la
cima. Si era lo que íbamos a intentar, tenía que ser ahora; mientras
más alto estuviese el sol, más hondo nos hundiríamos en la corteza
de hielo si no resistía nuestro peso.

—¿A qué altura está lo que estamos mirando? —pregunté a Chris.

—Alto —contestó—. Cerca de tres mil metros. —Miró por encima de su hombro al sol coronando los picos a nuestras espaldas. Estábamos partiendo casi al nivel del mar, así que teníamos un largo ascenso vertical por delante, antes de la puesta de sol—. ¿Vamos?

Nos pusimos la mochila a la espalda e iniciamos la escalada bordeando una prolongada estela de pedruscos sueltos, atravesando una diagonal ascendente hacia la quebrada llena de nieve. Caminábamos aún sobre piedras cuando la senda giró hacia arriba, y se volvió tan empinada y agresiva que tuve que pegar mi pecho a la roca y aferrarme con las manos al cerro para evitar que la mochila me arrastrara con ella hacia atrás. El punto de apoyo bajo nuestros pies era tan delgado y quebradizo que resultó un alivio llegar al fin, dos horas después, a aquella angosta lengüeta de nieva acumulada. Una vez allí, nos dejamos caer sobre ella y nuestra dicha fue completa («¡Está congelada! ¡Fácil para caminar sobre ella!»), hasta que cedió y nos hundimos los dos hasta las caderas.

La única forma de salir de ese agujero era apoyando primero la barriga en el exterior. Utilizamos las manos como garras, arañando, hasta que logramos sacar parcialmente las piernas. Entonces, tendidos sobre la nieve, pateando y braceando conseguimos salir de donde estábamos hundidos y ponernos de pie nuevamente... aunque unos pasos más allá volvimos a hundirnos. Avanzábamos y, a cada tanto, nos íbamos a pique otra vez, como mastodontes en un foso de brea, hasta llegar a un tramo empinado y congelado que parecía una hoja de cristal. Este terreno resultó incluso más engañoso; si perdíamos pie, resbalaríamos hacia atrás y rodaríamos por la pendiente hasta parar solo cuando nos diéramos contra las rocas. Me sentí feliz de contar en mi arsenal oculto con unos pocos meses de entrenamiento junto a Erwan para el caso de que, en efecto, me cayese, pero, como ya solía ser habitual, Chris supo instintivamente qué y se puso a cuatro patas. Yo lo imité, pataleando y agarrándome lo mejor que pude con las manos, avanzando los dos muy lentamente.

—Ahora, imagínate haciendo esto mismo en la oscuridad —dijo Chris jadeando.

● ● ●

Cuando Paddy y Billy vieron el monte Ida desde la entrada de su cueva, fue el sol, más que la nieve, lo que logró inquietarlos. No había forma de que condujeran al general a través de la montaña en una sola noche, lo cual significaba que, independientemente de la hora a la que comenzaran, en algún punto llegaría el alba y ellos quedarían atrapados allí a plena luz del día. El peor lugar de todos estaba muy por encima de la línea de árboles —igual que una cabeza calva, pensó Billy—. Ahí no había sitio donde esconderse de los aviones, ni tampoco lugar al que correr si tenías a los alemanes soplándote la oreja.

Así que se lanzaron a ello. Después de que un avión de reconocimiento cruzara por allí al mediodía, Paddy y su grupo se deslizaron fuera de la caverna y se pusieron en movimiento. Atacarían de inmediato la ladera inferior y luego se escabullirían para ocultarse antes de que los aviones volvieran al anochecer. Esperarían a que el estrépito de los motores se apagara en la distancia y se pondrían de nuevo manos a la obra, cruzando por la nieve en la oscuridad, antes de hacer la última tentativa contra la montaña antes del amanecer. Era una apuesta arriesgada, especialmente porque el general haría todo el trayecto a pie.

«Lo empinado e irregular del camino era demasiado para un burro», explicaría Paddy. «El animal tendría que quedar atrás, y el general, para desesperación suya y nuestra, debería seguir a pie por una escalinata natural resbaladiza y llena de rocas que se desprendían de la montaña, lascas de pizarra y pedregal.» Pero si habían calculado bien los tiempos, era su mejor oportunidad de seguir con vida.

Esperando a Paddy al pie de la montaña estaban «los cinco Georges»: cinco pastores llamados todos George, que habían sido enviados por el líder rebelde en la localidad como guías y guardaespaldas. Los Georges se desplegaron rápidamente, algunos apostándose en algún punto y los otros siguiéndoles los pasos para mantener vigilado al prisionero. Enseguida guiaron al grupo a través de estrechos caminos de cabras, zigzagueando con ellos hacia arriba por la pendiente de roca, hasta alcanzar, justo antes de que oscureciera, el límite de las nieves perpetuas. «El último cedro de montaña atrofiado se desvaneció detrás de nosotros, dejándonos en un mundo desolado donde nada crecía y un viento helado amenazaba con llevarnos por el aire. Entonces la nieve profunda hizo de cada paso un tormento», diría Paddy. «La niebla nos rodeaba y la lluvia comenzó a caer. Seguimos todos tambaleantes y encogidos contra la ventisca, sin respiro y sin una gota de energía siquiera para quejarnos.»

Helados y calados hasta los huesos, lucharon contra la nieve a 2.400 metros de altura, ansiando con desespero la tibieza del sol, pero sabiendo también que estarían condenados si este asomaba. El plan de Paddy, todos lo sabían, había fallado. Nunca saldrían de esa montaña antes del amanecer. Así que, poco antes de que saliera el sol, los cinco Georges improvisaron un plan B.

Y guiaron al grupo hasta la choza de un pastor, una ruina de piedra derruida y con el techo desplomado, que les proporcionaría refugio del viento, escaso pero suficiente para no llamar la atención. Desde el aire, esa construcción se veía como un montón de escombros y los disimularía suficientemente para que esperaran a que cayera de nuevo la noche. Paddy y Billy salieron unos instantes para comer rápidamente algo, rastreando entre las rocas heladas hasta que vieron esas hierbas de hoja gris que ya les eran familiares, los dientes de león silvestres cuyo sabor amargo habían llegado a apreciar.

Los dos británicos trajeron el desayuno de vuelta a la choza, donde se encontraron a los cinco Georges mascullando y mirando fijamente al general. «Creo que debió de sentir la atmósfera hostil», observó Billy, «porque estaba muy callado y solo en su rincón, sin decir una palabra».

—Tú tienes una pistola —le dijeron los Georges a Paddy—. Úsala.

Sospechaban que el general estaba yendo a rastras a propósito. Sabía lo vulnerables que eran en la montaña, así que estaba jugando a perder el tiempo, retrasándoles todo lo posible para que no salieran de ese agreste paraje. A los Georges no se les pasaba por la imaginación que los capturasen solo porque Paddy fuera un tío simpático. Era la hora de apuntar con una pistola en la sien del general y darle a escoger: «O te mueves, o mueres».

—Tenéis razón —repuso Paddy—. Pero eso funcionará una sola vez. Tenemos que reservárnoslo como último recurso.

Una circunstancia que, por lo visto, se presentó varias horas después.

Al caer la noche, el grupo se deslizó fuera de la choza e inició el descenso. Este resultó incluso más aterrador que el ascenso, según pudo comprobar Billy. La luna estaba oculta tras las nubes, obligándolos a encontrar a tientas el camino. Si uno de ellos se caía, arrastraría como en una partida de bolos al resto y los haría resbalar a todos a las fauces de un fondo rocoso. Tardaron dos horas en abrirse paso y salir del terreno nevado. Y entonces se puso peor.

«La montaña se volvió tan empinada como si hubiera sido una escalera», recordaría a su vez Paddy. «Estaba encharcada y resbaladiza a causa de la lluvia, y cada paso en falso daba pie a un pequeño desprendimiento de piedras sueltas. Descendíamos, palmo a palmo, a través de lo que parecía, en la oscuridad y contra el viento, una selva de ramas que impedían el paso, hojas espinosas y otras ramitas vengativas.» Cada paso era un acto de fe; si los Georges los conducían accidentalmente a una caída fatal, Paddy y Billy solo se enterarían cuando estuvieran cayendo en el aire. Más abajo, los rebeldes les señalarían, presuntamente, que todo estaba despejado mediante fogatas, y todo el grupo aguzaba la vista buscando los puntos de fuego en la lejanía, momento en que a Paddy le sobrevino la única pregunta que verdaderamente importaba:

«¿Por qué?»

¿Por qué aún se estaban dirigiendo hacia la costa cuando los únicos que sabían que iban en esa dirección eran los alemanes? ¿Sabrían siquiera los británicos que seguían con vida? ¿Cómo podía ser, si el único hombre con el que contaban para coordinar su fuga aún estaba perdido? Seguía sin haber noticias sobre la misteriosa desaparición de Tom Dunbabin, y los intentos de Paddy de improvisar la vía de comunicación de reserva con El Cairo estaba resultando un fiasco: un correo cretense que llevaba un mensaje a un operador de radio inalámbrica en el extremo alejado de la montaña fue interceptado por los alemanes, que lo mataron de un tiro, mientras que otros dos escaparon por poco. «Nos trajeron noticias terribles», recordaría el luchador rebelde al que llamaban George el Escurridizo. «Los alemanes estaban rastreando toda la costa y luego por arriba en los valles. Era inútil ir hacia allí. También dijeron que al barco inglés que esperábamos le sería imposible aproximarse a la playa.»

¿Cuál era, entonces, el punto de encuentro? ¿Para qué cruzar esta montaña cuando no tenían idea de si en algún momento un barco podría reunirse con ellos al otro lado?

Pero si los cinco Georges tenían alguna duda, esto no hizo que aminoraran la marcha en su descenso: volaron hacia abajo por el flanco posterior del monte Ida, pisando confiados por caminos que se desmoronaban a su paso y no mucho más anchos que sus pies, y pivotando en rocas que de pronto surgían en la oscuridad. Mantener vivos a Billy y a Paddy era la prueba de fuego de un verdadero *hérós* —un verdadero protector— y había una sola manera de hacerlo: la cretense. Todos ellos habían sido criados para correr más lejos, adaptarse más velozmente y sobrevivir con menos de lo que requerían los individuos que intentaban matarlos. Todo lo que debían hacer era dar con un burro para el general, ellos podrían seguir su camino y se desvanecerían en el páramo.

Pero primero tenían que salir de esa montaña.

Desde la cima del monte Ida, Chris White y yo miramos hacia abajo y consideramos nuestras propias opciones.

Fuera del sendero, había una ruta estrecha como una serpiente y, de algún modo, libre de nieve, pero en ella había partes demasiado empinadas como para ir caminando y el resto era un trazado demencial de obstáculos como rocas y pedregales y repentinos miniabismos donde las piedras habían caído tras desprenderse de la falda de la montaña. O podíamos ceñirnos a divagar en zigzag por el camino, salvo donde se veía cubierto de nieve acumulada, lo cual nos obligaría a sortear constantemente, en un ángulo de 45 grados con respecto a la montaña, auténticas placas congeladas deslizantes.

—Tengo una idea —le dije a Chris—. Pero puede que te repatee.

—Ya me repatea todo estó —respondió pisando con fuerza el hielo—. ¿Qué se te ha ocurrido?

Le hablé del Parkour y de mi aprendizaje en los aparcamientos de los supermercados y en algún barrio residencial de Londres. Le conté en detalle la forma en que Shirley saltaba los muros y el hecho de que los Yamakasi creían que la acción-reacción elástica era el secreto del movimiento sin esfuerzo en la nueva selva urbana. Hasta le había preguntado específicamente a Dan Edwardes sobre Creta y él no se sorprendió de que tipos recién llegados al lugar como Xan y Paddy y Billy Moss hubieran aprendido a dominar el terreno. «Lo mismo que nosotros hacemos en la ciudad, ellos lo hacen en terreno montañoso», me había dicho. «Ese "brinco cretense" por el que me preguntabas... viene de la precisión. Cuando pisas una roca y rebotas es porque le diste de lleno. No puedes frenarte ni dudar. Tienes que confiar en tu cuerpo y dejarte ir.»

—¿Qué me dices? —pregunté a Chris—. ¿Quieres intentarlo?

—¿El qué? ¿Correr montaña abajo?

—Bueno, es más como brincar.

Chris tentó con el pie la mole de nieve, y enseguida se ajustó bien la mochila:

—Después de ti.

Yo también ajusté mi correa y me miré los pies para comprobar que los cordones de mis botas estuvieran atados. «Deshazte del condicionamiento y vuelve a una forma innata, sin esfuerzo, de moverte, una que emplea todo el cuerpo», recordé que me indicaba un discípulo del Parkour. «Vuelve al vago "estado de flujo".» Entonces salté al pedregal, deslizándome de lado hacia abajo por la parte más empinada de la ladera, hasta alcanzar el equilibrio y comenzar a correr, con mis pies vacilando apenas y pisando a una velocidad mucho más rápida que la que mi cerebro podía procesar. Corrí y salté de un risco al borde de un miniacantilado, aterrizando tan agachado que casi di con el culo en el suelo, y al instante me incorporé para seguir corriendo.

—¡Síii! —estaba gritando Chris detrás de mí—. ¡Es realmente...!

Entonces mis pies resbalaron y me estrellé, con lo que me perdí lo que vino a continuación.

36

«¡Cuidado, cretenses! El filo de la espada alemana caerá sobre cada uno de los culpables y cada bandido, esbirro y secuaz de los ingleses.»

El Carnicero, octavo día del secuestro

«Mejor que se ande con cuidado o a él también lo secuestramos.»

Pastor cretense a Paddy

Caí sobre las rocas, rodando sin control, hasta que pude frenar con mis talones. Todavía estaba tratando de deducir lo que había sucedido, si me había hecho daño al golpearme, cuando unos pasos pasaron como un trueno muy cerca de mi cabeza.

—¡¿Estás bien?! —gritó Chris cuando pasó galopando a mi lado.

—¡Sí, claro!

—¡Bien! ¡No puedo parar!

Chris parecía un chico nervioso en su primera experiencia en la pista de hielo, con la espalda tiesa y los brazos abiertos, y levemente agitado a medida que se preparaba para una caída que creía inminente. «Relájate», estuve a punto de gritarle, pero decidí que lo mejor era mantener la boca cerrada. No quería distraerlo, además de que el tío despatarrado en el suelo no era verdaderamente el más indicado para dar instrucciones. Y pese a lo torpe que me parecía Chris, funcionaba. Seguro que le hubiera parecido lo mismo al doctor Schleip, el especialista que investigó el tema de la fascia y demostró la acción-reacción elástica de los seres humanos cuando enganchó sus llaves a un resorte y dejó que oscilaran arriba y abajo. Nuestro cuerpo actúa de igual modo: siempre que nuestro movimiento sea rítmico y nuestro centro de gravedad esté fijo —la cabeza sobre los hombros y estos sobre las caderas y estas sobre las rodillas, tan erguido como un boxeador en el cuadrilátero o una niña encaramada al palo saltador— uno puede rebotar hacia delante de manera indefinida. Pero cuando se rompe la cadencia o se produce un desequilibrio, desperdiciamos toda esa energía gratuita de nuestros elásticos tendones y el tejido conjuntivo. Eso fue lo que me sucedió; me volví un pelín pretencioso con mi pequeña gota de Parkour y mi entrenamiento de Erwan en la selva, y comencé a añadir breves cortes y saltos. Comencé a forzarlo; Chris, en cambio, estaba fluyendo.

«Este tío es una maravilla», pensé, y luego me di cuenta de que estaba equivocado: él era, exactamente, lo que yo debería haber esperado. Chris es el héroe innato que estaba buscando, el que Georges Hébert y Teddy Roosevelt y los Mellizos Celestiales estaban convencidos de que acechaba en todos nosotros. Fue la razón por la que Chris estaba ahora dominando el movimiento mientras que yo me tambaleaba una y otra vez. Había intentado cargar todos los datos en mi sistema a lo largo de tres años, pero a su manera tan personal e instintiva, Chris había estado absorbiendo el arte del heroísmo durante seis décadas enteras. Como ocurre con todos los héroes verdaderos, su punto de partida era la compasión y la curiosidad. Se convirtió en su propio «Campamento Híbrido»: en vez de buscar instructores en los barrios residenciales de Londres y en puntos solitarios de Arizona, él ha caminado y navegado y vagado por su cuenta, metiéndose en su propia cabeza y encontrando después el camino de vuelta. Su cabañita del patio de atrás estaba llena de mapas y recuerdos, convertida en una ventana que conduce a la mente de quienes pretendía entender. Como psicólogo, debía escuchar al otro para subsistir, y en sus aventuras había desarrollado esa misma atención tan estimulante por un viejo granjero que le contaba una historia en un idioma que él no hablaba, o cuando le servía, antes siquiera de enterarse de nada, un plato delicioso del que nunca había oído hablar hasta entonces, o llegaba hasta una cueva que ningún otro historiador había podido hallar. Con su propia naturaleza a cuestas,

Chris se había convertido en el nexo que unía a Erwan y Plutarco, a Phil Maffetone y Paddy, a Norina Bentzel y los Mellizos Celestiales. Dondequiera que fuese Chris, era útil.

Yo luchaba por llegar hasta ese punto y había dado una serie de pasos correctos al respecto: en vez de ir por ahí medio de culo con las pesas para entrenar mi fuerza, ahora trepaba por la cuerda de siete metros y medio que tenía colgada de una rama del árbol en mi patio trasero de casa. Practicaba el invento personal de Steve Maxwell, el llamado *Traveling Maxercist* («Maxi-ejercitador portátil»), un entrenamiento de forma física funcional que solo se tarda tres minutos en completarlo y que estimula cada movimiento imaginable del cuerpo. Seguí las indicaciones de Erwan y Shirley Darlington y convertí muchas de mis carreras por la tarde en ejercicios bastante más problemáticos: me enfoqué menos en la velocidad y la distancia y más en otros desafíos, como subir colinas reptando, correr de un árbol a otro, rodar debajo de las vallas y brincar de un salto sobre las barandillas. Material útil.

Pero la clave, como estaba demostrando Chris con sus alocadas contorsiones montaña abajo, era olvidarse de todo excepto de la montaña. La razón de que me cayera, tenía que admitirlo, era que estaba pensando en llegar abajo primero y situarme por delante de Chris. Estaba intentando ganar, en vez de simplemente aprender. A Chris no le importaba qué aspecto tenía; y en buena medida, igual que Mark Allen solo conquistó el Ironman cuando dejó de ver cada entrenamiento como una competición y en cambio se sometió al método dolorosamente lento de usar la grasa como combustible que Phil Maffetone proponía, Chris había absorbido lo suficiente del ideal heroico para entender que la recompensa acaba llegando cuando dejas de desearlo tanto. Aprende, pues, las destrezas, y cuando llegue el momento, estarás listo.

Ahora que veo cómo Chris ha aprendido sobre la marcha a brincar al estilo cretense en un descenso alpino, es como observar a Paddy y a Xan Fielding, y a John Pendlebury, en acción. Chris no era el tipo de hombre con las características adecuadas para una misión casi imposible, y por el momento lo estaba logrando con brillantez. Había llegado tan lejos como el mismo Paddy, y aun cuando habíamos comenzado a 2.400 metros, parecía evidente que le faltaría montaña antes de quedarse sin viento de cola.

Me apresuré a levantarme antes de que lo perdiera de vista. Cuando de nuevo me eché a correr, allí abajo apareció un pequeño racimo de tejados; era la aldea de Nivathris.

—¿Qué hacéis aquí, chicos? —exclamó Andoni Zoidakis cuando Paddy y su grupo llegaron al pie del monte Ida y las cercanías de Nivathris—. ¡Vosotros deberíais estar todos muertos!

Dicho lo cual, se tocó la frente y vientre con la punta de los dedos, una y otra vez, haciendo la señal de la cruz.

Luego hizo una pausa, intrigado.

—Pero ¿por qué habéis ignorado mi advertencia?

Después de ayudar a Paddy con el secuestro y matar al chófer del general, Andoni había cruzado el monte Ida antes que el grupo para explorar una vía de escape. Lo que descubrió fue aterrador. Las tropas alemanas estaban ya enlazadas en una cadena impenetrable y marchando hacia arriba por la ladera, en una operación de peinado a fondo. Desde todas las direcciones se apreciaban columnas de polvo camino del monte Ida con refuerzos, mientras aviones de reconocimiento sobrevolaban las aldeas meridionales lanzando octavillas que ofrecían escoger entre una recompensa en efectivo o la sangrienta venganza.

Andoni garabateó un mensaje urgente para Paddy y lo puso en manos de un correo que estaba al tanto de dónde se ocultaba el grupo. En la oscuridad de una cueva que era poco más que una hendidura, Paddy encendió su linterna el tiempo justo para leer:

«¡Por el amor de Dios, vengan esta noche!»

¿Esta noche? ¿Por qué demonios iba a indicarles Andoni que dejaran la cueva cuando había alemanes por todos lados rodeándolos? Estaban en un escondrijo de primera, profundo y oscuro, con solo una rendija para acceder a él, una grieta bien disimulada por gruesas ramas y zarzas. Uno podía pasar a centímetros de ella y no percatarse de su presencia —y eso era precisamente lo que les estaba ocurriendo a los hombres del Carnicero—. En el exterior, los gritos y las pisadas de las botas parecían estar por todos lados. «Personalmente, creí que el avión nos había visto en la extensión sin árboles», conjeturaba George el Escurridizo. «Las partidas de búsqueda andaban de cacería por los valles, palmo a palmo, disparando bengalas —y también balas— y dando voces: "¡Kreipe! ¡Hable fuerte! ¡No tenga miedo!"»

Al oír a sus tropas acercándose, el general se vino arriba. «Puede ser que, en breve, usted y sus acompañantes sean mis prisioneros», le advirtió a Paddy.

George el Escurridizo vio cómo Paddy miraba al general de pie; luego, cómo se dirigía a él en tono pausado y decidido, y al fin George vio aflorar al hombre que lo acompañaba en su lucha cuando le dijo al general: «Nunca escaparía de estos hombres. Están dispuestos a matarlo ya mismo. No importa cuán cerca estén sus tropas, ni sueñe siquiera con abrir la boca».

El general guardó silencio. Mucho después de haber oscurecido, Paddy decidió tragarse sus dudas y confiar en el juicio de Andoni. Dejar la cueva parecía una tontería, pero tanto a Paddy como a Manoli le había impresionado lo «urgente y preciso» que era el mensaje. Andoni no sugería que fuesen de inmediato; tan solo les prometía que, si no lo hacían, estarían muertos. Cuando el grupo se arrastró fuera de la cueva, comenzó a llover y luego a caer aguanieve. Con toda cautela, adivinaron su senda en la oscuridad y a través de los árboles congelados. De algún modo, consiguieron llegar hasta el lugar de reunión con Andoni: un pequeño robledo donde había una canaleta de riego recortada en un tronco caído; sin embargo, Andoni no estaba allí.

Durante dos horas estuvieron tiritando en la oscuridad, cada vez más nerviosos, cuando el cielo comenzó a clarear. Hasta que ya no pudieron seguir esperando y los cretenses guiaron a Paddy y a Billy ladera abajo, hasta el límite de la aldea natal de Andoni, donde se metieron gateando en una quebrada con un grueso lecho de mirto y tomillo al fondo. «Pobre Andoni», pensó Paddy. Primero había desaparecido Tom Dunbabin y ahora él. Solo una bala podía haber parado a Andoni, de eso estaba seguro Paddy. Solo una bala o...

En ese momento sacó la hojita de papel. Él y Manoli se cubrieron con un abrigo para ocultar la luz de la linterna y, con las cabezas juntas, releyeron el mensaje:

«¡Por el amor de Dios, vengan esta noche!» Correcto. Exactamente como habían...

Espera un momento. Después de «Dios», el papel estaba arrugado y un pelín mojado. Paddy estiró bien la nota, alisando la arruga, y entonces emergieron dos nuevas letras: *hu*. De algún modo, se habían perdido la única palabra más importante en todo el mensaje:

«¡En el nombre de Dios, *no* vengan esta noche!»

Cielo santo. Andoni debía de haber visto las tropas saliendo hacia la montaña y se había dado cuenta de que marchaban desplegadas directamente hacia la cueva de Paddy. Seguramente había implorado en silencio que Paddy permaneciera agachado y oculto hasta que los alemanes hubieran cruzado por allí, pero en lugar de eso, el grupo decidió tomar un camino que los conduciría directamente a toparse con las tropas alemanas... En cambio, cruzó al otro lado por entremedias de los soldados.

—¡Dios existe! —exclamó un Andoni asombrado esa misma mañana, después de que uno de los Georges fuera hasta la aldea para sacarlo de allí y conducirlo hasta el lugar donde ahora se escondía el grupo—. Tenéis que levantar iglesias, todos y cada uno de vosotros. Qué digo iglesias... ¡Catedrales! ¿Cómo habéis pasado? El lugar estaba atestado de alemanes. Cientos de ellos, especialmente por donde habéis venido.

En un destello fugaz, Paddy comprendió lo que había sucedido. «Los alemanes se ceñían casi siempre a los caminos principales; cuando deambulaban alejándose de ellos, normalmente se perdían», era lo que había aprendido. «Todo lo que tenían enfrente era un páramo salvaje y acechante, de cumbres y cañones, y en los trechos más duros era imposible que una partida grande de hombres mantuviese la formación o incluso el contacto, salvo arrastrándose con lentitud a un paso que el adversario podía ver y oír a kilómetros.» En mitad de una noche oscura y marchando sobre terreno congelado, los hombres del Carnicero debían de haberse mantenido instintivamente agrupados y cerca del camino y no se arriesgarían yendo solos hacia un enemigo letal en la oscuridad, dejando así los angostos corredores para que el grupo de Paddy se deslizara por ellos.

¿Y dónde estaban ahora los alemanes?, preguntó Paddy.

—Todos escalando el monte Ida, ¡detrás de ti y el general! —dijo Andoni, exultante.

Paddy se quedó exultante, pero no por mucho rato. Andoni tenía algo más que decir. ¿Se acordaban de esas dos ensenadas secretas con las que contaban como puntos de huida? Las dos se habían jodido. El Carnicero había dispuesto tropas que las vigilaban todo el tiempo. Hasta el monasterio de Preveli, en el extremo de la isla, estaba bajo vigilancia, y la Gestapo estaba interrogando a los monjes. «Nuestra vía de escape de la isla estaba bloqueada», se dio cuenta Paddy. «Teníamos que comenzar todo de nuevo.» Habían logrado sortear al Carnicero, pero se habían quedado sin isla.

Quedaba una esperanza: el proscrito favorito de Paddy, el imparable George Psychoundakis, estaba en camino. George sospechaba que Paddy podía estar necesitando su ayuda, así que corrió a través de las montañas septentrionales y dio con la ruta hasta el escondite. Y ahora frente a él había «un gran filibustero gigante y rudo», como lo describió el mismo Paddy, dispuesto a rebanar la garganta a quienquiera que se cruzara en el camino del Payaso. Paddy sabía la razón: este era el padre de las dos niñas pequeñitas que George había salvado llevándolas a hombros hasta un lugar seguro. Yanni Katsias era un ladrón de ovejas y asesino, con una recompensa por su cabeza y veinte muertos en su haber, pero había quedado ligado para siempre al duendecillo a su lado el día que George llevó a sus dos hijas pequeñas lejos del ataque alemán.

Con George y su archicriminal hermano de sangre allí para servirles de ayuda, Paddy comenzó a idear un nuevo plan. Él mismo había ocultado su disfraz cretense en una aldea a unas cinco horas de allí. ¿Podía George ir a buscarlo y regresar de inmediato?

—No te preocupes —respondió George.

Bien. Con esas ropas, Paddy tendría un tapadera excelente, disfrazado de pastor de cabras y con el Payaso a su lado, para explorar la línea de costa. En algún punto de esa línea de playa que tanto apreciaban los contrabandistas debía de haber algún rincón olvidado en el que pudiera colarse un barco inglés. Billy se quedaría atrás y mantendría al general oculto, a pesar de su desventaja por no hablar griego ni alemán y de que apenas supiera dónde se hallaba. Pero cerca de allí estaba el laberinto natural de un barranco donde él y el general podrían esconderse, y en la aldea vecina de Patsos vivía un buen hombre que podía traerles un burro y unirse a ellos en la huida. Yiorgos Pattakos era un joven campesino, pero los guerrilleros siempre le habían considerado «un *palikari* resuelto y valeroso»; un héroe de verdad.

—¿El señor Yiorgos Pattakos? —dijo la voz—. ¿Buscáis a Yiorgos Pattakos?

Chris White y yo habíamos entrado tambaleantes, agotados, en Patsos, donde nos despojamos de la mochila empapada en sudor frente al café de la aldea... Y por «aldea» quiero decir un manojo de casas tan juntas, al fondo de una gruta, que parecía como si su más ferviente anhelo cívico hubiera sido pasar eternamente desapercibidas. La niebla ayudaba un poco a eso; al poner rumbo a Patsos a través de un terreno pantanoso que parecía infinito, nos encontramos de pronto en medio de esa niebla que manaba tan densamente de un río semejante a una herradura gastada, lo cual nos pareció como si de repente nos encontrásemos en los Andes. Tuvimos que seguir dando vueltas en círculos y retrocediendo cada tanto, rastreando nuestras propias huellas hasta que el sol irrumpió finalmente a través de la niebla y avistamos el destello de las ventanas en la distancia.

En el café, Chris enseñó su papel a la anciana detrás del mostrador. Ella levantó un dedo. Esperad. Marcó un número en el teléfono de pared y le pasó el auricular a Chris.

—¿Está usted interesado en el señor Yiorgos? —oyó que le preguntaba una voz crepitante al otro lado de la línea.

—Así es, esperamos poder...

—Estoy a dos horas de ahí. Llegaré a donde ustedes en noventa minutos.

Chris y yo nos sentamos a comer algo: un par de ensaladas griegas gigantes y un plato lleno de queso. Antes de haber concluido, un SUV negro llegó bramando por el fino surco que hacía las veces de carretera y frenó con estridencia frente a nosotros. Del coche bajó un individuo con trazas de matón, de brazos robustos y pecho fornido, con una mandíbula que parecía capaz de partir nueces. Se quitó la ropa que lo envolvía y miró frunciendo el ceño hacia el café, pivotando su cabezota como si fuera la torreta de un tanque, de mesa en mesa, hasta quedar fijo en nosotros. Su rostro se distendió en una sonrisa.

—¡Chriiistopher!

—Qué alegría verte, Vasilios.

—Un hombre de palabra. Volviste. No te oía nada por el teléfono.

Chris había conocido a Vasilios el año anterior, cuando él y Pete habían ido en busca de —y, en última instancia, descubierto— uno de los puntos más irritantes de entre todos los escondrijos utilizados por los secuestradores: una hendidura angostísima en la parte baja de un acantilado, que Billy Moss había descrito como próxima a un salto de agua bien disimulado, tan tentador que hasta el general se desnudó para darse un baño. Después de que un pastor los guiara hasta la cascada, Chris y Pete caminaron hasta Patsos, donde conocieron a Vasilios, un buzo de combate y paracaidista en las Fuerzas Especiales griegas, cuya madre es la dueña del café donde nos encontrábamos. A Vasilios le gustaron de inmediato los hermanos White y disfrutó contándoles lo que sabía del compromiso de su pueblecito con la Resistencia. Chris había prometido regresar, pero era evidente, por la reacción de Vasilios, que pocos visitantes de Patsos volvían alguna vez.

—¿El señor Yiorgos? —dijo Chris—. ¿Todavía vive?

—¿Que si vive? —repuso Vasilios, perplejo—. Está aquí mismo.

Nos volvimos y, por primera vez, reparamos en la presencia de un anciano caballero de boina gris, sentado con la espalda contra la pared, las manos y la barbilla apoyadas en el bastón, con la vista perdida en las montañas. Vasilios fue hacia él y se agachó a su lado, le dijo algo y enseguida nos hizo una seña para que nos acercáramos. Nosotros movimos las sillas y este notable superviviente del episodio comenzó a hablar, llevándonos de vuelta a la pesadilla que tuvo que soportar el día en que se le pidió que escogiera entre su familia y su país.

—Había una sola mula en la aldea —tradujo Vasilios—. Y pertenecía a la familia Kourkoulas...

Cuando los Cazadores aparecieron por primera vez en los cielos de Creta, Yiorgos apenas era un adolescente. De algún modo, él y el sustento de cuatro patas de los Kourkoulas sobrevivieron a los bombardeos y los incendios, las ejecuciones en masa y las redadas cazahombres de las tropas alemanas en busca de mano de obra esclava. En una aldea montañosa como Patsos, una mula supone un medio de soporte vital completo, el único vehículo para las emergencias, capaz de trasladar a un niño herido al médico y llevar comida a través de las cumbres a los que están postrados y hambrientos. La aldea entera dependía de ese único animal, así que, al llegar el rumor desde los cerros aledaños de que un soldado británico estaba herido y necesitaba una mula para sortear las incursiones alemanas, la única respuesta inteligente era mantener la boca cerrada y la cabeza gacha.

Sin embargo, el dueño de la mula cogió un arnés y le entregó el animal a Yiorgos.

—Nos dijeron que el oficial era inglés —explicó Yiorgos—, porque sabían que nunca le hubiéramos entregado la mula a un alemán.

Yiorgos volvió hacia abajo, al escondrijo, acompañado de su hermana y una cesta con comida. Diez guerrilleros esperaban junto a un hombre mayor y corpulento, ataviado con un abrigo oscuro.

—Mi hermana hizo circular una botella de raki y le dio a cada uno algo de queso —explicó Yiorgos—. Uno de ellos dijo: «No te olvides de nuestro primo, el policía». Así era como se referían al general, por su abrigo de tres cuartos. Cuando el general fue a mear, un chico que había venido con nosotros vio las medallas en su pecho y se asustó tanto que salió pitando. Hasta que no lo vimos con nuestros propios ojos, no creímos que hubieran capturado de verdad a un general alemán.

Cuando llegó la hora de moverse, Yiorgos ayudó al oficial alemán a montar.

—Partimos al frente del grupo justo por ahí —dijo indicando la callejuela delante del café—. Todos en Patsos lo vieron, y nadie en Patsos dijo una palabra a nadie.

—¡Nunca traicionamos un secreto! —prorrumpió Vasilios dando un palmetazo en la mesa.

—Nunca —repitió Yiorgos—. Por eso fue que los alemanes nunca nos quemaron. No hubo traidores, así que nunca lo supieron.

Una vez hubieron abandonado la aldea, el grupo inició el ascenso por una ladera rocosa y hacia la cumbre de una montaña.

—En un arrebato —dijo Yiorgos—, la mula dio un brinco y tiró al general al suelo, provocándole una lesión en el hombro.

Yiorgos ayudó al militar a volver a montar, pero la mula volvió a tirarlo, esta vez de tan mala manera que el general necesitó un cabestrillo para su brazo.

—No le gustaban los alemanes —dijo Yiorgos encogiéndose de hombros.

Hasta hoy, ese ajuste de cuentas a medianoche de la mula de Patsos es conmemorado en Creta con la expresión *Tou strati-gá to perasma*: «Un general puede caer en tus faldas», refiriéndose con ello que «hasta los peces gordos quedan, tarde o temprano, reducidos a su tamaño real».

En los siguientes tres días, Yiorgos fue la escolta personal del general, con el grupo luchando por mantenerse fuera del alcance de las partidas de búsqueda. La misma noche que los secuestradores dejaron Patsos, los hombres del Carnicero rodearon la aldea.

—Entraron en tromba y, aunque no encontraron nada, se llevaron a cuarenta aldeanos como rehenes —recordó George Harokopos, primo de Yiorgos—. Por fortuna, todos fueron liberados cinco semanas más tarde, tras soportar un interrogatorio tan exhaustivo como infructuoso.

Los alemanes se estaban acercando peligrosamente, pero lo más preocupante era que se estaban volviendo peligrosamente astutos. Desde el comienzo de la guerra, los hombres cretenses habían dormido en los bosques por las noches para evitar verse rodeados en sus aldeas antes del amanecer. La táctica había sido casi a prueba de tontos... hasta que los alemanes, desesperados por encontrar al general, se volvieron más perspicaces.

—Ahora, cuando entraban en un pueblo, empleaban un nuevo sistema —explicó Harokopos—. Se ocultaban en puntos clave entre los árboles, en los maizales y en las ramas de los árboles. Incluso permitían que los aldeanos sospechosos abandonaran el lugar con sus animales por la mañana, rumbo a los campos para trabajar y a la aldea. Cuando se aproximaban, los alemanes saltaban sobre ellos.

Cada vez que el grupo pensaba que contaba con un poco de aire, llegaba otro explorador con un nuevo aviso. Una noche, los captores estaban terminando de acomodarse en una hoya densamente boscosa cuando un pastor irrumpió desde la arboleda.

—¡Amigos míos, levantaos rápido! —dijo casi sin aire.

Más de un centenar de soldados iban directos a ellos, descendiendo a toda prisa por los caminos de tierra, viniendo desde las montañas. Yiorgos y George Harokopos cogieron a Billy Moss y al general y los metieron rápidamente en la hendidura de una cueva junto a un barranco. El resto del grupo se dispersó entre los árboles. Al cabo de pocos minutos, se oyó el fuego de ametralladoras y explosiones de granadas al oeste de su escondite. Yiorgos y su primo cogieron sus armas, pero en lugar de acercarse, el tiroteo se fue alejando. Los combatientes de la Resistencia local habían estado siguiendo como una sombra al grupo de secuestradores, a la manera de una escolta invisible, y cuando el convoy de tropas alemanas se acercaba, abrieron fuego; fue una maniobra de distracción que condujo a los alemanes en la dirección equivocada.

«*Yasou*», dijo Yiorgos no mucho después de que salieran de su escondite. «Adiós.» Había llegado al límite de la campiña que él conocía. Era el momento de que otro animal de carga y otro guía se hicieran cargo de aquellos hombres.

—Yiorgos Pattakos los dejó para volver al este con la maravillosa mula de los Kourkoulas, que había hecho nuestra travesía tanto más rápida a pesar del accidente del general —recordó su primo, que siguió con los secuestradores.

Al cabo de pocos días, Yiorgos volvió sobre sus pasos, a hurtadillas, a través de las patrullas alemanas, y llegó a casa.

• • •

—Si me permite una pregunta —dije—. ¿Lo haría usted de nuevo? Ahora que tiene noventa años, echando la vista atrás... Los alemanes masacraban aldeas enteras... ¿Fue acertado poner a su familia en peligro?

Vasilios comenzó a traducir, pero antes de concluir, él mismo respondió con entusiasmo:

—Todos en esta aldea eran patriotas —bufó enfadado de que estuviera sugiriendo lo contrario, pero Yiorgos alzó su mano en silencio y Vasilios le cedió la palabra.

—Buena pregunta —dijo el anciano, y enseguida me dio una respuesta que se quedaría grabada en mi mente durante mucho tiempo, y cuanto más pensaba en ella, más lejos se expandía: desde los cuatro que estábamos allí, en torno a esa mesa, pasando por los límites de esa pequeña aldea montañosa y esa isla aguerrida, hasta llegar a mi propio hogar y mi familia—. Cuando vives en un sitio como este..., pequeño, que se las arregla por sí mismo..., a ti te crían para brindar ayuda, no para esperarla... —comenzó a decir el viejo Yiorgos.

Cuando tu vecino necesita algo, es a ti a quien necesita: la persona a quien conoce, no al ejército, ni a la policía. A ti. Y si tú no estás allí, algún día tendrás que mirarlo a los ojos y explicárselo.

Vasilios escuchaba tan atentamente que Chris hubo de recordarle que tradujera.

—Los alemanes no nos conocían —continuó Yiorgos— y estaban convencidos de que nunca tendrían que mirar a nadie a la cara, ni dar cuentas de nada. Nunca habían tenido que pagar por lo que hacían. Y esa es, creo, la razón por la que los vencimos: porque nosotros debíamos responder los unos ante los otros, y ellos, en cambio, no.

Incluso Kreipe, que a duras penas había escapado con vida del frente ruso, y ahora era un prisionero en este páramo, estaba aún convencido de que Hitler saldría victorioso de todo ese tinglado. De hecho, eso mismo dijo a sus captores: cuando el primo de Yiorgos bromeó con que él sería el último general al que tendrían que secuestrar, considerando que los aliados avanzaban hacia la victoria, Kreipe replicó —muy sinceramente— que Alemania era imbatible. «El

"Muro del Atlántic" es imbatible», dijo. «Si los aliados intentan desembarcar en Francia o los Países Bajos, serán aplastados.» Puede que obligaran a Alemania a retroceder, pero al final los aliados se desgastarían y negociarían la paz..., justo como el Carnicero estaba desgastando en esos momentos a Paddy y su grupo de secuestradores.

Ciertamente, Paddy y sus amigos cretenses habían tenido su momento de gloria (una *Husarenstück*, como lo llamó Kreipe, una «travesura jactanciosa»), pero el juego estaba llegando a su fin. Cada día que pasaba, los hombres del Carnicero se acercaban un poco más. Los soldados alemanes bajaban en oleadas desde la montaña, permanecían a la espera en la línea de costa, y solo en los últimos dos días habían estado a un paso de rescatar a Kreipe. El general vio que Paddy se estaba derrumbando, y el mismo Paddy lo sabía. («Sentía mi brazo derecho cada vez más raro; era algo indoloro, pero descubrí que no podía estirarlo, ni tampoco levantarlo demasiado», comprobó él mismo). Los alemanes superaban a los secuestradores en armas y en número, y era solo cuestión de tiempo que estos se quedaran sin opciones. Kreipe estaba convencido de que la breve fantasía heroica estaba a punto de llegar a su doloroso e inevitable final.

Fue por entonces, dijo Yiorgos —en torno al 10 de mayo, el día preciso del que hablábamos—, cuando Paddy volvió de su misión encubierta de reconocimiento. El primo de Yiorgos estaba allí y pudo decir, con solo un vistazo, que algo había ocurrido. «Esa noche, ya tarde, llegó el propio Leigh Fermor asombrosamente animado, pese a la distancia de unos cien kilómetros que había tenido que cubrir en los últimos tres días», recordaría George Harokopos. Paddy siempre sabía cómo hacer una entrada triunfal, y esta vez tenía un motivo.

«*Yasou, koumbaroi*.» Ya hemos vuelto, compadres. Y puede que tengamos algo.

37

Si los pueblos de toda Rusia lograron poner en pie su fatigado cuerpo a las puertas de Moscú para frenar el torrente alemán, se lo deben al pueblo griego. ... La gigantomaquia de Creta fue el clímax de lo que Grecia hizo.

GUEORGUI ZHÚKOV, general soviético

Gigantomaquia: la lucha entre los dioses del Olimpo y los demonios del inframundo.

Chris y yo levantamos nuestras mochilas para pasarlas por encima del cerco de alambre y enseguida gateamos en pos de ellas, para entrar en el último capítulo de la persecución.

Cuando Paddy y Billy llegaron hasta aquí, había un estruendo de disparos a pocos kilómetros de este olivar. En una de las direcciones, Paddy escuchó a lo lejos el bullicio de tantas aldeas que estaban siendo dinamitadas que le pareció «una batalla naval». En la otra, interrogadores de la Gestapo iban de casa en casa en busca del hombre que tarde o temprano siempre encontraban: uno que decía más de lo que pretendía decir. A menos de una hora de allí, en las montañas, había una guarnición alemana, y la extraña semiparálisis del brazo de Paddy comenzaba a extenderse hacia abajo por su costado derecho, lo cual le hacía preguntarse cuánto más podría seguir así.

Durante su reconocimiento encubierto del terreno, Paddy había encontrado problemas en todas direcciones. El Carnicero había estudiado el tablero de ajedrez y había comprendido que los secuestradores solo tenían un movimiento posible: debían de estar desplazándose a toda prisa a lo largo de la costa meridional, apurando la marcha de este a oeste, en busca de una playa segura. Por desgracia, el mando británico contribuyó a confirmar sus sospechas cuando una noche El Cairo envió un barco al rescate, con la ciega esperanza de que Paddy estuviese esperándolos cerca de un punto de desembarco que los ingleses habían usado antes. Cuando el capitán hizo una cautelosa señal hacia la playa, la respuesta fue el fuego de ametralladoras. Inmediatamente después de eso, dos aldeas cercanas fueron destruidas. «Han quemado completamente el lugar y montones de hunos han estado fisgoneando por allí», advirtieron a Paddy. «Había un gran trajín de alemanes arriba y abajo por toda la costa. Era bastante siniestro.» Ahora que estaba seguro de adónde se dirigían los bandoleros, el Carnicero podía hacer algo más que perseguirlos: podía adelantarse a ellos. Las tropas alemanas comenzaron a desembarcar en el lugar, asegurando la línea de playa occidental. «No solo la guarnición de Preveli había sido duplicada en efectivos, sino que un grueso contingente alemán había desembarcado desde el mar», supo Paddy.

La trampa se estaba cerrando y el Carnicero se encargaría de que quedara bien ceñida. Era hora de que Paddy y Billy afrontaran los hechos, la hora de no seguir huyendo de los alemanes.

Y de comenzar a correr a su encuentro. Por demencial que pareciera, Paddy había vivido ya suficientes momentos en que había escapado por un pelo para saber que, cuando se trataba de combatir contra el Carnicero, la peor estrategia era la que con frecuencia funcionaba mejor. Cuando Xan Fielding entró caminando en el despacho del alcalde en Canea, esperaba encontrarse oficiales alemanes, pero estos jamás esperaron encontrárselo a él, lo que le permitió pasearse a un lado y a otro sin atraer ni una sola mirada suspicaz. Paddy casi había sido alcanzado cuando estaba en lo alto de las más lejanas montañas, pero le había sido relativamente fácil operar en el patio trasero del Carnicero, donde había sustraído documentos del dormitorio de un sargento asignado al personal, se había llevado a un general italiano fuera de la capital, y había terminado escenificando una gloriosa emboscada en el camino más frecuentado de la isla y conducido a un general secuestrado a paso de desfile frente al cuartel de la Gestapo. El truco consistía en acercarse tanto, que el enemigo terminara buscando más allá de uno.

Así, en este olivar bajo la aldea de Foteinou, Paddy y Billy supieron que su mejor —y peor— oportunidad estaba justo allí: a la sombra de un fortín alemán, en una extensión de playa tan expuesta que parecía un suicidio considerarla. Era terriblemente arriesgado, y eso mismo podía hacerlo perfecto. Paddy envió un mensaje con el correo al operador de radio, y a continuación el grupo escaló hasta Foteinou para preparar el acto final.

Chris White y yo avanzábamos con pies y manos por la recta final del caminito para burros que iba desde el olivar hacia Foteinou. Cuando Chris llegó aquí el año anterior, él y su hermano le mostraron el papel que habían redactado a la primera persona que vieron, una anciana que pasaba junto a la fuente del pueblo. Después de leer el papel, se señaló a sí misma. Despina Perros había conocido a los secuestradores cuando era una joven novia y les había causado tal impresión que Billy jamás pudo olvidarla.

Despina estaba atravesando la semana más salvaje de toda su vida incluso antes de que Paddy y Billy se metieran en el olivar. Su familia tenía una antigua disputa de sangre con un clan rival y, tras una calma de ochenta años seguidos, la trifulca había erupcionado de nuevo cuando el padre de la propia Despina mató a un miembro del clan Perros. Siete personas fueron asesinadas en los ataques y represalias vengativas antes de que a alguien se le ocurriera la forma de parar el baño de sangre: casar a los chicos. Despina fue prometida a Andoni, el más joven de los chicos Perros —ella misma se cosió el vestido de novia a partir de la tela de seda rescatada de un paracaídas alemán—, y la paz entre las familias se vio restaurada.

«El lapso entre su compromiso y la boda había roto todos los récords de velocidad en Creta», observaba un divertido Billy Moss, «pero a mí me parece que se quieren mucho, a pesar del comienzo tan tormentoso de sus esponsales». Ahora bien, cuando no se estaban peleando entre sí, los dos clanes eran firmes combatientes de la Resistencia, por lo cual se apresuraron a ir hasta el olivar cuando oyeron que el grupo de Paddy se acercaba. Por iniciativa propia, los muchachos del clan Perros montaron guardia alrededor del lugar, mientras Despina cocinó garbanzos y lentejas. Paddy y Billy estaban muertos de hambre y engulleron la comida, pero algo en esa familia Perros, armada hasta los dientes, despertó las suspicacias de Kreipe.

«El general pensó que lo iban a envenenar, así que mi padre le trajo huevos cocidos», nos dijo Stefanos Perros, sobrino de Despina, cuando Chris y yo llegamos hasta Foteinou. Una aldea incluso más pequeña que Patsos, con poco menos de diez casas y ninguna cafetería. Stefanos vive a solo unos pasos de la fuente en que los hermanos White conocieron a Despina, que esta vez andaba fuera. «Kreipe tampoco quiso tocar los huevos, así que mi padre dijo: "Tiene que comer algo, general".»

«Yo solía ser un general», repondió Kreipe. «Ahora soy una mierda.»

Stefanos nos invitó a su jardín trasero y allí, entre vinos caseros y platos de nueces y aceitunas, nos contó la última vez que alguien en Creta vio al general vivo. Mientras hablaba, mirábamos hacia donde se había desarrollado todo, a aquellos cerros verdes que descendían como tambaleándose desde Foteinou hacia el centelleante y azulado mar... tan próximo, tan tentador, tan hábil para atraer a los hombres a su propia muerte.

Paddy sabía que si seguían huyendo hacia el oeste, los alemanes que acababan de desembarcar por mar los atraparían. Y si retrocedían hacia las montañas, caerían directamente en manos de las partidas de búsqueda que descendían desde lo alto. Así que envió un mensaje a El Cairo comunicando que este sería el sitio: desde aquí, apostarían todo a que el Carnicero estaba demasiado preocupado de las playas lejanas como para inquietarse por una que estaba justo delante de sus narices, a solo un kilómetro y en medio del puesto de guardia alemán.

Paddy tenía serias dudas de si El Cairo estaría o no de acuerdo con la idea: con toda probabilidad, no se apuntarían a un plan que era como caminar en la cuerda floja, la idea de un renegado de la escuela militar que, según ellos, «necesitaba mano firme». Con todo, Paddy estaba ya fantaseando con la clase de bebidas que un barco de rescate traería consigo —«¿Ginebra rosada? ¿Whisky? ¿Coñac? ¿Champán, tal vez...?»— cuando de repente oyó un chillido terrorífico, y a continuación un golpe seco.

Unos seis metros más abajo, una figura yacía tendida en el suelo. El grupo acababa de partir desde Foteinou rumbo a un nuevo escondite cuando el general resbaló al borde de un promontorio y cayó a las rocas de más abajo. Billy no podía creerlo. Durante más de medio mes habían luchado y pasado hambre y reptado para mantener vivo al general, y ahora, justo antes de tirar por última vez los dados, ¿él mismo se mataba por accidente? Los secuestradores descendieron a toda velocidad, sumidos en el pánico, y comprobaron que el general había aterrizado en un mullido lecho de hojas podridas. Estaba ileso, pero furioso y maldiciendo a destajo. Parecía que después de diecisiete días de infortunios, el general había llegado a su límite. Pero consiguieron apaciguarlo y lo obligaron a ponerse en marcha.

El grupo llegó a una estrecha cueva donde esperarían la respuesta de El Cairo... Sorprendentemente, esta llegó casi de inmediato. Al final El Cairo tenía un nexo de comunicación con los secuestradores y no iba a desperdiciar la oportunidad. Todos los equipos inalámbricos británicos en Creta pronto empezaron a emitir variantes de estas instrucciones:

Afirmativo. Buque de rescate se aproximará al lugar el día 14 de mayo a las 22.00 horas. El código de señales es S.B.

«¡A las diez mañana por la noche!» El mensaje consiguió aturdir a Paddy. «Apenas nos daba tiempo para organizarlo.» Rápidamente, dividió al grupo en dos. Envió a Billy como señuelo con los proscritos que acompañaban al Payaso —«Yanni Katsias y sus dos chicos salvajes», los llamaba Billy—, puesto que eran ellos cuatro los que tenían mejores probabilidades de escapar a tiros en caso de caer en una emboscada. Entonces Paddy y Manoli bajaron al general del burro y prosiguieron el largo trecho a pie, a la luz de la luna, sobre «las hoces y dagas de piedra caliza», como las caracterizó Paddy, de las montañas Krioneritis, que solían destrozar las botas.

«No son la cordillera más alta de Creta, ni mucho menos», sabía y escribió Paddy, «pero sí están entre las más empinadas y son, por cierto, las peores de atravesar». Se enfrentaban a una larga noche, pero no lo suficiente: ambos grupos tenían que estar a cubierto al amanecer, pero lo bastante cerca de la playa como para llegar al barco cuando oscureciera. Los proscritos que escoltaban a Billy se enfrentaban a esta clase de desafíos todo el tiempo, con sus entregas de contrabando, así que sabían exactamente lo que debían hacer. Mientras seguían a los guías por las empinadas pendientes, el grupo caminaba tan rápido que prácticamente corría.

Al alba, habían llegado a un punto por encima de la playa. Billy sacó sus binoculares y vio uniformes grises por todas partes. Estaban justo encima de un puesto de costa alemán en el que, tal como sabía Billy, había línea telefónica conectada con la estación cercana. En ese momento, en todo caso, una de las mayores preocupaciones de Billy era su compañero, que cojeaba cada vez más y sentía más calambres. Paddy no sabía qué ocurría, pero nunca había sentido nada parecido.

Poco después de eso, Billy y los bandidos se alegraron mucho de ver a Paddy y al general reptando al interior del campamento improvisado. Habían tardado menos de trece horas, algo que maravilló a Billy, teniendo en cuenta las dificultades de Paddy. De algún modo, el poeta y seductor que a duras penas había sobrevivido al entrenamiento de oficiales y que contaba con una expectativa de vida de unas tres semanas, al aventurarse por primera vez tras las líneas enemigas, ahora era suficientemente fuerte y flexible —incluso con su brazo derecho agarrotado— como para llevar a un prisionero por las montañas durante toda la noche y por un suelo de rocas afiladas como cuchillas. Bien podía ser que Paddy y Billy no lograran jamás cruzar ese último trecho de arena y ponerse a salvo, pero esto no sería ciertamente por falta de un aprendizaje heroico en los inframundos de Creta.

Fue su propio adiestramiento en el ejército el que, de hecho, los decepcionó al final.

• • •

—¿Cómo se deletrea *S. B.* en puntos y rayas? —susurró Billy en la playa, aquella noche.

—Ni idea —respondió Paddy en el mismo tono—. Pensé que tú lo sabías.

—Yo no.

—¿Seguro?

—Sé cómo hacer el *SOS*.

—¡Dios nos libre!

Por entre la neblina espesa sobre el mar llegaba como en sordina el ronroneo de un motor acercándose. Billy y Paddy sabían por lo menos una de las dos letras, así que tal vez pudieran inventarse la otra. Enviaron tres destellos breves para la *S* y enseguida unos cuantos parpadeos esperanzados, antes de repetir la señal de los tres puntos. El ruido de motor se acercó otro poco, disminuyó la potencia... y luego comenzó a alejarse otra vez. Paddy y Billy miraban fijamente hacia la bruma, con el corazón en un puño y la sensación de estar desamparados, cuando alguien gritó sus nombres desde las rocas. Dennis Ciclitira, un agente británico enviado en lugar de Xan Fielding, acababa de llegar a lo alto de la montaña con un desertor alemán y dos prisioneros que deseaba embarcar junto al general.

—¿Te sabes el código morse? —dijeron, al mismo tiempo, Paddy y Billy en un susurro.

Dennis cogió la linterna y comenzó a transmitir:

S... B...

S... B...

S... B...

Y siguió enviando destellos con la esperanza de que la luz atravesara la neblina y alcanzara el barco que partía, aun cuando siguiera resultando invisible para los alemanes en la playa. Después de media hora, la única respuesta era el rumor de la resaca en la orilla. Billy se afanaba tanto en traer «a voluntad» el barco de vuelta que podía escuchar el latido de su corazón retumbando en sus oídos... Hasta que comprendió que ese golpeteo en realidad era algo que se aproximaba a través de las olas. Una silueta oscura se destacó en la oscuridad y se acercó a la playa.

Los proscritos de Billy lo abrazaron con fuerza y le inundaron las mejillas con besos de despedida. Como respuesta, Billy y Paddy se quitaron las botas hechas jirones y se las regalaron a los ladrones de ovejas y pastores, los Payasos y asesinos, que se quedaban atrás para continuar la lucha. Billy y Paddy ayudaron al general a subir al bote y enseguida lo abordaron ellos. Poco después, iban los tres deslizándose hacia la oscuridad. Paddy siguió mirando hacia la playa, viendo cómo esos hombres que lo habían cambiado para siempre desaparecían lentamente entre las brumas.

«Siempre es difícil dejar atrás Creta», diría con añoranza. «Pero esta vez lo fue particularmente.»

Las secuelas

Al instante oí los gritos, la música, los vítores, y cuando me
di cuenta de que estaban llegando, corrí hacia el griterío tan
rápido como me lo permitieron las piernas.

GEORGE PSYCHOUNDAKIS,
el día que Creta fue liberada

Billy Moss disfrutaba tanto con eso de secuestrar generales, que regresó a la isla en busca de más.

Seis semanas después de enviar al general Kreipe a El Cairo, regresó a Creta para atrapar al reemplazo de Kreipe, pero esta vez el
plan era un poquito enrevesado. No había posibilidad alguna de
llevar a cabo otro secuestro en la carretera, pues los oficiales alemanes viajaban ahora fuertemente escoltados, así que el plan de Billy
consistía en arrastrarse directamente hasta el dormitorio del general
y sacarlo de allí a la fuerza. Billy y un pequeño grupo de cretenses se
las ingeniaron, de hecho, para filtrarse hasta el límite de Ano Arkha-
nais, una lejana aldea que el nuevo general había fortificado y convertido en su plaza fuerte, pero en el último minuto recibieron, él y
sus hombres, aviso de que ochocientos soldados iban a toda prisa
hacia allí. Los comunistas locales, descontentos por la influencia británica en Grecia, habían dado el chivatazo al enemigo advirtiéndole
del plan.

Billy huyó y decidió dejar de fastidiar a los generales con nuevos
secuestros, para centrar su atención, básicamente, en cualquier alemán que pudiera encontrar. Y organizó emboscadas precisas en toda
la isla, arrastrándose en una ocasión a través de una explanada donde

había combates para volar un tanque arrojando una granada por la escotilla. Al terminar la guerra, volvió a Egipto para gozar de lo que tendría que haber sido la recompensa del héroe: se casó con la condesa Sophie Tarnowska, la bella refugiada polaca que administraba la casa de recreo en El Cairo, y escribió dos memorias de bastante éxito sobre sus aventuras en Creta. Aun así, el peligro y la aventura siguieron tentándolo y no pasó mucho tiempo hasta que abandonó a su familia para divertirse y navegar por el Pacífico. Bebedor compulsivo, Billy murió en Jamaica a la temprana edad de cuarenta y cuatro años.

El enigma de la desaparición de Tom Dubabin se resolvió solo después de que Paddy y Billy llegaran a El Cairo con el general Kreipe. Resultó que una severa recaída de su afección de malaria había noqueado a Tom, justo cuando Paddy y Billy estaban ocupando su posición en la cuneta de la carretera, enfundados en sendos uniformes alemanes. Era una situación extrema: John Pendlebury estaba en buena medida en el mismo embrollo cuando lo mataron, solo que esta vez, y en el caso de Tom, este sabía los nombres, lugares y redes de apoyo de cada agente inglés en la isla. Así que, en vez de poner en riesgo a toda la Resistencia, Tom tuvo que desaparecer. Envió a su operador de radio a ayudar a Paddy y luego se escabulló él mismo a un escondrijo secreto. No le dijo a nadie dónde se hallaba, ni tan siquiera lo que le había sucedido, por temor a ser descubierto.

Más tarde, Tom se recuperó y volvió al combate. Cuando caminaban por las montañas, él y Andoni Zoidakis, el extraordinariamente valeroso y fiel compañero de Paddy, se vieron atrapados en un tiroteo con una patrulla alemana. Tom logró abrirse paso a tiros, pero Andoni cayó herido. Estando aún vivo, los alemanes lo encadenaron por los pies a la parte trasera de un camión y solo entonces lo abatieron, para luego arrastrarlo durante kilómetros a través de caminos rocosos. Su cuerpo mutilado fue arrojado en las afueras de una aldea como una advertencia propia de la Edad Media para otros rebeldes.

«Intenté convencer a Andoni de que viniera con nosotros; él

vaciló unos segundos y decidió que no», se lamentó un acongojado Paddy. «Cómo deseé que hubiera aceptado.»

George Psychoundakis también se quedó en Creta y fue recompensado por sus años de peligro y autosacrificio con el honor de ser encarcelado.

El Imperio británico concedió a George la medalla al valor, pero en un giro irónico del destino, resultó que su labor junto a las fuerzas clandestinas hacía que las autoridades griegas no tuvieran un registro de su servicio militar. George fue arrestado por deserción y «confinado en celdas», como más tarde le contó a Paddy, «junto a bandoleros y comunistas y toda la escoria del continente». Allí comenzó a tomar notas de sus recuerdos de la guerra mientras estuvo en prisión, y las mantuvo tras ser liberado, trabajando de día como obrero de carreteras y escribiendo a la luz de una vela por las noches, en la caverna donde dormía. Cuando Paddy volvió a Creta, años después, George había llenado cinco cuadernos escolares con sus notas. Paddy quedó asombrado de comprobar que ese humilde pastor de las montañas que casi no había ido a la escuela primaria acababa de escribir una de las mejores memorias de la Resistencia jamás publicadas. Paddy las tradujo él mismo y luego persuadió a su editor para que lo publicara en lengua inglesa con el título *The Cretan Runner* («El corredor cretense»).

George estaba en su casa de Asi Gonia, sentado con su esposa debajo del parrón, cuando recibió un mensaje de Paddy anunciándole que al final se publicaría el texto, a raíz de lo cual corrió al interior de la casa, agarró su arma y comenzó a disparar dichoso al aire. Luego se volcó en su segundo trabajo: la traducción de la *Ilíada* y la *Odisea* en coplas pareadas. «Fue un logro brillante y casi increíble», comentaba Paddy, maravillado.

George se encogía de hombros y decía sencillamente que él mismo tenía una afinidad con los cíclopes. «Yo también soy pastor, como Polifemo, así que sé todo acerca de él.»

• • •

Xan Fielding odió perderse lo del secuestro, pero tuvo otras cosas con las que lidiar; más concretamente, un pelotón de fusilamiento.

En lugar de volver a Creta, Xan fue lanzado en paracaídas sobre Francia en 1944, en una misión de sabotaje que precedió a la invasión aliada de Normandía. En su primera incursión al territorio ocupado por el enemigo, él y dos agentes veteranos de la Resistencia fueron detenidos por la Gestapo en un control de carretera. Xan no estaba en absoluto preocupado: su francés era excelente, su falso documento de identidad era impecable y estaba con Francis Cammaerts, el legendario maestro de la violencia, que ya era famoso en Gran Bretaña por sus evasiones poco menos que imposibles. Xan contaba además con una tapadera excelente: andaba en busca de un nuevo hogar para sus ancianos padres, y las otras dos personas eran extranjeros que había recogido cuando hacían autoestop en la cuneta.

—¿Y dice usted que no conoce a estos individuos? —preguntó el agente de la Gestapo.

—Nunca en mi vida los había visto —replicó Xan.

—Entonces, ¿puede explicarme cómo es que estos billetes, que llevaban cada uno de ustedes, resulta que tienen todos el mismo número de serie?

Xan y Cammaerts habían tenido suerte durante demasiado tiempo y se habían vuelto descuidados. Habían cometido un error de principiantes: repartir un fajo de dinero en efectivo entre los tres, todos los billetes con números de serie correlativos. Y ninguno de los ingeniosos argumentos que adujeron logró convencer a la Gestapo de que una secuencia de números de serie en la cartera de tres completos desconocidos bien podía ser una coincidencia. Xan y sus dos amigos espías fueron conducidos a la prisión de Digne, a la espera de ser ejecutados inmediatamente. El día fijado para su muerte, los tres fueron llevados al patio de la cárcel... y de ahí al exterior. Un coche oficial esperaba y se les ordenó a los tres que subieran al vehículo. Las puertas se cerraron y el coche arrancó. Christine Glanville, la condesa polaca convertida en combatiente de la libertad, había recibido noticias de la ejecución pendiente y había acudido al rescate. Mediante una exquisita combinación de ruegos llorosos y gentiles sobornos, persuadió a los guardias de Vichy que vigilaban a los prisioneros de que la Gestapo estaba a punto de cometer una terrible equivocación. Así consiguió sacar de la prisión a los espías tres horas antes de que fueran fusilados.

«Fiel a sus características, Christine nunca nos dijo exactamente qué métodos había empleado para asegurarse nuestra liberación», diría más adelante un todavía asombrado Xan, pero una cosa sí era cierta: «Había arriesgado voluntariamente su vida con la esperanza de salvar la nuestra». Xan pasó entonces a participar en nuevas aventuras clandestinas en Camboya, antes de sentar cabeza y ponerse a escribir. Y encontró un espíritu afin en Pierre Boulle, el agente secreto francés que había sobrevivido a un campo de trabajos forzados en Vietnam, y le tradujo al inglés dos de sus obras más afamadas: *El puente sobre el río Kwai* y *El planeta de los simios*. Como Billy Moss, Xan siguió estando cerca de Paddy hasta el final de su vida y escribió dos trepidantes relatos de cuando estuvieron todos ellos en Creta. A su muerte, en 1991, Paddy resumió su talante en seis palabras: «Era, en todos los sentidos, sobresaliente».

El Carnicero también tuvo oportunidad de contar su parte de la historia. El general Friedrich-Wilhelm Müller fue trasladado al final de la guerra al frente ruso y allí fue hecho prisionero por los soviéticos. Él y uno de sus comandantes en Creta, el general Bruno Bräuer, fueron enviados a Grecia para afrontar un juicio por las atrocidades cometidas durante la guerra. Paddy lo visitó en prisión y lo encontró con un ánimo sorprendentemente receptivo: cuando le reveló que era él quien había secuestrado a Kreipe, Müller se rió.

—*Mich hätten Sie nicht so leicht geschnappt!* —dijo. «¡A mí no me hubieran capturado tan fácilmente!»

Poco tiempo después, él y Bräuer fueron fusilados fuera de la cárcel.

Durante mucho, mucho tiempo, Paddy se guardó Creta para sí mismo.

Cuando llegó a Egipto después del secuestro, estaba hirviendo de fiebre y la parálisis que había afectado a su brazo derecho se había extendido a sus piernas. «Al cabo de una semana, me hallaba en el hospital tieso como un tablón», recordaría. Los médicos estaban desconcertados. ¿Era la polio? ¿Fiebre reumática? ¿O estrés postraumático, como especuló uno de los facultativos? «Uno es más ansioso de lo que se imagina», le dijo a Paddy, «y de algún modo, cuando la ansiedad subconsciente se relaja un poquito, la naturaleza entra en escena con cierta indignidad». Paddy pasó tres meses en el hospital bebiendo champán Moët & Chandon de un cubo de hielo que tenía al alcance de su brazo izquierdo, que no estaba congelado como el otro, hasta que la dolencia desapareció por fin, tan misteriosamente como había llegado.

De nuevo en pie y con la guerra concluida, siguió yendo a la deriva de un romance a otro y abusando de la generosidad de los amigos, al tiempo que se esforzaba por dedicarse a la escritura. En una ocasión, consiguió incluso una invitación para visitar a Somerset Maugham, quien no tardó en echarle de su casa, tildándolo de «gigoló de clase media para las damas de la alta sociedad». Como Billy, Paddy luchó por encontrar su lugar en un mundo que parecía demasiado normal, pero a diferencia de Billy, él se negó a escribir sobre sus dos mayores aventuras en la vida. Nadie más ha vuelto a secuestrar a un general y vivido en persona el ascenso de Hitler mientras vagaba desde los Países Bajos hasta Constantinopla, sacando tiempo entremedias para cortejar condesas, entablar amistad con gitanos y beber coñac envejecido con archiduques ancianos. Como contador de historias, Paddy tenía un don verdaderamente mágico, pese a lo cual se negaba a contar las únicas dos historias que todo el mundo quería leer.

Después de todo, ¿cómo podía hacerlo? ¿Cómo podía hacerse pasar por un héroe después de lo que le había enseñado Creta sobre lo que es verdaderamente un héroe? Ser un héroe suponía ser un bienhechor, un compañero de verdad, con una *arete* y una *paideia* —fuerza y destreza— que jamás debían superar a su *xenía*: su humildad y humanidad. Aldeas enteras fueron incendiadas tras el secuestro del general. Mujeres y niños fueron asesinados. El propio Yanni Tsangarakis, buen amigo de Paddy, murió accidentalmente cuando la pistola de Paddy se disparó. Accidentalmente, claro..., pero es difícil sentir que tu corazón está en paz cuando el sobrino del hombre muerto ha jurado, durante treinta años, vengar la muerte de su tío metiéndote una bala en la cabeza, y una vez hasta te tuvo al alcance de sus binoculares y un rifle de caza. ¿De veras había sido un bienhechor en Creta o solo un aventurero? Después de todo, los héroes no se miden por las historias que ellos mismos cuentan, sino por las que se cuentan de ellos.

De modo que, al final, escribió una novela para olvidar y unos cuantos y muy respetables libros de viajes, empeñándose todo el tiempo en hacer que la magia que fluía de su boca se adhiriera a las páginas escritas. Encontró a su alma gemela y se casó con ella, y juntos construyeron su hogar en una solitaria franja de la costa griega. Y fue allí, en la tierra de los héroes, que le sobrevino una idea magnífica. La habilidad divina solo ocurre cuando hay una conexión humana. Un héroe, en otras palabras, necesita un colega...

Paddy tecleó en la máquina de escribir dos palabras —«Querido Xan»— y los recuerdos comenzaron a fluir a su mente. Gitanos y barqueros. Ruido de cascos y violines. Fragmentos de poemas en lenguas olvidadas. Una bella chica en un baile de Budapest, entonando una canción de pájaros tan obsesiva que Paddy la convirtió, durante el resto de su vida, en su firma: unas alitas garabateadas de libertad y fantasía. No estaba ya frente a una máquina de escribir, sino de vuelta en una caverna de Creta, compartiendo sus aventuras con un amigo. Paddy hizo de esta carta a Xan una maravilla literaria, una serie en dos volúmenes de aventuras, historia y erudición titulados *A Time of Gifts* (*El tiempo de los regalos*) y *Between the Woods and the Water* (*Entre los bosques y el agua*).

Pero durante cuarenta años, Creta siguió siendo un lugar oscuro en su corazón. Entonces, al cumplir los sesenta, recibió un mensaje telefónico urgente de George Psychoundakis: «Ven. ¡Rápido!».

Durante varias décadas, George había estado rogándole a Yorgo Tsangarakis que desistiera de la *vendetta* y perdonara a Paddy por la muerte de su tío. Yorgo le dio finalmente la respuesta:

—Mi hija necesita un padrino —dijo—. Paddy será mi compadre y elegirá su nombre.

Paddy se apresuró a ir al aeropuerto y poco después estaba sosteniendo en sus brazos a la bebé Ioanna —así bautizada en honor al (hacía mucho tiempo) fallecido Yanni y a la esposa de Paddy, Joan—. Y en medio de las danzas y los abrazos desaforados de esa noche, Yorgo llevó a Paddy a un aparte para hacer las paces, al estilo cretense, por cierto:

—Aún tengo los binoculares y el rifle —le confesó—. ¿A quién quieres que mate?

«Fue el fin de una saga dolorosa», dijo Paddy, resplandeciente. «Toda esa Creta de la guerra se regocijaba con ello.»

En el 2011, a los noventa y seis años, Paddy regresó a Inglaterra para morir. En sus exequias se leyeron sus últimas palabras: «Amor para todos y bondad para todos los buenos amigos, y gracias a todos por una vida de enorme felicidad».

Por supuesto, Chris White estaba allí.

Agradecimientos

No lograba decidirme entre las dos ideas posibles para este libro —una referida al Movimiento Natural, la otra a una alocada aventura en Creta en la época de la guerra— cuando charlando con mis hijas sobre la espléndida serie de Percy Jackson, obra del escritor Rick Riordan, me di cuenta de que los dos conceptos eran uno solo: el arte del heroísmo es a la vez el arte del movimiento natural. Así pues, gracias, Sophie y Maya; sin vuestra aportación, este libro hubiera sido, cuando menos, la mitad más débil. Y cuando comenzaba mi investigación, tomé una decisión afortunada: después de escribir repetidamente a Patrick Leigh Fermor y de no obtener nunca una respuesta suya, pensaba aparecerme en su puerta y solicitarle a bocajarro una entrevista. En lugar de ello, visité primero a sus amigos de toda una vida, el matrimonio de historiadores Artemis Cooper y Antony Beevor. Paddy se estaba muriendo de cáncer, por lo que molestarlo a él hubiese sido un terrible error, pero Artemis y Antony fueron cálidos y acogedores y asombrosamente generosos con sus intuiciones personales y sus conocimientos sin parangón (por no hablar del vino y la pasta). No soy el único que lo siente así; cada entusiasta de Paddy al que he conocido ha quedado abrumado por la amabilidad de sus dos amigos. Esenciales entre mis guías que conducen a Paddy son, por supuesto, Chris y Pete White; aún ignoro la razón de que los maravillosos hermanos White me permitieran seguir a trompicones sus huellas, pero, caramba, qué feliz estoy de que lo hicieran. Alun Davies y Christopher Paul fueron muy generosos no solo por compartir sus historias acerca de Paddy, sino también por invitarme a una copa en el club preferido de Paddy en Londres y enseñarme, en su lugar de honor encima de la chimenea, el mapa dibujado a mano por el mismo Paddy de su Gran Caminata, incluida su firma con el garabato de los dos pájaros volando. Alun fue incluso más generoso al no quejarse cuando lo clavé con la cuenta de la cena porque me había olvidado de cambiar dinero; cuatro años después, este episodio aún me hace sonrojar. Todo lo que pueda haber de incorrecto en este libro es, con toda probabilidad, algo que mi editor, Edward Kastenmeier, se afanó intensamente en hacerme cambiar. La razón por la que alguien tan paciente como Edward se ve un día ensillado con alguien tan testarudo como yo es un misterio en torno al cual, estoy seguro, él mismo habrá reflexionado a menudo. Por fortuna, cuenta con la ayuda de su coeditora Emily Giglierano, cuyo toque tan hábil contribuyó a dar brillo a muchas de estas páginas. Normalmente, intento evitar las voces externas cuando me encuentro trabajando en algo, que es la razón por la que agradezco tanto los certeros comentarios de la única persona a la que permití echar una hojeada por adelantado a este material: Deb Newmyer, mi amiga y directora de Outlaw Productions. Si este libro se convirtiera, alguna vez, en la nueva versión de *Los cañones de Navarone*, tendremos que agradecérselo a Deb. Por último, me hallaba abocado a destruir un primer borrador de *Nacido para correr* cuando Maria Panaritis se vino rápidamente a mi casa y me ayudó a volver al camino correcto atiborrándome de esas dos panaceas griegas: la comida y la confianza. Funcionó. Vaya una heroína.

Bibliografía comentada

Para ser un hombre que cobró fama por su sorprendente habilidad de evocación, Patrick Leigh Fermor podía resultar extrañamente impreciso en los momentos más inesperados. En ocasiones, alteraba cosas a propósito —diciendo, por ejemplo, que iba galopando a lomos de un caballo para amenizar una historia que fue una caminata lenta y penosa— y en otras, sencillamente, metía la pata, perdiéndose en los detalles cuando las aventuras afloraban de pronto y lo arrastraban con ellas. En el fondo, tiene sentido: uno no puede hacer una vida como la de Paddy y ser a la vez esclavo de los hechos, los planes y las entradas habituales en un diario. Y esa es la razón por la que, de todos los informes de la época que pasó en Creta, el suyo es el más poético y desconcertante. Después de transcurrir varias décadas, Paddy era capaz de decir con exactitud dónde se habían escondido él y George Psychoundakis en momentos precisos del secuestro de Kreipe (día 10: «El redil de cabras en Zourbobasili»), aunque en ocasiones parecía no tener claro si la mayor montaña de la isla estaba delante o detrás de él, o si el Carnicero había estado pisándole los talones y liderando la persecución o ya había sido trasladado de la isla. Pero en eso consistía el genio de Paddy, y la razón de que se convirtiera en el único hombre en la historia moderna que logró secuestrar con éxito a un general al mando. Paddy creaba la excitación por el solo hecho de estar siempre abierto a ella, virando al instante cuando olfateaba algo ligeramente más tentador de lo que fuera que estuviese haciendo, presuntamente, en esos instantes. Esto lo conducía a tramas extrañas, como sus intentos de infiltrar un culto vudú haitiano o su plan, por fortuna descarrilado, de irrumpir por la fuerza en un importante campo alemán de prisioneros, y lo apartaba hasta de sus compañeros de aventuras: en mitad de una agotadora expedición montañosa, como explica Artemis Cooper, «todo el mundo comenzaba a temer la visión habitual de un pastor solitario. Paddy saludaba invariablemente al hombre y se embarcaba en una prolongada conversación, lo cual dejaba a todo el resto dando vueltas por ahí, dando patadas a las piedras durante unos buenos veinte minutos». Fluía a través de los años sin una brújula, lo cual implicaba que los hechos y su revisión en ocasiones se perdían en el tumulto. Afortunadamente, hay fuentes externas fiables que permiten reordenar sus memorias. Primero, y antes que ninguna, está su biógrafa, Artemis Cooper, y su esposo, el experto en historia militar Antony Beevor. Nadie estuvo más cerca de Paddy en las últimas décadas de su vida y me asombraría que él mismo pudiese referir sus historias de mejor manera que ellos. Cuando contacté por primera vez con Artemis y Antony, me invitaron de inmediato a su casa de campo; respondieron a cada pregunta que se me ocurría y sugirieron muchas otras en las que no había pensado. Fueron igualmente generosos con su agenda de direcciones, poniéndome en contacto con uno de los últimos supervivientes de todos esos que integraban el círculo de Paddy: la ex esposa de Xan Fielding, Magouche. Me contaron historias que iban más allá del espíritu de este libro, pero que contribuyeron a su espíritu, como que Paddy, a punto de cumplir los noventa años, podía ingerir veintiséis copas de champán sin por ello terminar articulando mal una sola sílaba, y la del momento en que Xan se encontró con un oficial alemán años después de la guerra y le dijo que ellos dos ya se habían conocido antes: la chica tan guapa con la que el alemán había bailado en una taberna cretense durante la ocupación era en realidad Xan disfrazado.

Cuando Artemis trabajaba en el relato —mucho tiempo retenido— de Paddy acerca del secuestro, recibió la ayuda de Chris White, cuya investigación directa sobre el terreno puso al descubierto elementos que ni siquiera Paddy podía haber sabido. Chris y su hermano Pete rastrearon las más oscuras referencias, como la de la joven novia cretense que una noche les envió comida al general y a sus captores. Paddy y Bill Moss no mencionaban su nombre, solo que la habían obligado a casarse para solucionar una disputa entre dos clanes rivales. Chris dio con ella y le enseñó un ejemplar del libro de Billy Moss, *Ill Met by Moonlight* (*Mal encuentro a la luz de la luna*). «Ella insistió en que marcáramos el párrafo alusivo a ella y que escribiéramos su nombre —Despina Perros— al margen», fue capaz de anotar Chris más adelante, al margen del relato de Paddy. «Estaba muy unida a su esposo y guardaba luto porque ya había muerto... Entonces, puede que fuera un matrimonio arreglado, ¡pero supusimos que habría sido feliz!»

Tim Todd, Chris Paul y Alun Davies compartieron a la vez sus hallazgos conmigo al rastrear los pasos de Paddy, y Alun en particular me abrió los ojos a los detalles de la invasión alemana y la resistencia posterior, que solo un militar podía entender, conduciéndome a tantas referencias escritas que el patio trasero de mi oficina al final parecía como el de Chris White,

con mapas borrosos clavados en las paredes e hileras de libros descatalogados apretujados en montones que llenaban cualquier área o superficie del
suelo. Algunos de los más útiles fueron los siguientes:

Capítulo 1 (En fuga)

W. Stanley Moss, *Ill Met by Moonlight*, George G. Harrap & Co., Londres,
1950. [Hay trad. cast.: *Mal encuentro a la luz de la luna*, Acantilado, Barcelona, 2014.]

La mejor versión del épico relato de Billy Moss es la edición limitada
publicada en 2010 en Filadelfia por Paul Dry Books, porque contiene un
breve epílogo de Paddy con sus primeros comentarios impresos sobre el
secuestro.

Patrick Leigh Fermor, *Abducting a General: The Kreipe Operation and SOE
in Crete*, John Murray, Londres, 2014.

Solo tuve acceso al manuscrito previo a la publicación, con los comentarios incluidos de Chris White. A partir de entonces, el libro ha sido publicado con un prólogo excelente de Roderick Bailey, el historiador militar y experto en el tema de la Resistencia.

George Harokopos, *The Abduction of General Kreipe*, V. Kouvidis-V. Manouros, Heraklion (Creta), 1973.

George Harokopos fue uno de los luchadores de la Resistencia cretense que se unió a Paddy en la labor de trasladar al general Kreipe hacia la
costa después de descender el flanco sur del monte Ida.

Artemis Cooper, *Patrick Leigh Fermor: An Adventure*, John Murray, Londres, 2012. [Hay trad. cast.: *Patrick Leigh Fermor*, RBA Libros, Barcelona,
2013.]

El relato de Artemis sobre la vida de Paddy es una mezcla notable de
detalles puntillosos y afectos personales.

Capítulo 2 (Creta ocupada)

George Harokopos, *The Fortress Crete, 1941-1944*, B. Giannikos & Co.,
Atenas, 1971.

Mark Mazower, *Inside Hitler's Greece: The Experience of Occupation, 1941-1944*, Yale University Press, New Haven y Londres, 1993.

El estudio de Mazower sobre las órdenes militares alemanas archivadas aporta una visión única de la ocupación desde la perspectiva de los invasores, especialmente de aquella orden a los soldados alemanes para que consideraran cualquier forma de resistencia griega como la labor de «criminales infrahumanos que se negaban a reconocer la autoridad legítima en su país».

Antony Beevor, *Crete: The Battle and the Resistance*, John Murray, Londres, 1991. [Hay trad. cast.: *La Batalla de Creta*, Crítica, Barcelona, 2002.]

Seán Damer e Ian Frazer, *On the Run: Anzac Escape and Evasion in Enemy-occupied Crete*, Penguin Group (NZ), Nueva Zelanda, 2006.

W. B. «Sandy» Thomas, *Dare to be Free: One of Greatest True Stories of World War II*, Allen Wingate, Londres, 1951.

Capítulo 3 (El arte del heroísmo)

Robert E. Conot, *Justice at Nuremberg*, HarperCollins, Nueva York, 1983.

Ann Tusa y John Tusa, *The Nuremberg Trial*, Scribner, Nueva York, 1984.

George Psychoundakis, *The Cretan Runner*, traducido por Patrick Leigh Fermor, John Murray, Londres, 1955.

Edward Howell (comandante de escuadrón), *Escape to Live*, Grosvenor Books, Londres, 1947.

Mary Lefkowitz, *Greek Gods, Human Lives: What We Can Learn from Myths*, Yale University Press, New Haven, 2003.

M. I. Finley, *The World of Odysseus*, Viking Press, Nueva York, 1954. [Hay trad. cast.: *El mundo de Odiseo*, Fondo de Cultura Económica, Buenos Aires, 1961.]

Capítulo 4 (El plan de Churchill)

Jon Meacham, *Franklin and Winston: An Intimate Portrait of an Epic Friendship*, Random House, Nueva York, 2003.

Martin Gilbert, *Churchill: A Life*, Henry Holt and Co., Nueva York, 1991.

William Manchester, *The Last Lion: Winston Spencer Churchill: Visions of Glory, 1874-1932*, Bantam Doubleday, Nueva York, 1983.

Max Hastings, *Inferno: The World at War, 1939-1945*, Alfred A. Knopf, Nueva York, 2011.

John Toland, *Adolf Hitler*, Anchor Books, Nueva York, 1976. [Hay trad. cast.: *Adolf Hitler: una biografía narrativa*, Ediciones B, Barcelona, 2009.]

Patrick Howarth, *Undercover: The Men and Women of the S.O.E.*, Arrow Books, Londres, 1980.

M. R. D. Foot, *SOE: The Special Operations Executive 1940-46*, British Broadcasting Corporation, Londres, 1984.

John E. Mack, *A Prince of Our Disorder: The Life of T. E. Lawrence*, Harvard University Press, Cambridge, 1976.

Capítulo 5 (Norina Bentzel y el enigma del héroe)

Aparte de las noticias sobre el ataque y el juicio posterior, me entrevisté personalmente con Norina Bentzel, y también con aquellos policías y compañeros de la escuela de Norina que aceptaron mi petición.

Capítulos 6-9 (Invasión y resistencia)

Xan Fielding, *Hide and Seek: The Story of a Wartime Agent*, Martin Secker & Warburg Ltd., Londres, 1954.

G. C. Kiriakopoulos, *Ten Days to Destiny: The Battle for Crete, 1941*, Avon Books, Nueva York, 1985.

Christopher Buckley, *Greece and Crete, 1941*, Efstathiadis Group S. A., Atenas, 1977.

Charles Whiting, *Hunters from the Sky: The German Parachute Corps 1940-1945*, Stein and Day, Nueva York, 1974.

Eleni Fourtoni, *Greek Women in Resistance: Journals, Oral Histories*, Thelphini Press, New Haven, 1978.

La recopilación hecha por Fourtoni de relatos en primera persona de mujeres griegas que pelearon en la Resistencia es una mirada poco habitual en las vidas de algunas de las resistentes más valerosas y resueltas a las que el ejército alemán tuvo que hacer frente.

Costas N. Hadjipateras y Maria S. Fafalios, *Crete, 1941: Eyewitnesses*, prólogo del agente especial inglés C. M. Woodhouse, Efstathiadis Group S. A., Atenas, 1989.

Capítulos 10-12 (Poder tambaleante)

Roderick Bailey, *Forgotten Voices of the Secret War: An Inside History of Special Operations During the Second World War*, Ebury Press, Londres, 2008.

Donald Hamilton-Hill, *S.O.E. Assignment: The Story of the Special Operations Executive by Its Second-in-Command*, William Kimbler and Co. Ltd., Londres, 1973.

Marcus Binney, *Secret War Heroes: Men of the Special Operations Executive*, Hodder & Stoughton, Londres, 2006.

How to Be a Spy: The World War II SOE Training Manual, Dundurn Group, Toronto, 2001.

Se trata del programa real de entrenamiento y los manuales de procedimiento desarrollados por Fairbairn y Sykes y otros instructores para uso de agentes del SOE en tiempos de guerra.

«The Art of Guerrilla Warfare», un manual de veintitrés páginas desarrollado por Colin Gubbins, el artífice de la directriz de operaciones especiales de Churchill.

W. E. Fairbairn y E. A. Sykes, *Shooting to Live with the One-Hand Gun*, reedición de Paladin Press, Boulder (Colorado), 2008.

W. E. Fairbairn, *Get Tough! How to Win in Hand-to-Hand Fighting, as Taught to the British Commandos, and the U. S. Armed Forces*, Paladin Press, Boulder (Colorado), 1974.

Rex Applegate y Chuck Melson, *The Close-Combat Files of Colonel Rex Applegate*, Paladin Press, Boulder (Colorado), 1998.

Ip Chun (gran maestro) y Michael Tse, *Wing Chun Kung Fu: Traditional Chinese Kung Fu for Self-Defense and Health*, St. Martin's Griffin, Nueva York, 1998.

CAPÍTULOS 13-17 (XAN FIELDING Y JOHN PENDLEBURY)

Mark Mazower, *Inside Hitler's Greece: The Experience of Occupation, 1941-1944*, Yale University Press, New Haven y Londres, 1993.

Norman Page, *Auden and Isherwood: The Berlin Years*, Palgrave MacMillan, 1998.
    Page indaga en la historia extraña y a la vez trágica del primer mentor de Xan y tal vez el más importante: Francis Turville-Petre, «el Fronny».

Xan Fielding, *The Stronghold: An Account of Four Seasons in the White Mountains of Crete*, Secker & Warburg, Londres, 1953.
    Xan volvió a Creta después de la guerra para recorrerla a todo lo largo y ancho. El resultado es una reflexión profunda, a veces ácida, sobre él mismo, la isla y la guerra.

Something Ventured: The Autobiography of C. M. Woodhouse, Granada Publishing Ltd., Londres, 1982.
    Monty llegó a distinguirse como parlamentario y secretario de dos primeros ministros. Su perspectiva del trabajo clandestino en Creta es in-

cluso más sombría que la de Xan y Paddy; como diplomático, le impresionaba menos su propio coraje y estaba más preocupado por las consecuencias que pudieran quedar de todo ello.

Susan Heuck Allen, *Classical Spies: American Archeologists with the OSS in World War II Greece*, University of Michigan Press, Ann Arbor, 2011.

Leonard Cottrell, *The Bull of Minos*, Evans Brothers Ltd., Londres, 1953.

Cottrell nos ofrece un magnífico relato de la historia, más extraña que la ficción, de Arthur Evans y Heinrich Schliemann mientras ambos iniciaban una búsqueda que les llevó toda la vida para solucionar el «dilema homérico»: ¿cómo podían ser la *Ilíada* y la *Odisea* tan detalladas y realistas si solo eran una invención?

Stringfellow Barr, *The Will of Zeus: A History of Greece from the Origins of Hellenic Culture to the Death of Alexander*, Barnes & Noble, Inc., Nueva York, 1961.

R. F. Willets, *The Civilization of Ancient Crete*, Barnes & Noble, Inc., Nueva York, 1976.

Willets nos brinda un estudio indispensable de cómo arraigó en Creta el ideal heroico, surgiendo de la cultura minoica y engendrando la noción de que cada ciudadano cretense es un *dromeus*: un corredor que requiere de fuerza, habilidad y compasión para cuidar de sus conciudadanos. Willets cubre a la vez muchos detalles de la exploración que John Pendlebury hizo de la isla.

Dilys Powell, *The Villa Ariadne*, RC&C, Londres, 1973.

El esposo de Powell en su momento fue mentor del joven Pendlebury, y sus memorias son un relato apasionante de lo que era vagar por las montañas cretenses con ellos dos.

J. D. S. Pendlebury, *The Archeology of Crete*, Methuen, Londres, 1939. [Hay trad. cast.: *Introducción a la arqueología de Creta*, Fondo de Cultura Económica, 1965.]

No hay mejor libro que este para dar un vistazo a la imaginación, erudición y coraje de Pendlebury como arqueólogo.

Imogen Grundon, *The Rash Adventurer: A Life of John Pendlebury*, prólogo de Patrick Leigh Fermor, Libri Publications, Londres, 2007.

Grundon hizo una biografía apasionante y muy precisa (que incluye el detalle escogido del amor compartido de Pendlebury y T. E. Lawrence por la muy terrible *Richard Yea-and-Nay*). También brinda una oportunidad a Paddy Leigh Fermor para que, poco antes de su muerte, considere en retrospectiva la figura espléndida que logró deslumbrarlo cuando llegó por primera vez a Creta.

Hans George Wunderlich, *The Secret of Crete*, MacMillan Publishing, Nueva York, 1974.

Capítulos 18-22 (Xan y Paddy)

Xan Fielding, *Hide and Seek: A Story of a Wartime Agent*, Martin Secker & Warburg Ltd., Londres, 1954.

Daphne Fielding, *The Nearest Way Home*, Eyre & Spottiswoode, Londres, 1970.

Mary Henderson, *Xenia: A Memoir. Greece 1919-1949*, Weidenfield and Nicholson, Londres, 1988.
Paddy hace una colorida aparición en este relato sobre la vida en Grecia antes y durante la ocupación alemana.

Patrick Leigh Fermor, *A Time of Gifts*, John Murray, Londres, 1977. [Hay trad. cast.: *El tiempo de los regalos*, RBA Libros, Barcelona, 2001.]

—, *Between the Woods and the Water*, John Murray, Londres, 1986. [Hay trad. cast.: *Entre los bosques y el agua*, RBA Libros, Barcelona, 2001.]

—, *A Time to Keep Silence*, John Murray, Londres, 1957. [Hay trad. cast.: *Tiempo para callar*, Editorial Alba, Barcelona, 2010.]

—, *Roumeli: Travels in Northern Greece*, John Murray, Londres, 1966. [Hay trad. cast.: *Roumeli: Viajes por el norte de Grecia*, Acantilado, Barcelona, 2011.]

—, *Mani: Travels in the Southern Peloponnese*, John Murray, Londres, 1958. [Hay trad. cast.: *Mani: Viajes por el sur del Peloponeso*, Acantilado, Barcelona, 2012.]

Murray Elliott, *Vasili, the Lion of Crete: the Heroic Story of a New Zealand Special Agent Behind Enemy Lines During World Ward II*, Century Hutchinson, Auckland, 1987.

Leda Meredith, *Botany, Ballet, & Dinner from Scratch: A Memoir with Recipes*, Heliotrope Books LLC, Nueva York, 2008.

Jump Westminster: Parkour in Schools, un documental de Julie Angel (mayo de 2007).

Julie Angel, *Ciné Parkour: A Cinematic and Theoretical Contribution to the Understanding of the Practice of Parkour*, Tesis doctoral autoeditada, 2011.

George Psychoundakis, *The Cretan Runner*, traducido por Patrick Leigh Fermor, John Murray, Londres, 1955.

Capítulos 23-31 (Escapar mediante el método natural)

«Eagles of Mount Ida», manuscrito inédito de George Frangoulitakis, alias «George el Escurridizo», traducido por Patrick Leigh Fermor. Puede consultarse en el archivo de sir Patrick Leigh Fermor en la Biblioteca Nacional de Escocia.

G. C. Kiriakopoulos, *The Nazi Occupation of Crete, 1941-1945*, Praeger, Westport (Connecticut), 1995.

N. A. Kokonas, ed., *The Cretan Resistance, 1941-1945. The official British report of 1945 together with comments by British officers who took part in the Resistance*, prólogos de Jack Smith-Hughes, Patrick Leigh Fermor y Ralph Stockbridge, Rethymnon, 1991.

Memorias inéditas de Tom Dunbabin, 1955. Manuscrito conservado por su hijo, John Dunbabin, tras la muerte de su padre en 1955, y entregado a Patrick Leigh Fermor.

David Fisher, *The War Magician*, Coward-McCann, Nueva York, 1983. [Hay trad. cast.: *El mago de la guerra*, Almuzara, Córdoba, 2007.]

Ernest Zebrowski, Jr., *The Last Days of St. Pierre: the Volcanic Disaster that Claimed Thirty Thousand Lives*, Rutgers University Press, New Brunswick, 2002.

Patrick Leigh Fermor, *The Violins of Saint-Jacques: A Tale of the Antilles*, John Murray, Londres, 1953. [Hay trad. cast.: *Los violines de Saint-Jacques*, Tusquets, Barcelona, 2006.]

Paul C. Bragg y Patricia Bragg, *Natural Method of Physical Culture*, Health Science, Santa Bárbara, 1975.

Edwin Checkley, *A Natural Method of Physical Training: making muscle and reducing flesh without dieting or apparatus*, W. C. Bryant & Co., Nueva York, 1892.

Kimberly Ayn Beckwith, *Building Strength: Alan Calvert, the Milo Bar-Bell Company, and the Modernization of American Weight Training*, Proquest, Ann Arbor, 2006.

Georges Hébert, *L'éducation physique, ou l'entrainement complet par la méthode naturelle*, Librairie Vuibert, París, 1912.

—, *La Culture Virile et les Devoirs Physiques de L'Officier Combattant*, Librairie Vuilbert, París, 1913.

Edmund Morris, *The Rise of Theodore Roosevelt*, Coward, McCann & Geoghegan, Nueva York, 1979.

W. Stanley Moss, *Ill Met By Moonlight*, George G. Harrap & Co., Londres, 1950. [Hay trad. cast.: *Mal encuentro a la luz de la luna*, Acantilado, Barcelona, 2014.]

Patrick Leigh Fermor, *Abducting a General: The Kreipe Operation and SOE in Crete*, John Murray, Londres, 2014.

W. Stanley Moss, *A War of Shadows*, MacMillan, Nueva York, 1952.

George Harokopos, *The Abduction of General Kreipe*, V. Kouvidis-V. Manouros, Heraklion (Creta), 1973.

Capítulos 32-36 (Las grasas y la fascia: fundamentos de una huida)

Stu Mittleman, *Slow Burn*, Harper Collins, Nueva York, 2000.

Phil Maffetone, *Training for Endurance*, David Barmore Productions, Stamford (Nueva York), 1996.

—, *In Fitness and In Health*, David Barmore Productions, Stamford (Nueva York), 1997.

Peter Ralston, *Cheng Hsin: the Principles of Effortless Power*, Blue Snake Books, Berkeley, 1989.

Gary Taubes, *Why We Get Fat: And What to Do About It*, Anchor Books, Nueva York, 2010. [Hay trad. cast.: *Cómo engordamos y qué hacer al respecto*, RBA Libros, Barcelona, 2013.]

Tim Noakes, *The Lore of Running*, Oxford University Press, Londres, 1985.

—, *Challenging Beliefs: Memoir of a Career*, Zebra Press, Ciudad del Cabo, 2012.

Sally-Ann Creed, Tim Noakes, Jonno Proudfoot y David Grier, *The Real Meal Revolution*, Quivertree Publications, Ciudad del Cabo, 2014.

Dario Gugliano, Michael Sedge y Joseph Sepe, *The Way They Ate: Origins of the Mediterranean Diet*, Idelson-Gnocchi Editores, Nápoles, 2001.

«Eagles of Mount Ida», manuscrito inédito de George Frangoulitakis, alias «George el Escurridizo». Traducido por Patrick Leigh Fermor. Puede consultarse en el archivo de sir Patrick Leigh Fermor en la Biblioteca Nacional de Escocia.

W. Stanley Moss, *Ill Met By Moonlight*, George G. Harrap & Co., Londres, 1950. [Hay trad. cast.: *Mal encuentro a la luz de la luna*, Acantilado, Barcelona, 2014.]

BIBLIOGRAFÍA COMENTADA

Patrick Leigh Fermor, *Abducting a General: The Kreipe Operation and SOE in Crete*, John Murray, Londres, 2014.

W. Stanley Moss, *A War of Shadows*, MacMillan, Nueva York, 1952.

George Harokopos, *The Abduction of General Kreipe*, V. Kouvidis-V. Manouros, Heraklion (Creta), 1973.

TAMBIÉN DE

CHRISTOPHER MCDOUGALL

NACIDOS PARA CORRER

Superatletas, una tribu oculta y la carrera más grande que el mundo nunca ha visto

Una aventura épica que comenzó con una simple pregunta: ¿Por qué me duele el pie? Aislados por las peligrosas Barrancas de Cobre en México, los apacibles indios Tarahumara han perfeccionado durante siglos la capacidad de correr cientos de millas sin descanso ni lesiones. En este fascinante relato, el prestigioso periodista —y corredor habitualmente lesionado— Christopher McDougall sale a descubrir sus secretos. En el proceso, nos lleva de los laboratorios de Harvard a los tórridos valles y las gélidas montañas de Norte América, donde los cada vez más numerosos ultra corredores están empujando sus cuerpos al límite, y finalmente a una vibrante carrera en las Barrancas de Cobre entre los mejores ultra corredores americanos y los sencillos Tarahumara. Esta increíble historia no solo despertará tu mente; además inspirará tu cuerpo cuando te des cuenta de que, de hecho, todos hemos nacido para correr.

Deportes

VINTAGE ESPAÑOL
Disponibles en su librería favorita
www.vintageespanol.com